Make Up Your Life

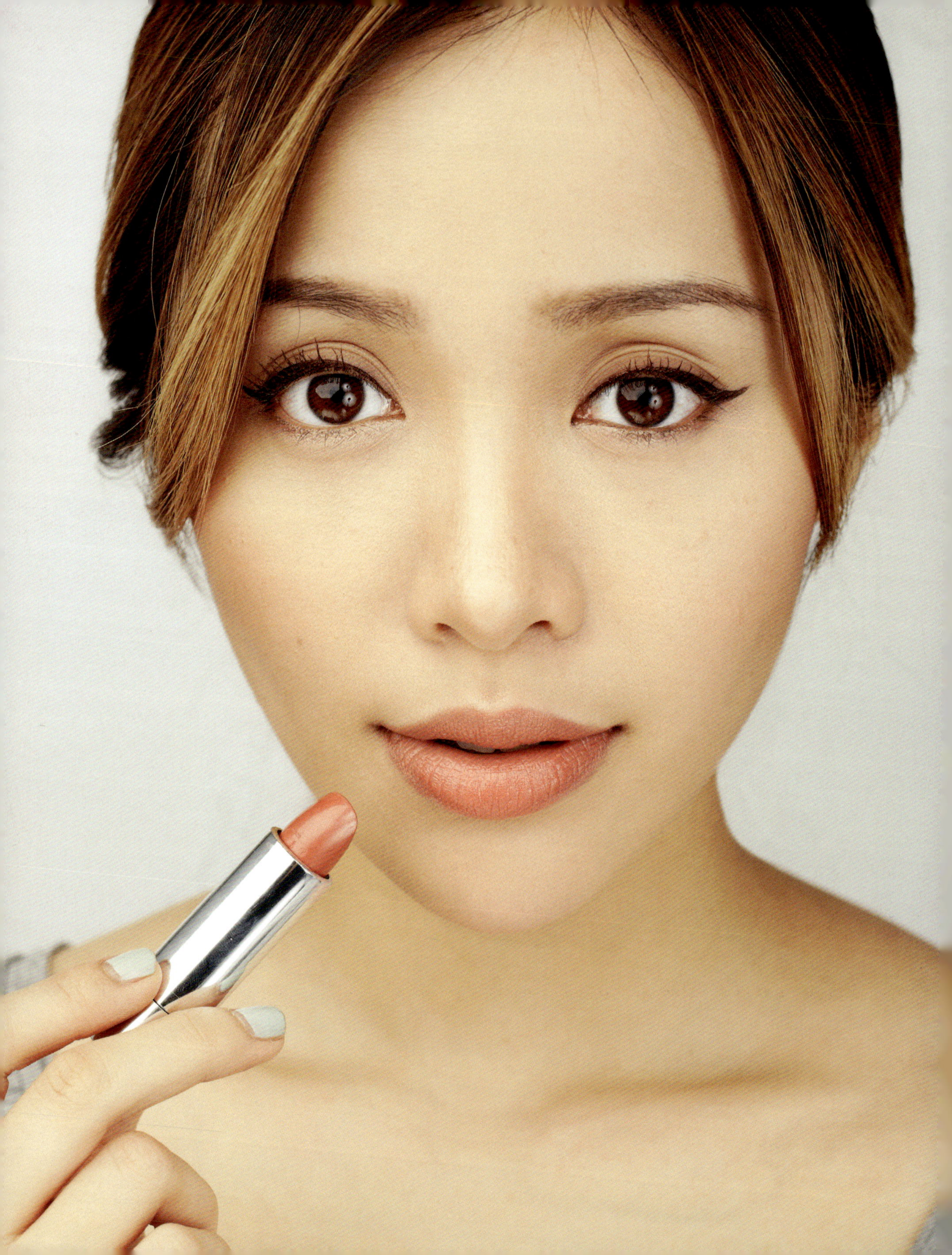

Make Up Your Life

Michelle Phan

Dein Weg zu Schönheit, Stil und Erfolg

mvgverlag

Bibliografische Information der Deutschen Nationalbibliothek

Die Deutsche Nationalbibliothek verzeichnet diese Publikation in der Deutschen Nationalbibliografie. Detaillierte bibliografische Daten sind im Internet über http://dnb.d-nb.de abrufbar.

Für Fragen und Anregungen:
info@mvg-verlag.de

1. Auflage 2015

Nymphenburger Straße 86
D-80636 München
Tel.: 089 651285-0
Fax: 089 652096

This translation published by arrangement with Harmony Books, an imprint of the Crown Publishing Group, a division of Random House LLC.

Die englische Originalausgabe erschien 2014 bei Harmony Books unter dem Titel *Make Up – Your Life Guide to Beauty, Style and Success – online and off.*

Übersetzung: Katja Theiss, Annett Stütze
Redaktion: Carina Heer
Fotos: Josh Madson, außer: Imagehub/Shutterstock: S. 68, Kerry Diamond: S. 18, 19, Roseanne Fama: S. 30, 31, 175, Linette Kim: S. 18, 19, Evan Jackson Leong: S. 155, Jimmy Jean Ngo: S. 25, 104, Jennifer Phan, S. 3, 6, 196, Flannery Underwood, S. 212, Wendy Wong: S. 24, 28, 79, 137, 150, 177, 186, 193, 198
Illustrationen: Michelle Phan
Umschlaggestaltung: Melanie Melzer, München
Umschlagabbildung: Mike Rosenthal
Layout: Elizabeth Rendfleisch
Satz: Daniel Förster, Belgern
Druck: Firmengruppe APPL, aprinta Druck, Wemding
Printed in Germany

ISBN Print 978-3-86882-572-5
ISBN E-Book (PDF) 978-3-86415-752-3
ISBN E-Book (EPUB, Mobi) 978-3-86415-753-0

Weitere Informationen zum Verlag finden Sie unter
www.mvg-verlag.de
Beachten Sie auch unsere weiteren Verlage unter
www.muenchner-verlagsgruppe.de

Für meine Heldin und den ersten Menschen, der an mich geglaubt hat: meine Mutter.

Für meinen Bruder Steve, meinen allerbesten Freund.

Für Christine, der ich eine große Schwester sein darf.

Für Dom, der mir beigebracht hat, uneingeschränkt zu lieben.

Für all meine engen Freunde und für meine Familie, die mir auf diesem Weg helfend die Hand gereicht haben.

Und für meine Follower – ihr habt mir die Chance gegeben, meine Träume wahr werden zu lassen.

Über

Michelle Phan

»Als amtierende Schönheitskönigin des Internets hat Michelle Phan Frauen auf der ganzen Welt beigebracht, wie man sich schminkt – und das sind über eine Milliarde, zählt man ihre YouTube-Aufrufe! Ihr Buch ist ein Ratgeber, den man sowohl auf dem Nachtisch als auch auf dem Schminktisch nicht missen möchte. Geschrieben mit ihrem speziellen Humor und ihrer Leichtigkeit, umfasst er alles vom Umgang mit Liquid Liner bis hin zum Verfassen eines Businessplans.«

Sarah Brown, Ressortleiterin Beauty, Vogue

»Um es auf den Punkt zu bringen: Michelle ist einfach in allem wunderbar. Ihre Weisheit, ihr Optimismus, ihr Mut und ihre Kreativität haben sie zu einer explosiven, allumfassenden Kraft geformt. Ihre Art zu erzählen und ihr Einfühlungsvermögen für Frauen jeglichen Alters macht sie zu einer wahren ›Schwester‹ für Millionen von Frauen. Ein Tag mit Michelle kann jeden verändern, den sie erreicht, den sie berührt.«

Carol J. Hamilton, Präsidentin von L'Oréal Luxe USA

»Michelle hat für Frauen überall auf der Welt einen neuen Weg gebahnt. Ausgestattet mit Leidenschaft, Persönlichkeit, einem Gespür fürs Wirtschaftliche und einem YouTube-Account hat sie eine weltweite Anhängerschaft aus dem Nichts aufgebaut. *Make Up Your Life – Dein Weg zu Schönheit, Stil und Erfolg* beschreibt, wie Michelle ihre Begabung und Kreativität in eine weltweite Marke umgemünzt hat.«

Robert Kyncl, Leiter des Bereichs Content and Business Operations bei YouTube

INHALT

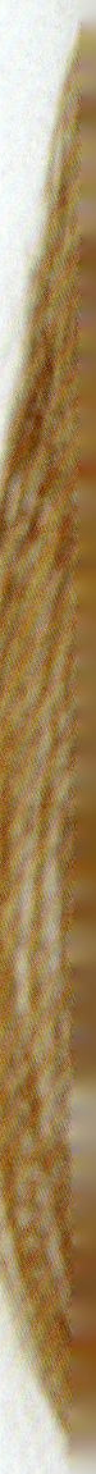

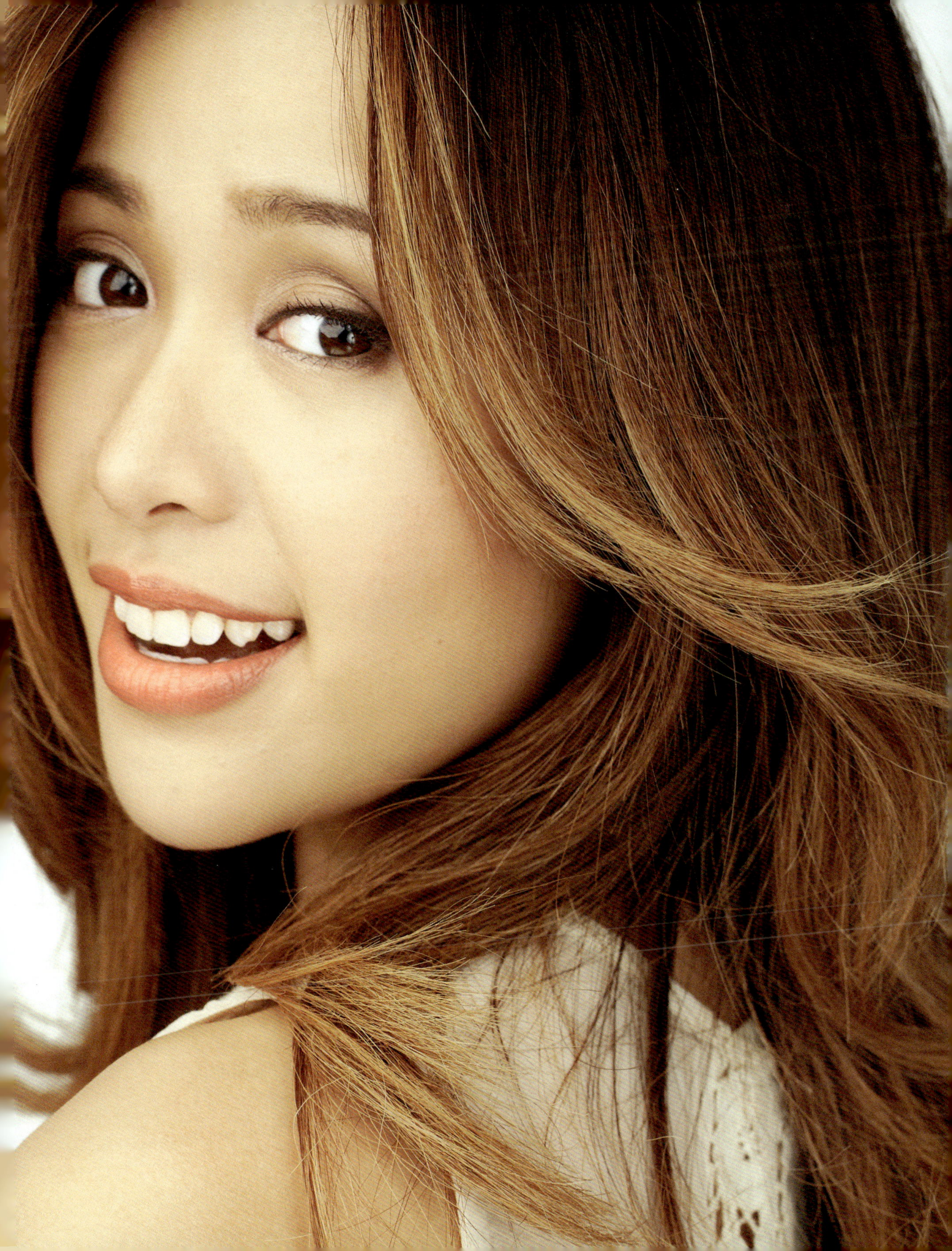

VORWORT

Danke, dass ihr zu *Make Up Your Life – Dein Weg zu Schönheit, Stil und Erfolg* gegriffen habt. Ich bin richtig aufgeregt, weil wir nun gemeinsam diese Reise durch die Kapitel starten. Vielleicht kennt ihr mich ja schon, aber für alle, die das noch nicht tun, hier ein kurzer Lebenslauf: Ich habe mal Kunst studiert, mich autodidaktisch zur Make-up-Artistin ausgebildet und bin ein digitaler Nerd, der das Glück hatte, sein Hobby zum Beruf machen zu können. Während der Anfänge von YouTube habe ich regelmäßig Beauty-Tutorials online gestellt. Erst haben einige Leute die gesehen, und dann richtig viele. Schnell hatte ich hundert Millionen Aufrufe und wurde zur meist abonnierten Frau auf YouTube. Beauty-Tutorials zu machen wurde zu meinem Vollzeit-Beruf. Es ist echt ein typischer 21.–Jahrhundert-Werdegang und kein Beruf, den ich mir jemals hätte ausdenken können. Von hier aus begann eine unglaubliche Reise, die mich rund um die Welt und zur Entwicklung meiner eigenen Make-up-Linie geführt hat. Außerdem habe ich eine Produktionsfirma, einen YouTube-Kanal und einen Schönheitsprodukte-Proben-Aboservice an den Start gebracht. Kurz und gut: Ich habe mich innerhalb kürzester Zeit von einer videospielenden Introvertierten zur Firmenchefin entwickelt.

Ein Buch zu schreiben ist etwas Neues für mich, da ich durch und durch ein Geschöpf des Internets bin. Als ich meine Berufung online gefunden hatte, veränderte sich mein komplettes Leben. Durch meine Videos und die sozialen Medien konnte ich mich mit Menschen rund um die Welt austauschen. Weshalb also ein Buch? Nun, auf YouTube, Twitter, Facebook, Instagram – auf jeder Plattform, auf der ich vertreten bin – werde ich täglich zu einer ganzen Reihe von Themen befragt. Das reicht von Dates über das Erstellen von Videos bis hin zum Umgang mit Akne oder wie man einen Job bzw. eine Praktikumsstelle findet. Ich habe mir immer gewünscht, ich könnte all eure Fragen beantworten. Und jetzt kann ich das – und zwar auf den Seiten dieses Buches.

Bücher haben einen festen Platz in meinem Herzen und meinem Leben. Als ich jünger war, noch vor dem Internet (ja, es gab eine Zeit, als es das Internet, wie wir es heute kennen, noch nicht gab!), vor Wikipedia, vor Blogs und Internetseiten und YouTube, boten Bücher mir Zuflucht, sie waren für mich der Schlüssel zu einer anderen Welt.

Meine Mutter hat mich im Buchladen um die Ecke abgeladen (»Keine Sorge, Mami! Mir geht's prima«, habe ich ihr gesagt). Stundenlang bin ich dort geblieben und habe den Ort wie eine Bücherei genutzt. Ich wälzte Bücher über Kunst, Make-up und Geschichte

und habe mich einfach zwischen den Seiten verloren. Auf der Highschool war ich oft pleite, wurde oft gemobbt und häufig missverstanden, und der Buchladen war mein Zufluchtsort, mein Refugium. Mein eigenes Buch geschrieben zu haben ist deshalb ein wahr gewordener Traum. Es würde mir unendlich viel bedeuten, wenn euch dieses Buch so helfen könnte, wie diese Bücher mir vor Jahren geholfen haben.
Die letzten Jahre waren echt eine Achterbahnfahrt für mich, mit Höhen und Tiefen und jeder Menge Lebenserfahrung. Etliches habe ich auf die harte Tour gelernt, aber ich hatte auch das große Glück, vielen inspirierenden, wunderbaren Menschen zu begegnen und umgeben von Lieben zu sein, die mir alle geholfen haben, mir Dinge beigebracht und mich durch die verschiedenen Phasen begleitet haben. Ich habe so viele Erfahrungen gesammelt und bin froh, diese mit euch teilen zu dürfen.
Nichts ist mir wichtiger als zu unterrichten, zu lernen und zu kommunizieren.
Wie ich gerne sage: Ich lebe, ich liebe, ich unterrichte, aber am allerwichtigsten ist mir – ich lerne.
Lasst uns zusammen auf diesen Seiten Spaß haben. Zusammen träumen, etwas erschaffen, diskutieren, lachen und jede Menge über uns selbst lernen. Klingt das gut? Dann fangen wir an!

Good luck!

Alles Liebe,

♡ Mish

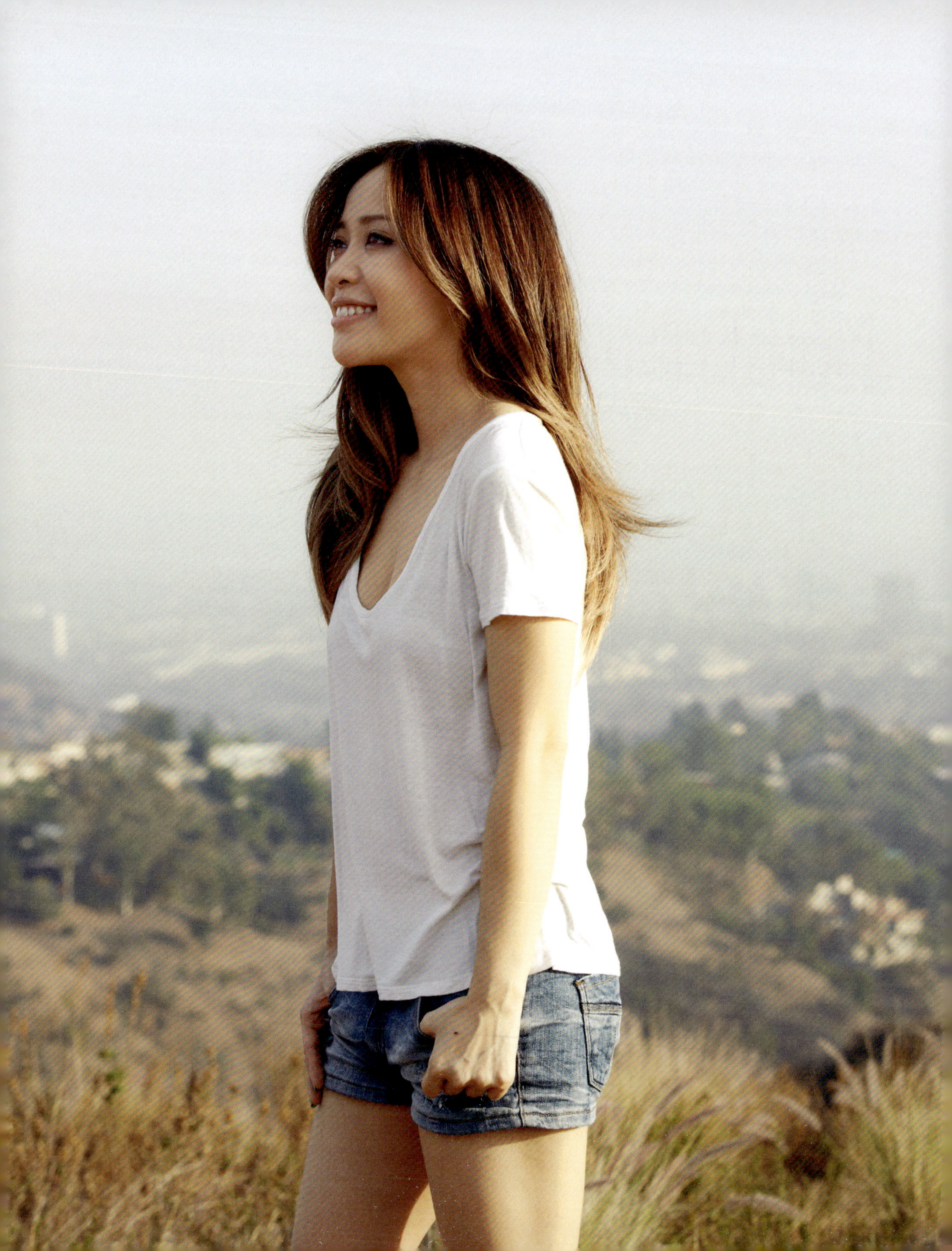

Mein Leben – bis jetzt, Teil 1

Unsere Geschichten machen uns einzigartig. Sie sind wie Fingerabdrücke, Schneeflocken oder die Sterne der Milchstraße – keiner gleicht dem anderen. Du, ich, wir alle sind geborene Geschichtenerzähler. Geschichten miteinander zu teilen, macht uns zu Menschen und verbindet uns mit anderen. Es hilft uns, zu begreifen, dass wir nicht allein auf diesem großen, verrückten Planeten sind, der unsere Heimat ist. Was ich euch jetzt erzählen werde, ist nicht meine Lebensgeschichte, sondern meine Leben-bis-jetzt-Geschichte. Hier wird es um eine Reihe von Ereignissen gehen, die mich zu dem Menschen gemacht haben, der ich jetzt, genau in diesem Augenblick, bin.

Wo soll ich anfangen? Lasst uns ein paar Jahre zurückreisen und ein kleines Mädchen in einem Raum voller Verwandter besuchen. Sie hält einen Buntstift, ihren größten Schatz, in der Hand und malt. Das kleine Mädchen bin ich.

Selbst damals habe ich immer irgendetwas Kreatives gemacht. Erinnert ihr euch an Telefonbücher? Ganz zum Schluss kamen ganz viele leere Seiten, auf denen man sich Notizen machen konnte, aber ich habe die Seiten einfach rausgerissen und angefangen zu zeichnen. Als Dreijährige waren Wände für mich geliebte Leinwände. Meine Onkel haben mich sanft gemaßregelt – »Michelle, du kannst da nicht malen« –, während sie meine Kritzeleien weggeschrubbt haben. Und dann habe ich am nächsten Tag direkt wieder darauf gemalt. Ich wusste nicht, was ich da tat, aber im Nachhinein ist leicht zu erkennen, dass ich schon damals ein natürliches Bedürfnis hatte, etwas zu erschaffen.

Meine Mutter hat mich in meinen künstlerischen Bestrebungen auf wundervolle Art und Weise unterstützt. Sie hat mit mir zusammen gemalt und mir beigebracht, wie man Gesichter zeichnet. Ich werde nie meine erste Lektion in Sachen Kunst vergessen: Ich war vier Jahre alt und wir saßen zusammen im Zimmer. Es war ein Sonntag und sie hatte frei. Sie besaß ein kleines Notizbuch für jene Dinge, an die sie noch denken musste, oder Gedichte, die sie sich ausgedacht hatte. An diesem Tag zeichnete sie eine Frau im Profil in ihr Notizbuch. Gebannt sah ich zu, wie das Gesicht mit wenigen Strichen ihres schwarzen Kulis Gestalt annahm. Plötzlich und sehr vorsichtig zeichnete sie ihr wunderschönes Auge. Ich nahm einen Stift und fing an, es ihr nachzumachen, während sie mich anleitete.

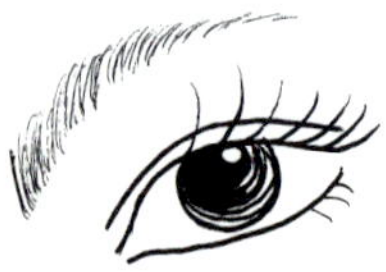

Vielleicht wacht dieses Auge seither über mich.

Mein Vater kann auch zeichnen, vielleicht sogar besser als meine Mutter. Er hat für meinen Bruder die Ninja Turtles und Batman gezeichnet, aber für mich hat er nie gemalt. Er wusste, dass ich das selbst konnte, und er hatte Recht: Mit der Zeit zeichnete ich Disney-Prinzessinnen und andere magische Kreaturen. Ich habe mich vor kurzem nach längerer Zeit mit meinem Vater getroffen, und er sagte zu mir, dass er, schon als ich ganz klein war, wusste, dass ich zu jemand heranwachsen würde, der kreativ und unabhängig ist.

Der Kampf meiner Eltern

Gehen wir noch weiter zurück, nach Vietnam, dem Land in Südostasien, in dem meine Eltern vor fast vier Jahrzehnten geboren wurden. Meine Mutter kommt vom Land, aus dem Süden, und mein Vater aus dem Norden. Der Krieg machte das Leben für alle schwer. Meine Eltern verließen ihre Heimat mit nichts und kamen als Flüchtlinge nach Amerika. So schwer mein Leben auch war, als ich noch jünger war, ich bin nie so geprüft worden wie meine Eltern. Meine Mutter einnert sich noch daran, inmitten eines Kugelhagels auf ein Boot gesprungen zu sein, um zu flüchten. Mein Vater hat drei Monate auf einem Boot, das nach Hongkong unterwegs war, verbracht. Wellen schwappten ununterbrochen gegen das Schiff und die Kälte drang bis auf die Knochen. Um ihn herum starben Menschen. Jede Nacht betete er, dass ein Leuchtturm auftauchen und ihnen den Weg an Land weisen würde. Meine Eltern landeten beide mit schlechten Aussichten in Amerika, aber der Hoffnung auf eine bessere Zukunft in

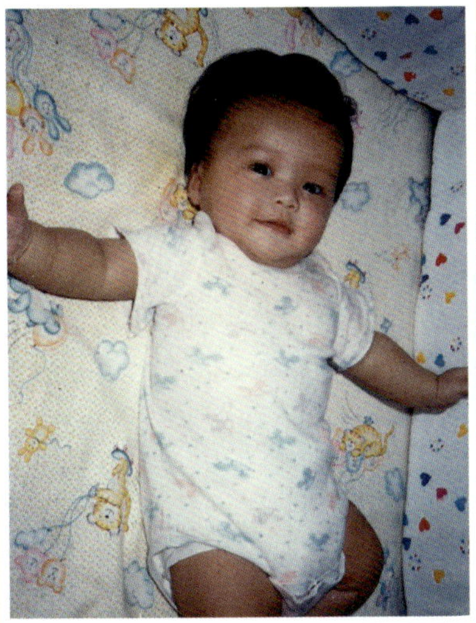

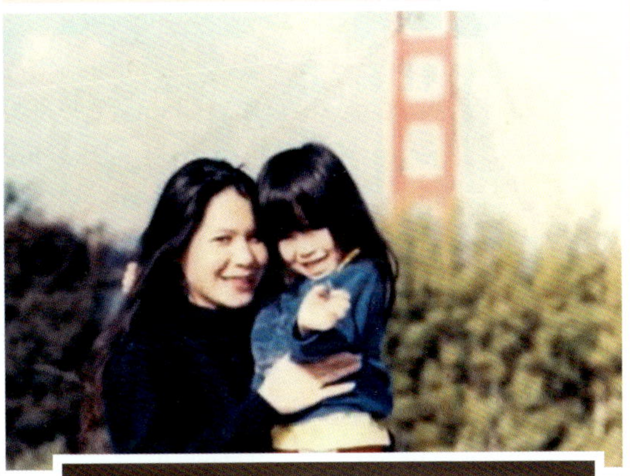

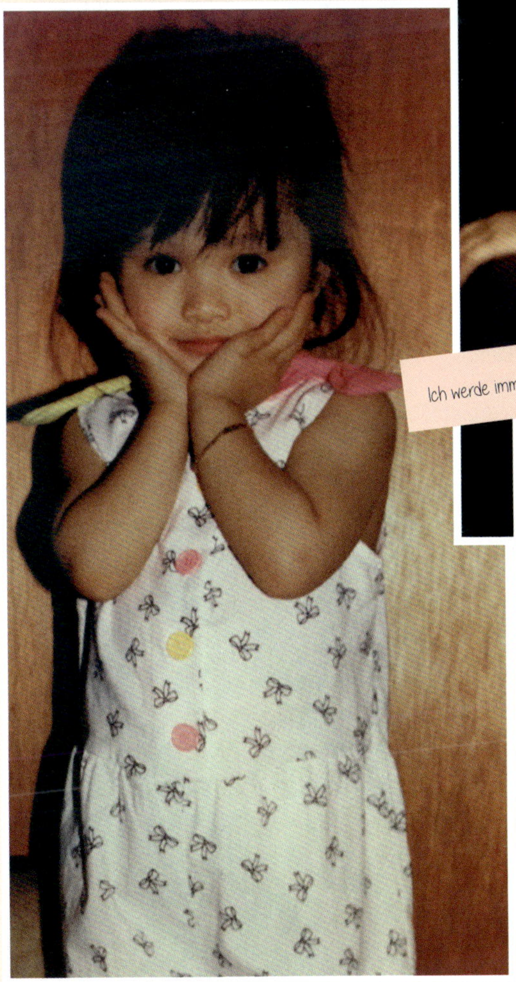

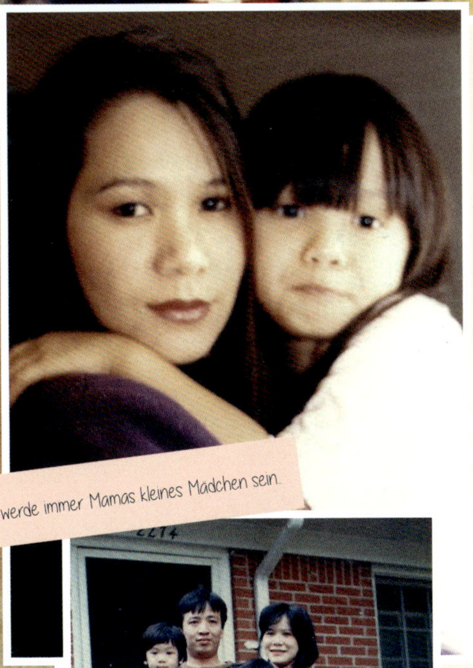

Ich werde immer Mamas kleines Mädchen sein.

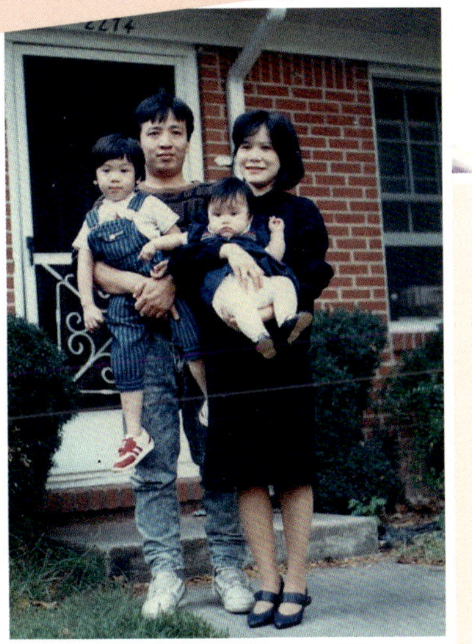

der neuen Heimat. Sie haben sich zufällig in einem Flugzeug kennengelernt, verliebt und brannten gemeinsam durch.

Jahre später, als mein Bruder und ich geboren wurden, gab mein Vater uns vietnamesische Namen, die seinen Kampf um die Freiheit symbolisierten. Mein Bruder wurde »Hai Dang« getauft, was »Leuchtturm« bedeutet – der Lichtstrahl, für den mein Vater auf dem Boot gebetet hat. Und mein Name ist »Tuyet Bang«, was übersetzt »Schnee, der explodiert« – eine Lawine – heißt. Er wollte mich nach der alles durchdringenden Kälte benennen, der er drei Monate lang ausgesetzt war. »Wenn man sich nur den Schnee ansieht«, hat er mir gesagt, »dann ist er so zart und wunderschön. Aber wenn es viel davon gibt, eine Anhäufung, und etwas ihn anstößt, wird er zu einer nicht aufzuhaltenden Macht.«

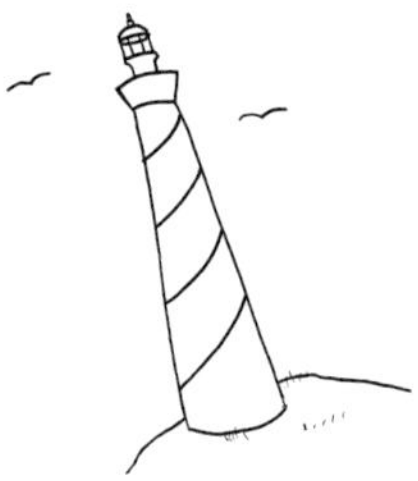

Die wahre Bedeutung meines Namens habe ich erst letztes Jahr erfahren. Vielleicht ist das gut so. Denn es ist eine ganz schöne Verantwortung, mit einem Namen herumzulaufen, der für deine Eltern so viel bedeutet.

Vielleicht fragt ihr euch, woher der Name Michelle kommt. Meine Eltern wollten, dass wir neben unseren vietnamesischen Namen auch amerikanische haben. Vielleicht dachten sie, dass es für uns einfacher wäre, als mit den Namen Tuyet Bang und Hai Dang aufzuwachsen. Mein Vater, der sich als Handwerker auf das Verlegen von Böden spezialisiert hatte, gehörte zu einem Team, welches das Haus einer schönen, reichen Dame in Boston renovierte. Sie war besonders nett und hat die Arbeiter mit Essen versorgt und zusätzlich vergütet. Als er hörte, dass ihr Name Michelle war, hat er das im Hinterkopf behalten. Jahre später, als er und meine Mutter über einen Namen für ihre neugeborene Tochter nachdachten, wusste er einfach, dass Michelle die einzig richtige Wahl war. Er wollte, dass ich zu einer großzügigen, aufmerksamen Frau heranwachse, wie meine Namensgeberin eine war.

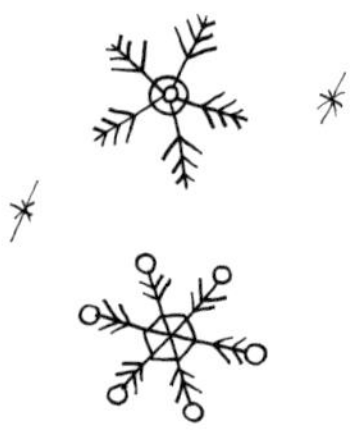

Ich wurde als zweites Kind meiner Eltern in Boston geboren, in dem Krankenhaus, das heute St. Elizabeth's Medical Center heißt. Wir lebten drei Monate in dieser Stadt, bevor meine Eltern entschieden, dass sie in in Kalifornien bessere Aussichten hätten. Mein Vater kaufte für 600 Dollar einen klapprigen Transporter und stattete ihn im hinteren Bereich mit einem provisorischen Bett für meine Mutter und meinen Bruder sowie einem Babybett für mich aus. Nicht gerade die schicken Babysitze, die man heute kennt! Es gab weder einen DVD-Player noch Radio im Auto. Wir konnten froh sein, dass der Motor lief. Der Trip quer durchs Land dauerte vier Tage. Wir kamen in Downtown San Francisco an und gerieten mitten hinein in die Straßengangs und Gewalt, die damals vorherrschten. Meine Eltern hatten Angst und meine Mutter wollte nach Boston zurück, aber es gab ein riesiges Problem: Das Auto hätte die fast 5.000 Kilometer lange Fahrt nicht überstanden. Das war nicht das erste und auch nicht das letzte Mal, dass meine Eltern das Beste aus einer Situation machen mussten.

Ostwärts

Wir blieben etliche Jahre in San Francisco, zogen dort aber häufig in verschiedene Häuser und Appartements um. Zum Schluss lebten wir in Oakland, in der Bucht von San Francisco. Es war hart für meinen Bruder und mich. Es ist ganz schön schwierig, soziale Kompetenz zu entwickeln, wenn ständig alles über den Haufen geworfen wird. Und wenn man dauernd die Schule wechselt, ist das fürs Lernen auch nicht das Beste. In meiner ganzen Zeit in Kalifornien habe ich nur eine Freundin gefunden, und mein armer Bruder ist in der ersten Klasse durchgerasselt. Schon damals fühlte ich mich für meine Familie verantwortlich, aber es gab nichts, was ich tun konnte, um zu helfen. Unser nächstes Ziel führte uns wieder quer durchs Land nach Tampa, Florida.

Mein Vater glaubte, dass sein Boden- und Parkettverlegebetrieb dort besser laufen würde, aber das tat er nicht. Meine Mutter kratzte derweil genug Geld zusammen, um ein kleines Nagelstudio zu eröffnen. Mein Vater blieb zu Hause und kümmerte sich um uns und den Haushalt. Unsere Familie war glücklich, aber das war nur von kurzer Dauer. Mein Vater kehrte nach Boston zurück, um dort Arbeit zu suchen, und versprach, uns nachzuholen. Ich bat ihn, nicht zu gehen, denn irgendwie ahnte ich bereits, dass er nicht zurückkommen würde. »Wenn du uns verlässt«, sagte ich ihm, »dann finde ich dich, wenn ich groß bin.« Als ich am nächsten Tag aufwachte, war er verschwunden. Jahre später hat er mir verraten, dass er in diesem Augenblick wusste, dass ich im Leben klarkommen würde, ganz gleich was passierte.

Ich behielt Recht, mein Vater kam nicht zurück. Unsere Familie war zerrissen und fand nie wieder zusammen. Schließlich ließen sich meine Eltern scheiden, und meine Mutter heiratete noch einmal. Ich bin mit meinem Stiefvater nie sonderlich gut klargekommen, aber ein Lichtstreifen am Horizont war die Geburt meiner wunderschönen kleinen Schwester, für die ich jeden Tag dankbar bin. Ich freute mich riesig, eine große Schwester zu sein.

Zu Hause war es nicht einfach, und in der Schule war es nicht besser. Denn als wir in Florida lebten, fühlte ich mich zum ersten Mal wirklich anders, weil ich war, wer ich war. In Kalifornien war ich von Asiaten umgeben gewesen. Ich hatte mich zwar befangen gefühlt, weil ich immer die Neue gewesen war, aber das hatte nichts mit Rasse, Hautfarbe oder Abstammung zu tun gehabt. In Florida war da anders. Alle an der Schule waren weiß, afro-amerikanisch oder Lateinamerikaner und als eine von wenigen Asiaten wurde ich gedisst. Auf den Flur riefen mir gemeine Mädels »Ching chong, ching chong« nach. Kindische Jungs bauten sich vor mir auf und zogen Jackie Chan-Moves ab. Wenn ich erklärte, dass Jackie Chan Chinese ist und ich Vietnamesin, änderte sich daran nichts. Alle Asiaten waren in ihren Augen gleich.

Mein wahres Ich

Auf der Mittelschule und in der Highschool versuchte ich krampfhaft, mich in verschiedene Gruppen zu integrieren. Ich behandelte mein Haar mit Babyöl, damit es glänzte und wellig fiel und legte mich auf die Sonnenbank, um so gebräunt wie die lateinamerikanischen Mädchen auszusehen. Das funktionierte natürlich nicht. Dann bat ich meine afro-amerikanischen Freunde, mein Haar zu flechten, weil ich hoffte, dass ich so besser zu ihnen passen würde. Überraschenderweise klappte auch das nicht. Ich probierte verschiedene Looks aus, aber ich tat es aus den falschen Gründen. In meinen Videos probierte ich später eine Reihe von Identitäten aus, um die vielen Facetten von mir zu feiern – und half so anderen, sich selbst zu entdecken. Aber damals versuchte ich, mein wahres Ich zu verbergen.

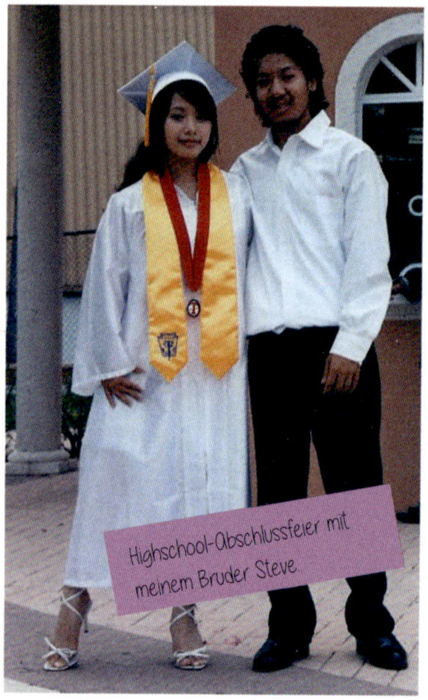
Highschool-Abschlussfeier mit meinem Bruder Steve.

Wie ich mit der Situation fertig wurde? Indem ich für mich blieb und mir Beschäftigung suchte. Ich bin von Natur aus introvertiert, also fiel mir das nicht schwer. Ich brachte mir das Klavierspielen und das Malen bei. Ich schrieb Geschichten und zeichnete Comics (die ich immer noch besitze, weil meine Mutter sie aufgehoben hat. Danke, Mama!). Ich hätte rasch an die falschen Leute geraten können, wenn ich nicht in meiner eigenen kleinen Welt gelebt hätte.

Im Abschlussjahr war ich es leid, immer wieder krampfhaft zu versuchen, dazuzugehören, und ließ es einfach bleiben. Ich sagte mir: »Es ist mir egal. Ich will ich sein. Ich bin Künstlerin, ich spiele Videospiele, ich bin ein Nerd und bin stolz darauf. Ich komme nicht aus einem reichen Elternhaus, aber wen kümmert's?« Und ratet mal: Genau das war der Moment, in dem ich jede Menge Freunde fand. Als ich mich selbst akzeptierte, akzeptierten mich auch andere. Mein letztes Jahr auf der Schule fühlte sich an, als wäre ich angekommen.

Meine digitale Ära beginnt

Heute sehen wir das Internet als selbstverständlich an. Überall gibt es Computer. Wenn ihr euch keinen leisten könnt, habt ihr in der Schule, der Bücherei oder sogar im Apple Store Zugang zu Rechnern.

Da wir gerade von Apple reden: Ich war ungefähr 15, als meine Familie endlich genug – 600 Dollar – zusammengespart hatte, um den ersten Rechner anzuschaffen. Wir gingen in den Laden und schauten uns verschiedene Optionen, die wir uns leisten konnten, an, aber mich zog es natürlich zum Apple iMac G3. Erinnert ihr euch noch an den? An die Eier-Form und diese edlen Farbpaneele? »Der ist anders und richtig cool«, sagte ich zu meiner Mutter. »Mir gefällt das Design und ich mag die Farbe.« Meine Mutter schüttelte den Kopf und verwies auf die billigeren Varianten. Aber ich wusste einfach, dass der iMac der bessere Rechner war. »Können wir nicht noch ein bisschen sparen und ihn dann kaufen?«, bettelte ich.

Wir gingen nach Hause und sparten weiter.

Als wir schließlich den iMac kauften, war ich so glücklich. Es fühlte sich an, als könnte ich mit diesem magischen Gerät in unserer Mitte das gesamte Universum erforschen. Das World Wide Web steckte noch in den Kinderschuhen und war neu. Ich hörte vom Internet und konnte es mir einmal in der Schule anschauen und einmal bei einem Mädchen zu Hause, deren Eltern reich waren. Sie konnte online gehen und mir coole Bilder von Sailor Moon und anderen Anime-Figuren zeigen und sogar ausdrucken. Ich fasste gar nicht, was ich da sah: »Was ist das? Es ist unglaublich!« Sie erlaubte mir einen winzigen Blick auf diese magische Welt, und ich wollte mehr davon. Als wir also den ersten Rechner hatten, saß ich die ganze Zeit davor. Ich war richtig süchtig.

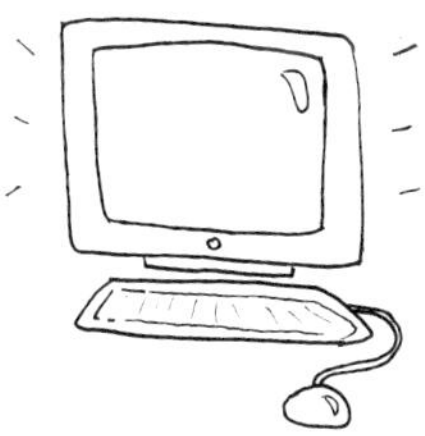

Meine Mutter hatte keine Regeln für die Computernutzung aufgestellt, weil alles noch so neu war. Und es ging nicht nur ihr so; niemand wusste so genau, was er davon halten sollte. Es war wie Fernsehen. Nur … anders. »Mama, das ist wie eine Bücherei«, erklärte ich ihr, »aber es ist alles in dem Rechner.« Sie verstand es nicht ganz, aber es gefiel ihr, dass ich durch den Rechner mehr zu Hause blieb.

Am Anfang sah ich mir Anime-Kram an und entdeckte Blogs, die damals vorrangig wie Online-Tagebücher funktionierten, manche von ihnen waren anonym verfasst. Das Ganze war so faszinierend, dass ich mitreden wollte, also startete ich meinen eigenen Blog, der sich auf meine künstlerischen Aktivitäten konzentrierte. Auf einer Seite namens Asian Avenue fand ich eine Heimat für meinen Blog. Und es war genau so, wie es klingt – lauter Asiaten. Jede Woche stellte Asian Avenue andere Mitglieder vor und diese erhielten dadurch eine Unmenge von neuen Followern. Ich wollte unbedingt »Mitglied der Woche« werden, deshalb wählte ich einen Namen, von dem ich dachte, er würde mir dabei helfen: »Göttin der Asiaten«. Könnt ihr euch das vorstellen? Was für ein unglaublicher Name, oder? Heute lache ich darüber. Rückblickend bin ich mir ziemlich sicher, dass die Leute, die sich damals den Blog angeschaut haben, nicht damit rechneten, hier die Malereien eines Teenager und Informationen über seine Lieblingstierschutzorganisation für Pandas zu finden. Aber es klappte! Bald war ich »Mitglied der Woche« und meine Fangemeinde wuchs.

Innerhalb kurzer Zeit hatte ich eine unglaubliche Gruppe an Followern und arbeitete allein für sie. Jeder Künstler träumt davon, die eigene Arbeit auszustellen und damit ein Publikum zu erreichen. Das treibt sie an.

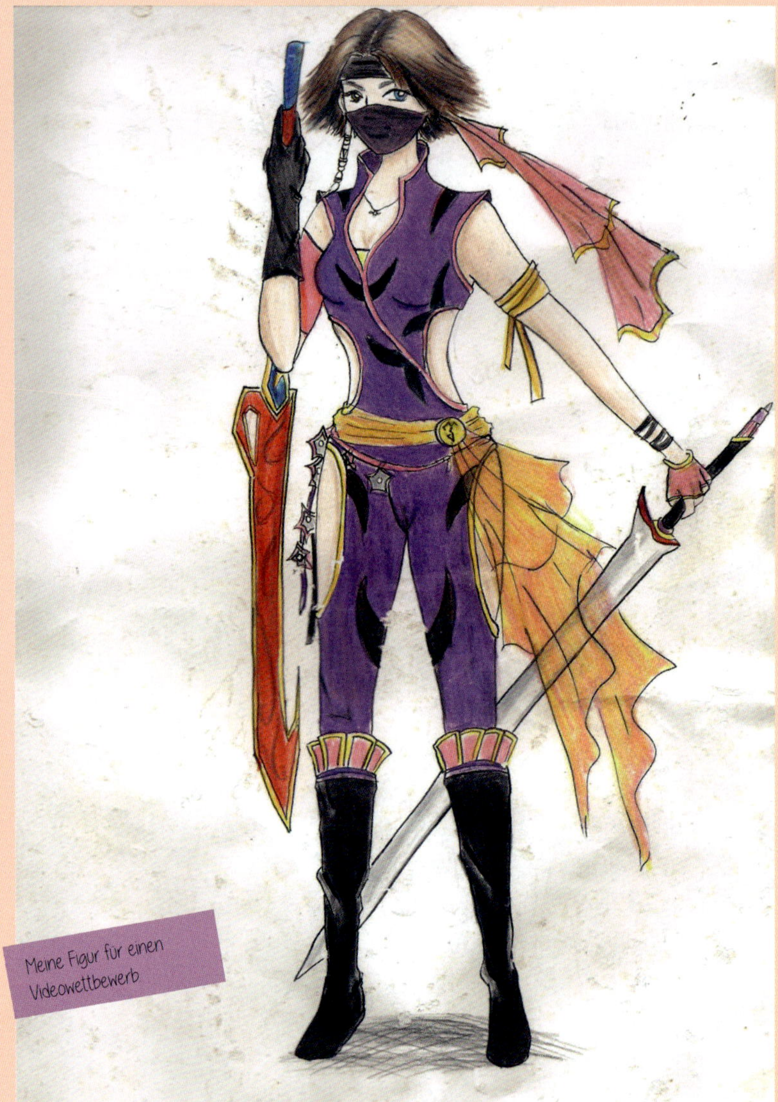

Meine Figur für einen Videowettbewerb

WAS IST ANIME?

»Anime« ist japanischer Zeichentrick (animēshon). Dazu gehören ein ganz besonderer Stil, ein emotionaler Ton und eine bestimmte erzählerische Struktur, die mich bereits beim ersten Ansehen in den Bann gezogen haben. Das war ganz anders als die amerikanischen Zeichentrickserien, mit denen ich aufgewachsen war. Diese Filme besaßen eine ernste, düstere Seite, ganz abgesehen davon, dass die Figuren so aussahen wie ich. Es gab zu dieser Zeit im Fernsehen nur wenige asiatische Figuren, real oder im Zeichentrick. Anime haben mich, wie Mangas (das sind eine Form von japanischen Comics bzw. Graphic Novels), stark beeinflusst.

Meine Zeichnungen wurden durch verschiedene Themen angeregt, die ich jeden Monat heraussuchte. Ich denke, die Bezeichnung »Realismus« beschreibt meinen Stil am besten. Ich mag es, reale Momente einzufangen und diese auf meine Art mit unterschiedlichen Farben zu interpretieren. In meiner Familie wurde nicht viel über Kunst geredet oder Museen besucht, also entdeckte ich diese Welt auf eigene Faust. Einer meiner Lieblingsmaler ist der exzentrische Surrealist Salvador Dalí. In St. Petersburg, Florida, ist ihm ein ganzes Museum gewidmet, das nicht weit von unserem damaligen Haus liegt. Ihr habt wahrscheinlich schon Bilder von Dalí mit seinem langen, dünnen, geschwungenen Schnurrbart und den verrückten Augen gesehen. Ganz sicher kennt

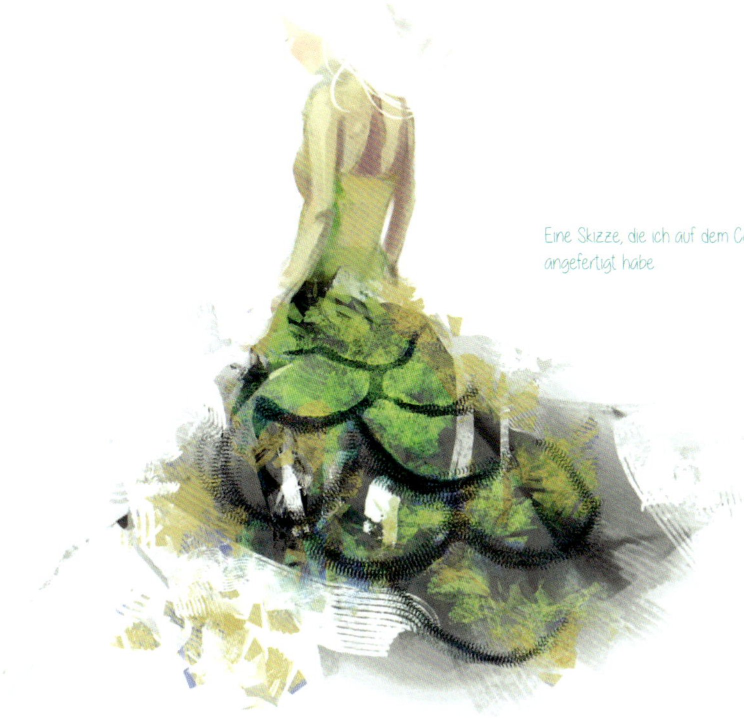

Eine Skizze, die ich auf dem College angefertigt habe

ihr die berühmten geschmolzenen Uhren aus seinem Gemälde »Die Beständigkeit der Erinnerung«. Er hat so viele Zeichen in dieses eine Bild gepackt, dass man die Leinwand stundenlang anstarren und immer wieder neue Dinge entdecken kann. Von Dalí inspiriert habe ich versucht, Symbole in meine Bilder zu integrieren. Symbolismus findet sich überall, wenn man genau hinschaut.

In den damaligen Online-Gemeinschaften herrschte ein sehr positives Klima. Es gab kein Mobbing, keine fiesen Kommentare. Ich konnte offen und ehrlich in den angesagten Chatforen meine Meinung sagen, ohne dass jemand das Gesagte wegen meines Aussehens, meiner Herkunft oder meines Geschlechts infrage stellte oder angriff. Niemand aus der Offline-Welt wusste von meinen Aktivitäten in diesem Paralleluniversum. Sie hätten das als seltsam abgetan.

Mein nächster Schritt, mit sechzehn, war, dass ich einer unglaublich beliebten Plattform namens Xanga beitrat. Ich brauchte einen besseren Namen als »Göttin der Asiaten«, denn Xanga war persönlicher. Michelle Phan war schon vergeben, also gab ich mir einen Spitznamen. »Was ist originell und niedlich und entspricht mir?«, überlegte ich. RiceBunny fiel mir spontan ein, weil ich Reis mag und im Jahr des Hasen geboren bin. Das war's. Ich tippte den Name ein und er war noch frei. »Super«, sagte ich, »dann bin ich jetzt RiceBunny.« Und wer hätte gedacht, dass ich diesen

WAS IST EIN SURREALIST?

Ein Surrealist ist ein Künstler, der zur surrealistischen Bewegung des 20. Jahrhunderts gehört. Die Werke der Surrealisten verbinden traumartige Visionen mit Realität.

Namen auf all den Plattformen, die erst noch erfunden werden würden, wie Twitter oder YouTube, behalten würde?

Ich wollte online beliebt sein, weil ich das im realen Leben nicht war. Mit der Zeit wurde ich zur meistabonnierten Frau auf Xanga; innerhalb von zwei Jahren hatte ich mehr als zehntausend Follower. Ihr denkt vielleicht, dass das nicht viel ist, aber damals war es eine ganze Menge; außerdem war Xanga eine sehr aktive Gemeinschaft. Ich konzentrierte mich darauf, meine Inhalte so originell wie möglich zu gestalten und jeder Post generierte Hunderte von Kommentaren. Ich postete Anleitungen – wie man etwas malt, Locken ins Haar dreht, Ninja-Masken bastelt –, aber auch Texte über meine Kunst und mein Leben. Letztere, muss ich gestehen, waren ein wenig ausgeschmückt. Die Akzeptanz, die mir die Online-Gemeinschaft entgegenbrachte, ließ mich als Mensch und Künstler wachsen, aber Rice-Bunny war eine Kunstfigur, jemand, zu dem ich werden wollte. Es war eine Persönlichkeit, die ich entwarf – und diese Online-Persönlichkeit war es auch, die die Menschen mochten. Ich zeigte nicht mein wahres Ich, da ich glaubte, keiner hätte Interesse daran. Ich fühlte mich nicht wohl in meiner Haut.

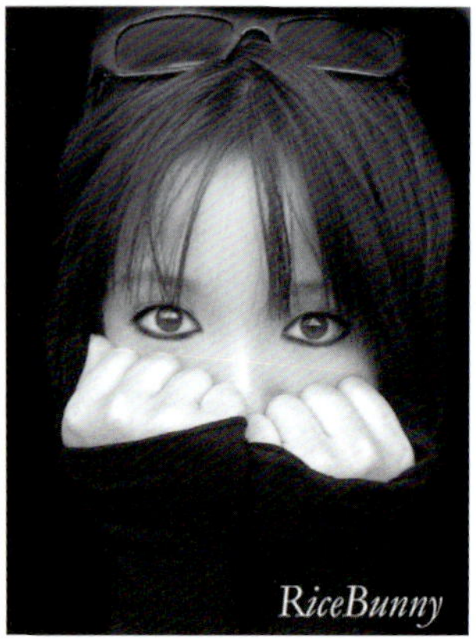

RiceBunny enthüllt

Das alles änderte sich schlagartig, als ich 2007 mein erstes Video unter dem Titel »Tutorial für ein natürliches Make-up« erstellte. Ursprünglich war das Ganze als Blog-Eintrag geplant. Doch kurz bevor ich auf »veröffentlichen« klicken wollte, dachte ich: »Make-up ist so wunderbar künstlerisch und lebt von der Bewegung. Ein Video wäre klasse. Außerdem ist das viel anschaulicher und hilfreicher als reiner Text.« Ich zerrte meine Videokamera raus und filmte, ohne zu wissen, was ich tat, die einzelnen Schritte, schnitt das Ganze dann und hinterlegte es mit Musik und Untertiteln. Meine persönliche Handschrift bestand in meinem »Good luck!« am Ende, da ich einen Abschluss brauchte. Ich lud das Video hoch und es wurde ein Hit. Bald fragten Mädchen nach weiteren Videos – zu Smoky Eyes, wie man mit Akne umgeht, was man zum Abschlussball tragen kann, alles Mögliche.

Da gab es nur ein Problem. Meine Videos liefen auf Xanga nicht rund ab. Ich brauchte eine echte Videoplattform, also lud ich meine Sachen auf YouTube hoch. Innerhalb einer Woche war mein Tutorial zum natürlichen Make-up 40.000 Mal aufgerufen worden. Heutzutage liegen die Zahlen höher, aber damals waren das unglaublich viele. Ich hatte mein neues Zuhause gefunden.

Mit »Good luck« enden die meisten meiner Videos, das ist meine Art, die Zuschauer zu ermutigen, das, was sie gerade gesehen haben, auszuprobieren und sie wissen zu lassen, dass es nicht immer allein ums Können geht. Es gehört oft ein bisschen Glück dazu, also probiert es einfach aus und habt Spaß dabei. Schließlich könnt ihr es immer abwaschen und noch einmal probieren!

Wunder geschehen

Ich muss ein bisschen in der Zeit zurückreisen. Als ich begann, Videos zu veröffentlichen, war ich noch Studentin auf dem Ringling College of Art and Design in Sarasota, Florida. Der Weg dorthin war ziemlich steinig, um es vorsichtig auszudrücken. Meine Mutter hatte eigentlich davon geträumt, dass ich im medizinischen Bereich arbeiten würde, wie so viele Mütter, aber ich hatte mein Herz an die Kunst verschenkt. Ich suchte die besten Kunst-Akademien heraus und das Ringling lag am nächsten. Ich bewarb mich und wurde fast umgehend angenommen. Da gab es nur ein riesiges Problem: Die Gebühren allein fürs erste Semester betrugen 14.000 Dollar! Für meine Familie war das ein Vermögen. Das Geld hatten wir nicht, also stellte ich meine Aufnahme um ein Semester zurück und hoffte auf ein Wunder.

Meine Mutter, mein Bruder und ich lebten zusammen, legten unser Geld zusammen und versuchten so durchzukommen. Meine Mutter arbeitete in zwei Schichten im Nagelstudio, mein Bruder hatte zwei Jobs und ich nahm am Eingang eines thailändisch-chinesischen Restaurants die Gäste in Empfang. Wir waren nicht sonderlich kreditwürdig, deshalb bot sich mir die Möglichkeit eines Studentendarlehens nicht. Ich betete jeden Tag: »Lieber Gott, ich will unbedingt aufs Ringling. Mir bleiben zwei Monate, um das Geld aufzutreiben. Bitte hilf mir.« Dann kam eines Tages einer der Brüder meiner Mutter aus Kalifornien vorbei. Er war ziemlich erfolgreich mit seinem Bauunternehmen. Er wollte sehen, wo wir lebten, aber meine Mutter lehnte einen Besuch ab, weil es ihr peinlich war, dass wir ohne Möbel in einem einzigen Zimmer wohnten. Mein Bett bestand aus einem Schlafsack auf dem Fußboden. Unsere Kleider befanden sich in Kartons. Es sah sehr provisorisch aus, aber wir lebten schon seit zwei Jahren so. Keiner meiner Freunde wusste, wie wir hausten. Mein Onkel bestand darauf, vorbeizukommen, und er fing an zu weinen, als er unsere Situation sah.

Als er wieder zurück in Kalifornien war, sammelten er und die anderen Brüder und Schwestern meiner Mutter Geld und schickten uns einen Scheck über 10.000 Dollar. Sie sagten, dass wir es für Miete und Möbel verwenden sollten, aber meine Mutter beschloss, dass wir das Geld für meine Studiengebühren verwenden würden. Wir hatten insgesamt 2.000 Dollar gespart, so dass der Scheck, zusammen mit dem Kreditrahmen über 2.000 Dollar auf der Kreditkarte, gerade ausreichte und ich mein Studium beginnen konnte.

Das war das erste Wunder. Und das zweite? Ringling entschied, dass alle Erstsemester ein MacBook Pro zur Verfügung gestellt bekamen. Ich werde nie vergessen, wie ich auf der Schule ankam, mir einen Laptop schnappte und mitbekam, wie sich die höheren Semester darüber beschwerten, wie unfair das doch sei. Ich hätte zu ihnen gehören können! Hätte ich nicht ein Semester abgewartet, hätte ich diesen Rechner nicht bekommen. Ich hätte mir nie im Leben einen eigenen leisten können.

Warum war der Computer solch ein Wunder? Nun, auf diesem Laptop waren all die grandiosen Programme wie iMovie, iPhoto und iTunes vorinstalliert, er besaß eine interne Kamera und wurde so zum Werkzeug, mit dem ich mich wirklich aussdrücken konnte. Alles, was ich brauchte, befand sich bereits in diesem schmalen Gerät. Auf eine besondere Art und Weise hat er mein Leben gerettet. Er war meine »Du kommst aus dem Gefängnis frei«-Karte! Dieser Computer war für mich das, was der Leuchtturm für meinen Vater war. Ich werde ihn niemals hergeben, auch wenn ich ihn längst nicht mehr benutze.

Nach dem Ende des ersten Semesters kehrte ich heim. Da meine Mutter wollte, dass ich mich aufs Studium konzentriere, jobbte ich nicht nebenbei. Aber sie brachte sich ganz offensichtlich dabei um, mich zu unterstützen, sie rackerte in 15-Stunden-Schichten und atmete ständig die Chemikalien im Nagelstudio ein. Das wollte ich nicht, also schaute ich mich nach einem Job um. Lancôme hatte für seinen Stand im Dillard's Kaufhaus im nahegelegenen Einkaufszentrum eine Stelle ausgeschrieben. Ich hatte keine guten Chancen, da ich keinerlei Erfahrung im Verkauf vorzuweisen hatte, aber ich bewarb mich dennoch und bat, zum Probearbeiten bzw. für ein Vorstellungsgespräch vorbeikommen zu dürfen. Das lief eigentlich auch ganz gut, aber zwei Wochen zogen ins Land und niemand rief zurück. Ich wusste, dass ich Produkte verkaufen könnte, wenn ich Frauen zeige, wie sie ihr Make-up auftragen – und das sagte ich der Frau, bei der ich mich vorgestellt hatte, auch. Aber das war egal. Ich war nicht die Richtige.

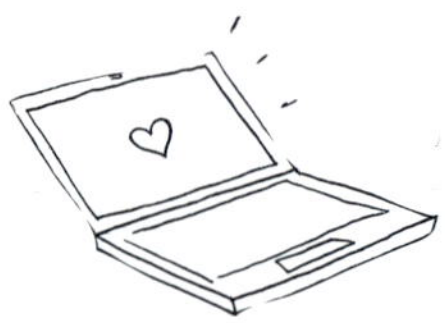

Ein paar Tage später drehte ich mein erstes Make-up-Video. Manchmal ist es ein Segen, nicht das zu bekommen, was man sich wünscht.

WIEDER AUF DER SCHULBANK

Im ersten Semester hatte ich richtig geackert, weshalb ich ein Stipendium für das zweite Semester bekam. Hier war ich also, lebte ein Doppelleben: Schönheits-Guru auf YouTube und Kunststudentin. Ich hielt meine YouTube-Aktivitäten unter Verschluss. Niemand auf dem Campus wusste, dass ich eine Vloggerin war (das ist ein Blogger, der Videos erstellt) und es war mir recht so. Aber die Videos wurden immer beliebter und schließlich sprach es sich herum. Ich war schon vorher eine Außenseiterin, aber als die anderen anfingen, sich über meine Videos lustig zu machen, zog ich mich noch weiter zurück. Während der Pausen gingen die anderen Studenten raus, rauchten oder aßen etwas, während ich im Seminarraum blieb, meinen YouTube-Kanal checkte und auf Kommentare und Nachrichten antwortete. Meine Professoren verstanden es überhaupt nicht. »Michelle und ihr kleines Hobby«. So sahen sie es. Sie dachten, dass ich zu oft online wäre und mich mehr auf mein Studium und die Malerei konzentrieren sollte.

Wünsche nach neuen Videos strömten nur so herein, also wusste ich, dass irgendetwas Klick gemacht hatte. Immer mehr Leute abonnierten meinen Kanal. Das gesamte Geld, das für Künstlerbedarf vorgesehen war, ging für Make-up und Videoausrüstung drauf. Als ich kein Geld mehr hatte, um mir weiße Farbe und die einfachsten Malutensilien zu kaufen, wurde mir klar, dass ich nun doch einen Job brauchte. Also arbeitete ich in einem netten Sushi-Restaurant, verdiente dort am Wochenende 200 Dollar, genug für Lebensmittel und Arbeitsmaterialien. Das Geld reichte sogar, dass ich auch meiner Mutter ein bisschen was schicken konnte.

Dann geschah etwas Großartiges: Ich verdiente plötzlich Geld mit meinen Videos. Die Kohle floss zwar nicht wirklich reichlich, es waren am Anfang nur zwanzig Cent am Tag. Ich lebte zwar sparsam, aber niemand kann in Florida allein davon leben. Aber immerhin war es etwas, und ich freute mich wahnsinnig. Woher das Geld kam? Google, dem YouTube gehört, hat ein Partnerprogramm, durch das diejenigen, die Inhalte erstellen, prozentual an den Werbeeinnahmen beteiligt werden. Langsam stieg die Summe auf 20 Dollar am Tag. Als ich 200 Dollar pro Woche verdiente, kündigte ich im Sushi-Restaurant. »Bist du verrückt?«, fragten sie mich. »Du hörst auf, weil du Videos drehst?« Sie wiesen mich auf die schlechte Wirtschaftslage hin und betonten, dass es nicht gerade viele Möglichkeiten für jemanden in meinem Alter mit künstlerischen Ambitionen gäbe. Sie sagten mir, dass sie mir die Stelle frei halten würden, aber ich drängte sie dazu, sie neu zu besetzen.

WAS IST EIN BEAUTY-GURU?

In den Anfangsjahren von YouTube musste man für seine Videos eine Kategorie auswählen. »Guru« war die Option, wenn man »How to«-Videos erstellte. Deshalb sind die Mädels, die Schönheitsvideos erstellt haben, als Beauty-Gurus bekannt geworden. Wir haben uns den Titel nicht selbst ausgedacht, aber er ist hängengeblieben.

Ich wollte kein Sicherheitsnetz unter mir. Ich wollte mich zwingen, es allein zu schaffen.

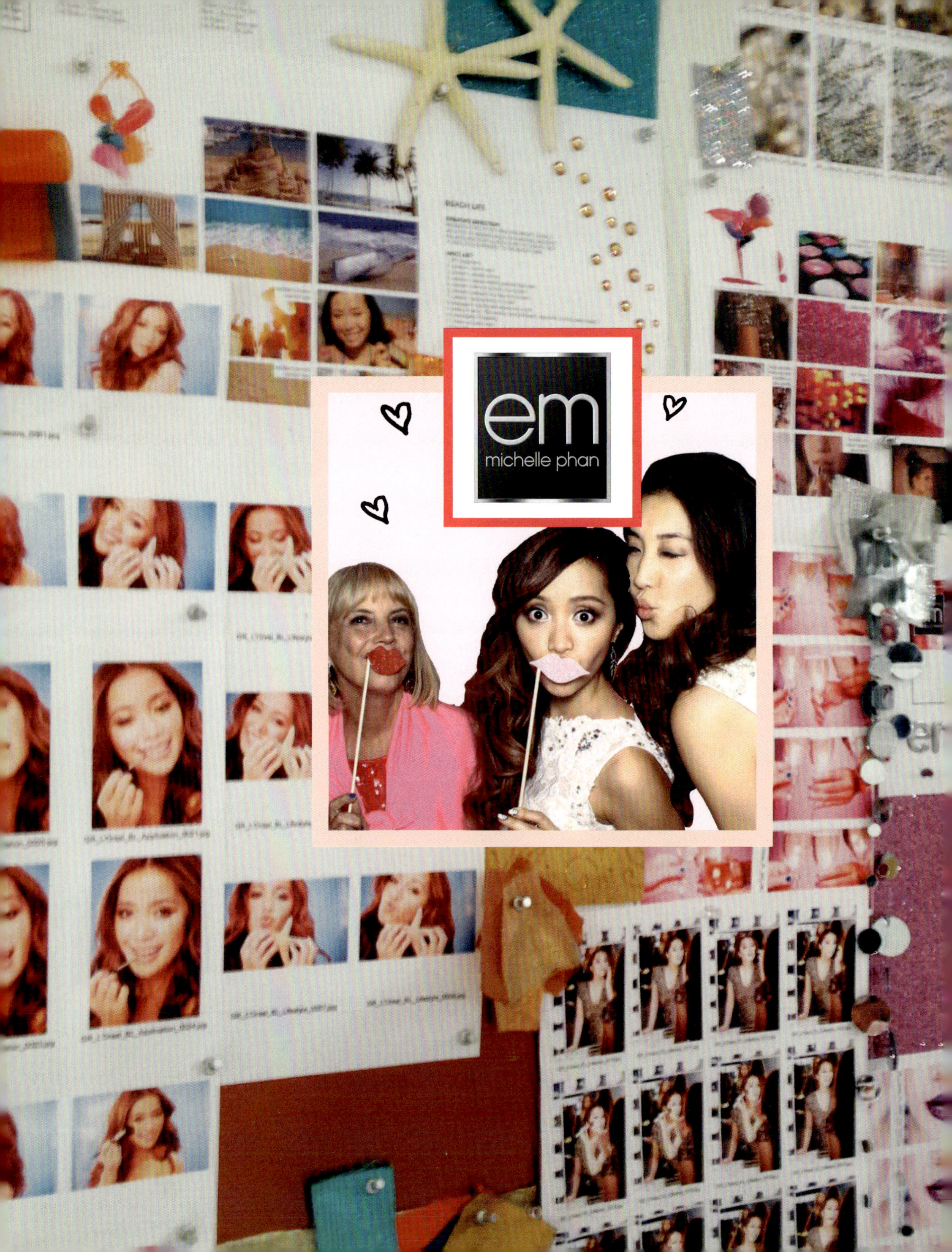
em
michelle phan

Mein Leben – bis jetzt, Teil 2

Wenn du klein bist und die Leute dich fragen, was du einmal werden willst, dann kommt keiner auf die Idee, Beauty-Guru zu sagen. Oder Vlogger. Oder YouTube-Phänomen. Da war ich also, war alles drei, Bestandteil dieses Paralleluniversums, das im Internet und den sozialen Netzwerken existiert. Ich war hier gelandet, weil ich meinem Instinkt, etwas zu schaffen, mich auszutauschen und mit anderen zu vernetzen, gefolgt war. Es gab keine Anleitung, keinen Ratgeber oder Mentor, die ich um Rat fragen konnte. Ich war auf mich allein gestellt mit meinem sehr modernen Hobby, das sich rasch zu einem Beruf entwickelte. Gleichzeitig war ich immer noch an der Akademie, um Künstlerin zu werden.

Ich stürzte mich in Videodrehs. Monatelang konzentrierte ich mich total auf meinen YouTube-Kanal und stellte mich der Herausforderung, jedes neue Video besser zu machen als das vorherige. Ich wollte, dass sich meine Arbeit von der anderer Beauty-Gurus abhob. »Was würde ich anschauen, wenn ich das Mädchen vor dem Bildschirm statt des Mädchens hinter dem Bildschirm wäre?«, fragte ich mich. So einfach dachte ich. Wenn ich eine große Schwester in Sachen Beauty hätte, was würde ich von ihr wollen?

Meine Themen deckten eine große Bandbreite ab, reichten von Do-it-yourself-(DIY)-Videos (Wie stelle ich eine Gesichtsmaske aus Ei her? Wie weite ich schlecht sitzende Schuhe mit Eis? Wie welle ich mein Haar mit Papierstreifen?) bis zu Anleitungen für Looks für verschiedene Gelegenheiten (Abschlussball, Brillenträger, Silvester, Verabredung). Ich besprach Hautpflegeprodukte aus der Drogerie. Ich wollte meinen Zuschauern zeigen, wie sie alles selbst ausprobieren können, wie sie ihre eigene Kreativität anzapfen und experimentieren können. Meine Videos erfordern nicht, dass man rausgeht und spezielle Produkte kauft. Selbst wenn ich ein bestimmtes Produkt benutze, heißt das nicht, dass man genau das gleiche braucht. Man könnte zum Beispiel jeden pinken Lipgloss oder schwarzen Mascara benutzen. Materialismus zu glorifizieren ist nicht mein Ding, weshalb ich auch keine »Beute«-Videos drehe, die nur daraus bestehen, die Einkaufstasche auf dem Bett auszuleeren und alles zu besprechen, was man gekauft hat – die Beute. Solche Videos waren damals unglaublich beliebt und einfach zu produzieren, aber mich hat das nicht gereizt. In meinen Augen trennen Beute-Videos die Besitzenden von den Habenichtsen. Da ich selbst ein Habenichts war, wollte ich das nicht auch noch feiern.

Stattdessen wollte ich dazu anregen, das Beste aus dem zu machen, was man hat. So habe ich mein Leben gelebt und das wollte ich priorisieren.

Jedes einzelne Video erreichte fast die Millionen-Marke oder durchbrach sie sogar. Ich fühlte mich für mein Publikum verantwortlich und war dankbar über jeden View, Kommentar, Vorschlag oder jede Frage. Und es waren nicht nur jene, die sich für Beauty interessieren, die zuschauten. Mehr und mehr Firmen, die den digitalen Markt für sich entdeckten – von kleinen Schönheitsfirmen zu den großen Namen in der Technikwelt – nahmen die Guru-Szene wahr und begannen, zu vielen von uns mit verschiedenen Angeboten Kontakt aufzunehmen. Ich war von Anfang an eine gute Geschäftsfrau, obwohl mich eher mein Instinkt als die Lektionen eines Betriebswirtschafts-Kurses oder Ratgebers leiteten. Ich habe mich oder mein Publikum nie verkauft oder mich fürs leicht verdiente Geld entschieden. Von Anfang an war es mir wichtig, mir und meinen Werten treu zu blieben und das war die Botschaft, die ich vermitteln wollte.

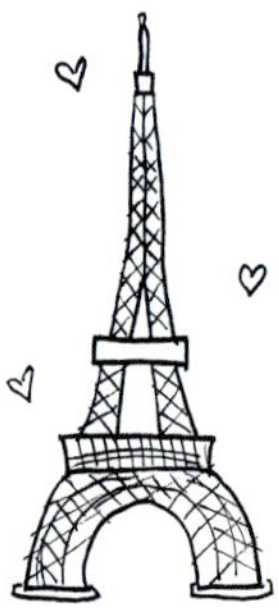

Die Paris-Connection

Eines Tages veränderte sich mein Leben schlagartig, und zwar genau in der Zeit, die es braucht, eine Mail zu lesen. Ich checkte meinen YouTube-Posteingang, als ich eine Nachricht von Lancôme sah. Neugierig klickte ich sie an, und sie war tatsächlich von einem Vertreter der französischen Kosmetik-Edelmarke aus der New Yorker Niederlassung. Die Mail schien kein Fake zu sein, also antwortete ich darauf. Und sie war wirklich echt. Lancôme wollte mich nach New York holen, damit ich den Chef des US-amerikanischen Geschäftszweigs kennenlernen konnte. Ich war so vor den Kopf geschlagen, dass ich die Mail mehrmals lesen musste.

Es stellte sich heraus, dass die Führungskräfte von Lancôme große Fans meiner Videos waren. Das erste Mal waren sie auf mich aufmerksam geworden, als ich einen Concealer von Lancôme in meinem Tutorial »Flugzeug-Make-up« verwendet hatte, ein Video, in dem ich mein Make-up zwischen zwei anderen Passagieren eingequetscht auftrug und von meinem Laptop aus aufnahm. Es war ein lustiges, einfaches Video – ganz sicher keines meiner künstlerischen oder komplizierteren Projekte. Aber es war aufgefallen. Ich musste Unterricht schwänzen, um nach New York zu fliegen, aber es passiert ja nicht alle Tage, dass eine der größten Luxus-Kosmetikmarken sich mit dir treffen möchte. Ich ging wie besessen meine Garderobe durch, überlegte lange, was für ein Make-up ich auflegen sollte – ist ja klar! – und setzte mein Pokerface auf. Wir aßen nett zu Mittag, hatten im Anschluss daran ein großartiges Meeting, und ich kehrte nach Hause zurück. Wir blieben im Gespräch und ich machte weiter meine Videos und ging zur Schule, bis sie eines Tages die große Frage stellten: »Würdest du gerne der offizielle Video-Make-up-Artist für Lancôme werden?«

Wie viele Arten, Ja zu sagen, gibt es?

Zu diesem Zeitpunkt hatte keine andere Beauty-Marke einen Video-Make-up-Artist, insbesondere nicht so angesehene Unternehmen wie Lancôme. Tatsächlich drehten die meisten Kosmetikunternehmen gar keine Videos. Die Marken verstanden das Internet durchaus und viele von ihnen hatten eigene Websites und verkauften ihre Produkte auch online. Aber soziale Netzwerke waren brandneu und die großen Namen in Sachen Beauty und Mode unternahmen, wenn überhaupt, nur winzige Schritte in diese Richtung. Für viele bedeutete es, zu viel Macht in die Hände der Verbraucher zu legen. Marken aber wollen die Kontrolle ausüben.

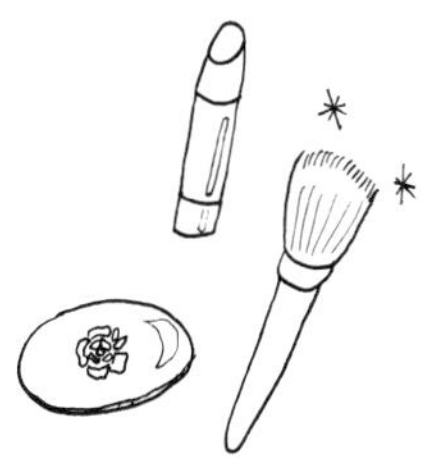

Worum ging es also in meinem neuen Job? Es ging darum, dass ich zu einer Art Sprachrohr für Lancôme wurde. Ich, die Frau, deren Bewerbung auf die Stelle am Lancôme-Stand bei Dillard's abgewiesen worden war. Erinnert ihr euch?

Ich benutzte bereits Lancôme-Produkte und liebte den Glamour und die Herkunft der Marke. Außerdem war Lancôme bereit, mir die Kontrolle über das Aussehen, den Geist und Inhalt der Videos, die ich machen würde, zu überlassen, was ein wichtiger Punkt für mich war. Ich sagte zu und wir gingen eine wegweisende Partnerschaft ein. In vielerlei Hinsicht war es ein erstes Mal – für die Branche und für Beauty-Gurus gleichermaßen. Aber am wichtigsten war mir die Anerkennung für das, was ich still und leise in Florida über die vergangenen Jahre hinweg aufgebaut hatte. Frauen durch Make-up zu stärken, bedeutete mir alles. Und nun konnte ich mit Hilfe von Lancôme mehr Frauen erreichen, als ich mir je erträumt hatte – online wie offline.

Als ich das Video drehte, das die frohe Botschaft verkündete, freuten sich die meisten meiner Abonnenten mit mir, aber es gab einige, die mich kritisierten. Normalerweise fühlte ich mich bei jeder Art von Kritik schlecht, aber diesmal war es anders. »Ich genieße gerade meinen Aschenputtel-Augenblick und das kann mir keiner nehmen«, dachte ich. Es war unglaublich, dass ich diese Marke vertreten durfte und damit Teil der Beauty-Geschichte werden würde. Zu diesem Zeitpunkt war ich die einzige

Asiatin, die Lancôme präsentierte, und die allererste Vietnamesin. Es gab so viel, auf das ich stolz sein konnte. Außerdem muss ein Mädel schließlich auch seine Rechnungen zahlen. Ich war keine Puppe, die im Rechner lebte. Ich war eine reale Person, die sich selbst finanzierte.

So aufregend das auch alles war, es kam noch dicker. Die Dinge explodierten förmlich dank der Chefredakteurin der amerikanischen Vogue, Anna Wintour, die ein großer Fan von allem Neuen ist. Vogue brachte einen Artikel unter der Überschrift »Logged On«. Darin stand: »Jede Mode-Generation verfügt über Kräfte, mit denen ernsthaft zu rechnen ist. Doch diese Gruppe ist einzigartig. Sie bloggen über Mode und lassen die Branche weltweit aufhorchen und genau hinschauen.« Ich wurde zusammen mit bekannten Bloggern wie Garance Doré, Bryanboy, Todd Selby und Hanneli Mustaparta vorgestellt.

Die Leute horchten auf und sahen genau hin. Lancôme wurde mit Interviewanfragen für mich von Medienvertretern aus der ganzen Welt überschüttet – von lokalen Zeitungen in Kanada und Polen über CNN bis hin zur New York Times.

Mein Kompetenzbereich bei Lancôme vergrößerte sich, und ich vertrat die Marke nicht nur in den Vereinigten Staaten, sondern rund um die Welt. Ich flog regelmäßig nach New York und musste schwierige Entscheidungen in Bezug auf mein Studium

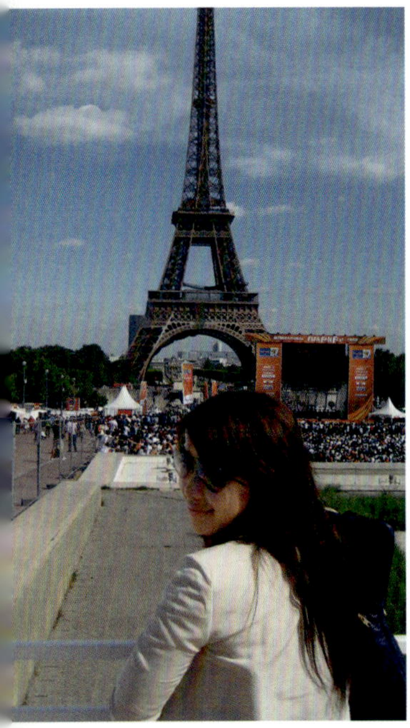

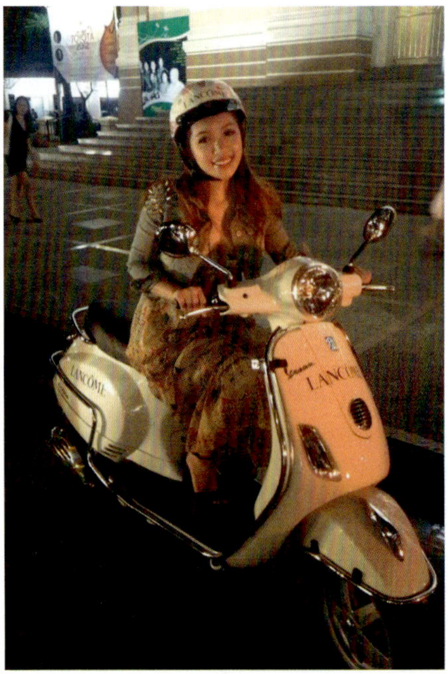

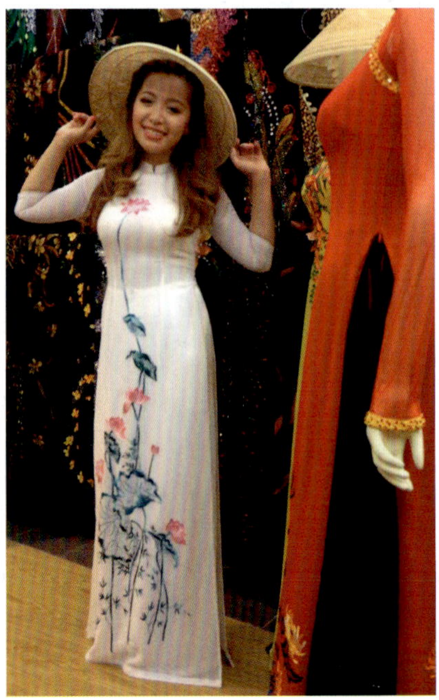

treffen. Meine Familie hatte sich mein Studium vom Mund abgespart und richtig dafür kämpfen müssen. Ich war jetzt Junior und hatte mein Senior-Jahr vor mir, aber ich hatte bereits zu viel verpasst. Mein Leben hatte sich in einer Art verändert, wie ich es mir nicht hätte vorstellen können. Mit so vielen Möglichkeiten, die mir jetzt offen standen, entschloss ich mich dazu, ein Jahr an der Akademie auszusetzen. Ich dachte wirklich, ich würde zurückkehren und meinen Abschluss machen, aber das tat ich nie.

In gewisser Weise tauschte ich die Kunsthochschule gegen das allerbeste Praktikum der Welt. Mein Job bei Lancôme fühlte sich nie wie Arbeit an, stattdessen hatte ich die unglaubliche Gelegenheit, zu lernen, wie die Kosmetikbranche funktioniert, und die Welt zu entdecken. Mit dem Team von Lancôme machte ich meinen ersten Ausflug nach Paris. Wenn ihr Romantiker wie ich seid, dann könnt ihr nicht anders, als euch in diese Stadt zu verlieben. Wir flogen auch nach Peking und Hongkong. Wir hatten Fotoshootings mit allen großen Zeitschriften, inklusive der Vogue China, und nahmen an großen Presse-Events teil, bei denen ich den chinesischen Medien vorgestellt wurde. Es war aufregend, all diese Beauty-Redakteure zu treffen und zu sehen, wie cool und stylish sie waren. Ich war ganz überrascht, dass sie nicht viel Make-up trugen, aber alle ganz besessen von Hautpflege und Nail Art waren. Und von großartigen Schuhen.

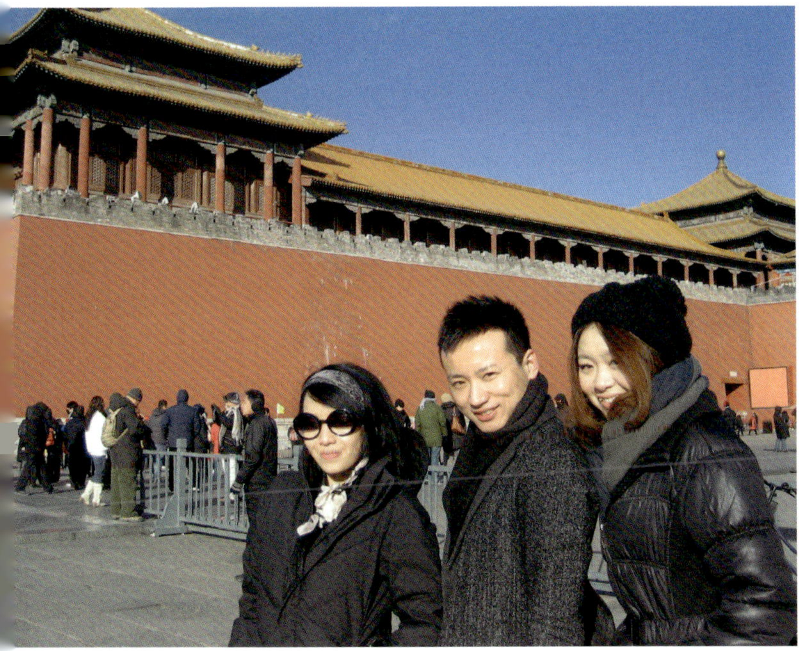

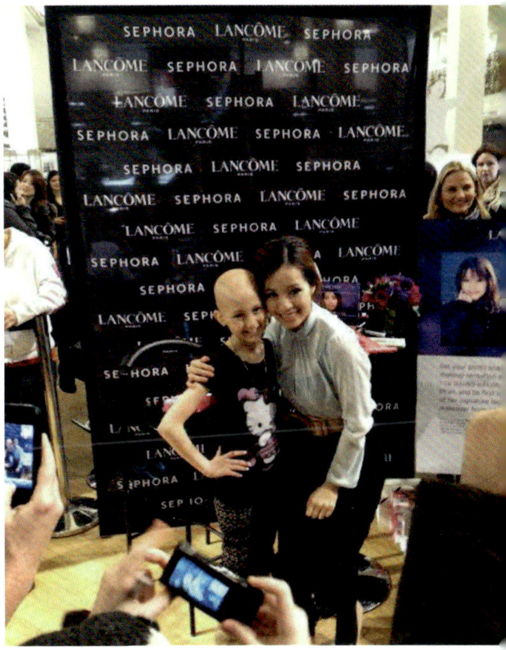

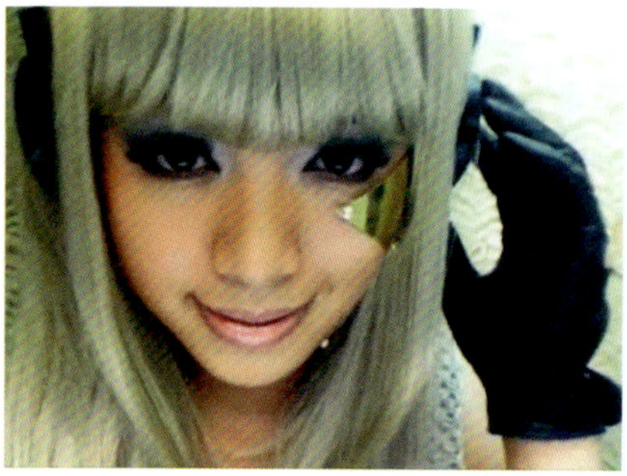

Von Lady Gaga bis Angelina Jolie

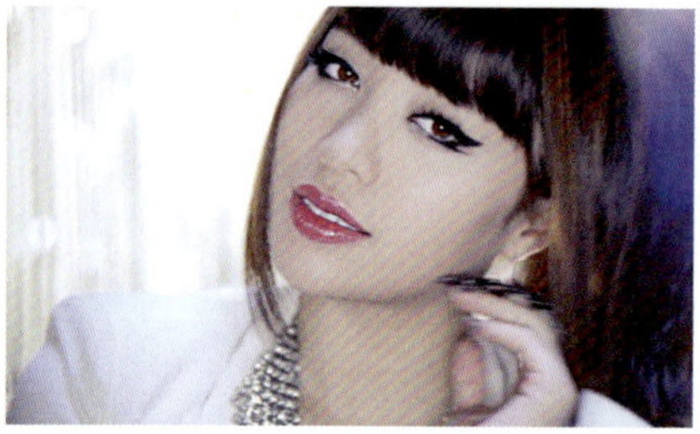

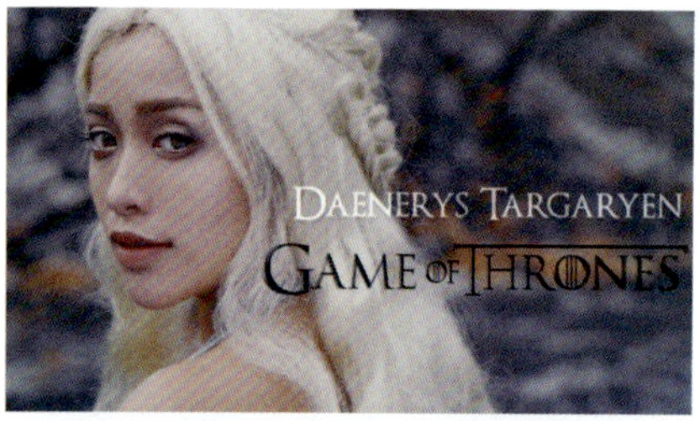

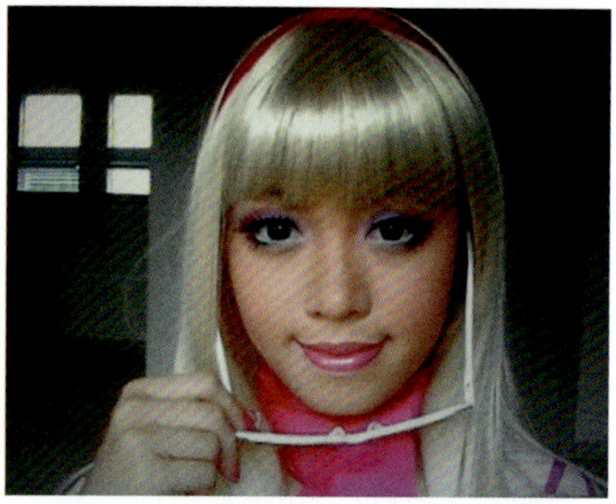

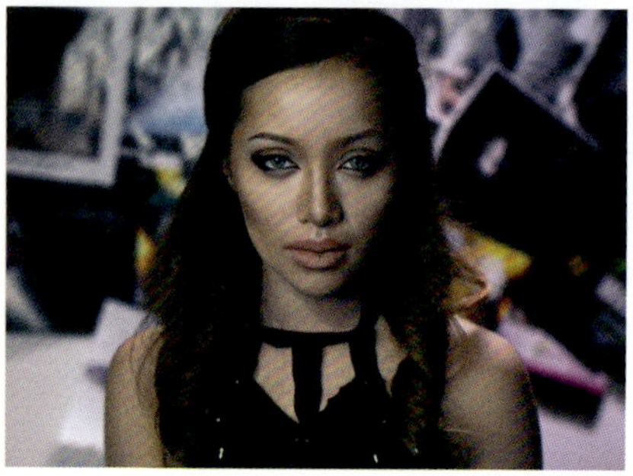

Die Arbeit bei Lancôme war nicht mein Vollzeit-Job, obwohl sie einen großen Teil meiner Zeit und Aufmerksamkeit in Anspruch nahm. Weniger als die Hälfte von dem, was ich auf YouTube postete, war für Lancôme, also hatte ich immer noch meine anderen Videos zu produzieren. Ich pushte mich auch weiter im künstlerischen Bereich. So sehr auch alle meine gradlinigen Tutorials mochten, die meisten Reaktionen bekam ich für meine dramatischen Verwandlungen. Ich wollte, dass diese Videos wie Mini-Filme auf meine Zuschauer wirkten. Ich verwandelte mich in einen sexy Vampir, Figuren von Tim Burton, Sailor Moon (meine Anime-Heldin!) und – eindeutig meine Favoritin – in Lady Gaga. Wie ich das gemacht habe? Also, wenn ihr die Videos noch nicht gesehen habt, solltet ihr jetzt unbedingt mal reinschauen! Es ging ohne Spezialeffekte. Nur Make-up – manchmal jede Menge davon – und ein paar richtig guten Requisiten.

Die Lady Gaga Videos zogen ordentlich Aufmerksamkeit auf sich, obwohl ich mir nicht sicher bin, ob Lady Gaga selbst sie jemals gesehen hat. Die Videos wurden jedoch mit Liebe und Bewunderung für ihr Talent, ihre Kreativität und ihre Botschaft erstellt.

Trotz der enormen Zahl an Aufrufen waren die Lady Gaga-Videos nicht die erfolgreichsten. Wisst ihr, welches am beliebtesten ist? Es ist das »Barbie-Verwandlungs-Tutorial«, ein quirliges und sehr pinkes Video, das ich 2009 an Halloween gedreht habe.

Da wir gerade von Halloween sprechen: Diese Feiertage sind für Beauty-Gurus wie Olympische Spiele. Jedes Jahr werden die Videos ausgefallener, da die YouTuber sich Verwandlungen unterziehen, die vergleichbar sind mit den besten Science-Fiction-Krachern oder Horror-Filmen. Body Painting, Gesichts-Prothesen, ausgefallene Perücken, wirklich alles Mögliche. Und das jeden Oktober. Ihr solltet euch das mal anschauen! Meine Halloween-

Looks sind nicht so spektakulär wie manch andere, aber sie machen trotzdem Spaß. Ich habe mich schon in alles Mögliche verwandelt – von Zombie-Barbie über Schneewittchen, Prinzessin Jasmin aus »Aladin« bis hin zu Angelina Jolie. Natürlich könnte ich Brad Pitt niemals täuschen, aber ich glaube, ihr wärt überrascht, was man mit Konturen-Make-up, Lip-Liner und farbigen Kontaktlinsen alles erreichen kann!

Um das alles umzusetzen, investierte ich immer mehr Geld in weiteres Make-up, in Requisiten, Kleidung und Perücken, eine bessere Kameraausrüstung oder Schneide-Software. Ich wollte Videos schaffen, die einfach länger aktuell bleiben als durchschnittliche Beauty-Tutorials. Ich wollte, dass sie sich auch nach zehn Jahren noch genauso modern und hilfreich anfühlen, wie an dem Tag, als ich sie auf YouTube hochgeladen habe.

Der Versuch, meinen Platz zu finden

Ich war mit Sicherheit eine Besonderheit in der Kosmetikbranche. Ich war Make-up-Artistin, aber keine traditionelle, was bedeutete, dass ich das Make-up nicht bei anderen Personen auftrug – ich legte es bei mir selbst auf. Für kurze Zeit habe ich mit einer renommierten New Yorker Agentur für Make-up-Artists zusammengearbeitet und so meine Erfahrungen gemacht. Es war echt schwer, wenn sie mich für traditionelle Jobs vermittelten, wie Fotoshootings oder Backstage bei Modenschauen. Meine Agentur versuchte, mich in die Schubladen zu pressen, die sie kannte, und ich steckte mitten in einer Identitätskrise. Ich wollte nur ich selbst sein, aber was genau bedeutete das eigentlich?

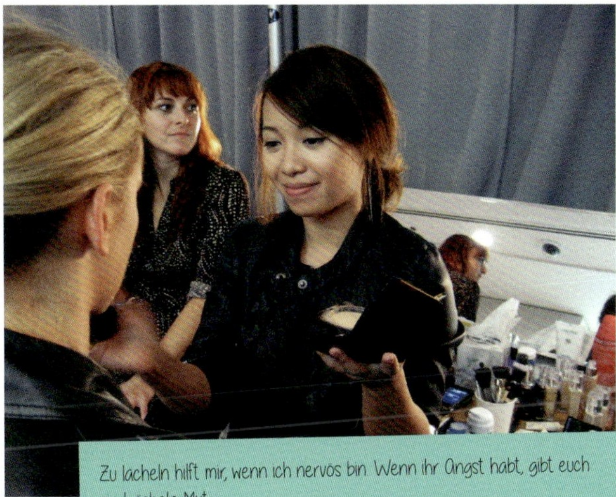

Zu lächeln hilft mir, wenn ich nervös bin. Wenn ihr Angst habt, gibt euch ein Lächeln Mut.

Ich bin eigentlich nicht sonderlich ängstlich, aber meine erste Erfahrung hinter der Bühne der Michael Kors–Herbst-2010-Show war Furcht einflößend. Jeder kennt Michael Kors, stimmt's? Er ist einer der berühmtesten Designer der Welt und seine Modenschau ist eine große Sache! Und so läuft es hinter der Bühne: Der Designer engagiert einen top Make-up-Artist, der den »Look« der Show kreiert und er bringt sein Team mit, das diesen Look auf alle Models überträgt. Backstage ist es einfach nur verrückt: Während der Fashion Week rollen täglich ein Dutzend Shows über den Laufsteg und die Models rennen von einer Show zur anderen, manchmal kommen sie auch zu spät. Du hast also das komplette Make-up-Team, das Haar-Team, Models, die hereingestürzt kommen, Ständer um Ständer voller Kleider, den Designer mit seinen Angestellten plus die Presse: Blogger mit iPhones, Fotografen mit riesigen Kameras und Fernsehteams mit Mikrophonen und Filmausrüstung, die sich alle überschlagen, das beste Zitat oder das beste Bild zu ergattern. Wenn ein Model ankommt, hetzt es zum nächstbesten freien Stuhl, damit das Make-up schnell fertig gemacht werden kann. Und schnell ist hier wörtlich gemeint – und ich bin das Gegenteil von schnell. Das ist das Schöne an Videos. Ich kann sie in meinem eigenen Tempo erstellen. Aber in der Modebranche geht es immer darum, schnell, schnell, schnell an Ort und Stelle zu sein.

Michaels leitender Make-up-Artist war Dick Page, einer der bedeutendsten und talentiertesten Künstler der Branche, und die Models waren die angesagten Supermodels. Das waren Gesichter von der A-Liste, die man aus der Vogue oder Harper's Bazaar kennt, wie Karlie Kloss, Chanel Iman und Liu Wen.

In der Nacht vor der Show wälzte ich beim Einschlafen ängstliche Gedanken darüber, was der nächste Tag bringen würde. Und plötzlich fing ich an zu träumen. Da stand ein hochgewachsener Mann in einem schwarzen T-Shirt und Jeans mit den Rücken zu mir in einem Raum mit einem Schminktisch mit Spiegel und hielt Make-up-Pinsel in der Hand. Als er sich umdrehte, erkannte ich Kevyn Aucoin, den größten Make-up-Artist überhaupt und eines meiner Vorbilder. »Kevyn, ich hab richtig Angst«, sagte ich. »Ich muss für eine Show arbeiten und weiß nicht, was ich machen soll.« »Schau, ich hab ein paar Tipps für dich«, sagte er und zeigte mir, wie man Concealer und Puder auf das Gesicht des Models aufträgt. »Du schaffst das schon. Mach dir keine Gedanken«, sagte er mir. »Good Luck.«

Ich wachte auf und brach in Tränen aus – vor Schock und Erleichterung, schätze ich.

Dank ihm ging ich hinter die Bühne und fürchtete mich nicht. Aber ich war langsam. Ich schaffte gerade einmal ein Model, während andere drei fertig machten. Eine der Produzentinnen der Show sah, dass ich nicht sonderlich erfahren war, und reichte mir ein paar Watte-Pads und Aceton und beauftragte mich, allen den Nagellack zu entfernen. »Großartig. Ich hab den Anfängerjob ergattert«, dachte ich, »Ich hab's richtig versaut.«

WER IST KEVYN AUCOIN?

Kevyn ist ein legendärer Make-up-Artist, der bereits mit 40 verstarb, viel zu früh! Sein Bestseller *Gesichter* war eine große Inspiration für mich und unzählige andere Make-up-Artists. Er war der König der Verwandlung und einer der ersten, der für den roten Teppich, Zeitschriften-Cover, Werbung und Mode-Editorials gewirkt hat. Die wenigsten Künstler erobern alle vier Bereiche.

Auf Grundlage dieser Erfahrung beschloss ich, dass ich nie wieder Backstage bei einer Show arbeiten wollte. »Das ist nichts für mich«, sagte ich mir. Das Tempo war mir zu schnell und es machte mir keinen Spaß, den Models Make-up aufzutragen. Die Entscheidung fiel mir nicht leicht, denn die talentiertesten Make-up-Artists der Welt arbeiten für Modeschauen. Würde man mich als Make-up-Artist geringer schätzen, weil ich einen Teil des Geschäfts einfach ausließ?

Aber schließlich war das nicht wichtig: Ich musste mir und meiner Begabung treu bleiben. Lektion gelernt.

GOOGLE MELDET SICH

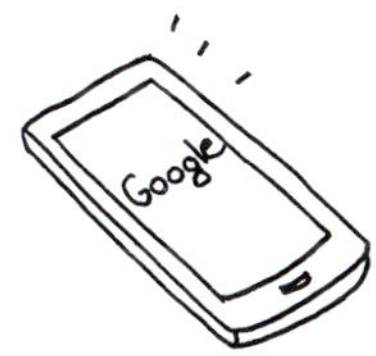

Ich hatte von Beginn meiner YouTube-Karriere an ein gutes Verhältnis zu Google. Die Führungskräfte dort bezeichnen mich als eines ihrer »Kinder«. Im Gegenzug nenne ich das Unternehmen immer »Mama Google«. Sie sind stolz darauf, dass ich meine Marke aufgezogen habe, ohne zu viel Haut zu zeigen oder etwas Anzügliches, Vulgäres zu machen. Häufig sind Videos, die viral abheben, anzüglich, sexy oder etwas Ekliges aus der Comedy-Ecke. Das war aber noch nie mein Ding. Ich habe bewiesen, dass man auch mit anständigen Inhalten eine Gemeinschaft an Followern aufbauen kann.

Ich war trotzdem überrascht, als Google mir anbot, meine eigene Produktionsfirma zu gründen. Google wollte, dass ich zusätzliche Inhalte auf YouTube bereitstellte, und sie waren bereit, mich dabei zu unterstützen, um das Ganze an den Start zu bekommen. Von allen YouTubern, die Google ansprach, war ich der einzige Beauty-Guru. Trotz der Klickzahlen, der Kommentare, Likes und der ganzen Begeisterung fragte ich mich immer wieder, ob ich die richtigen Videos drehte. (Aber das ist normal, oder? Niemand ist sich wohl zu 100 Prozent sicher.) Das Angebot half mir endlich richtig zu würdigen, was ich in all den Jahren geleistet hatte.

Die Botschaft, die laut und deutlich bei mir ankam, war, auf meine Instinkte zu vertrauen. Meinem Bauchgefühl zu folgen, hatte mich schließlich hierher geführt. Doch ich stand kurz davor zu lernen, dass Instinkt allein nicht ausreicht, um erfolgreich zu sein.

Als Bestandteil des Deals sollte meine Produktionsfirma ein Programm für einen neuen YouTube-Kanal entwickeln. Der Kanal hieß FAWN. Mir gefiel es, mit meinem Nachnamen zu spielen, und es ergab ein tolles Akronym: For All Women Network. Statt selbst in allen Videos aufzutreten, dachte ich, wäre es lustig, die Gelegenheit zu nutzen und mit anderen YouTubern zusammenzuarbeiten. Also holte ich einige der Top-Gurus wie Bethany Mota, Andrea's Choice, Promise Phan, Chriselle Lim und Jessica Harlow ins Boot.

FAWN stellte außerdem neue Talente vor und half aufstrebenden YouTubern, wie Theodore Leaf, Daven Mayeda, Charis Lincoln und Rachel Talbott, einem größeren Publikum bekannt zu werden.

Klingt einfach, oder? Großartiger Name, großartiges Konzept, großartige Talente – und die Finanzierung stand auch schon.

Leider nicht. Das erste Jahr stand auf wackligen Beinen. Ich stellte ein paar Leute ein, mit denen es nicht funktionierte, und ich lernte – ziemlich schnell –, wie man im großen Rahmen denken muss. Sich ganz allein auf die eigenen Projekte zu konzentrieren, ist eine Geschichte, hier bist du Regisseurin, Produzentin, Kamerafrau, Cutterin und »Schauspieler« zugleich. Es gehört viel dazu, plötzlich an der Spitze eines solchen Netzwerkes zu stehen. Sicher war FAWN nicht gerade ABC oder HBO, aber ich war eine kleinere Variante davon.

Google ermöglichte uns dankenswerter Weise, unseren Weg zu finden, und sie brachten uns Vertrauen entgegen. Das Unternehmen wollte auf dem Laufenden gehalten werden, griff aber nicht in Entscheidungsprozesse ein. Mein Team und ich versuchten eine Menge, manche Sachen funktionierten, andere nicht. Wir machten eine Reiseshow namens »Wanderlust« und besuchten Rom und Neuseeland. Andere Sendungen konzentrierten sich auf Berufswege oder nahmen die Zuschauer hinter die Kulissen der Modewelt mit, wo wir solche Koryphäen wie Lucky-Chefredakteurin Eva Chen und Supermodel Coco Rocha begleiteten. Ich durfte auch Grammy-Gewinnerin Nelly Furtado und die internationale Stilikone Dita von Teese interviewen.

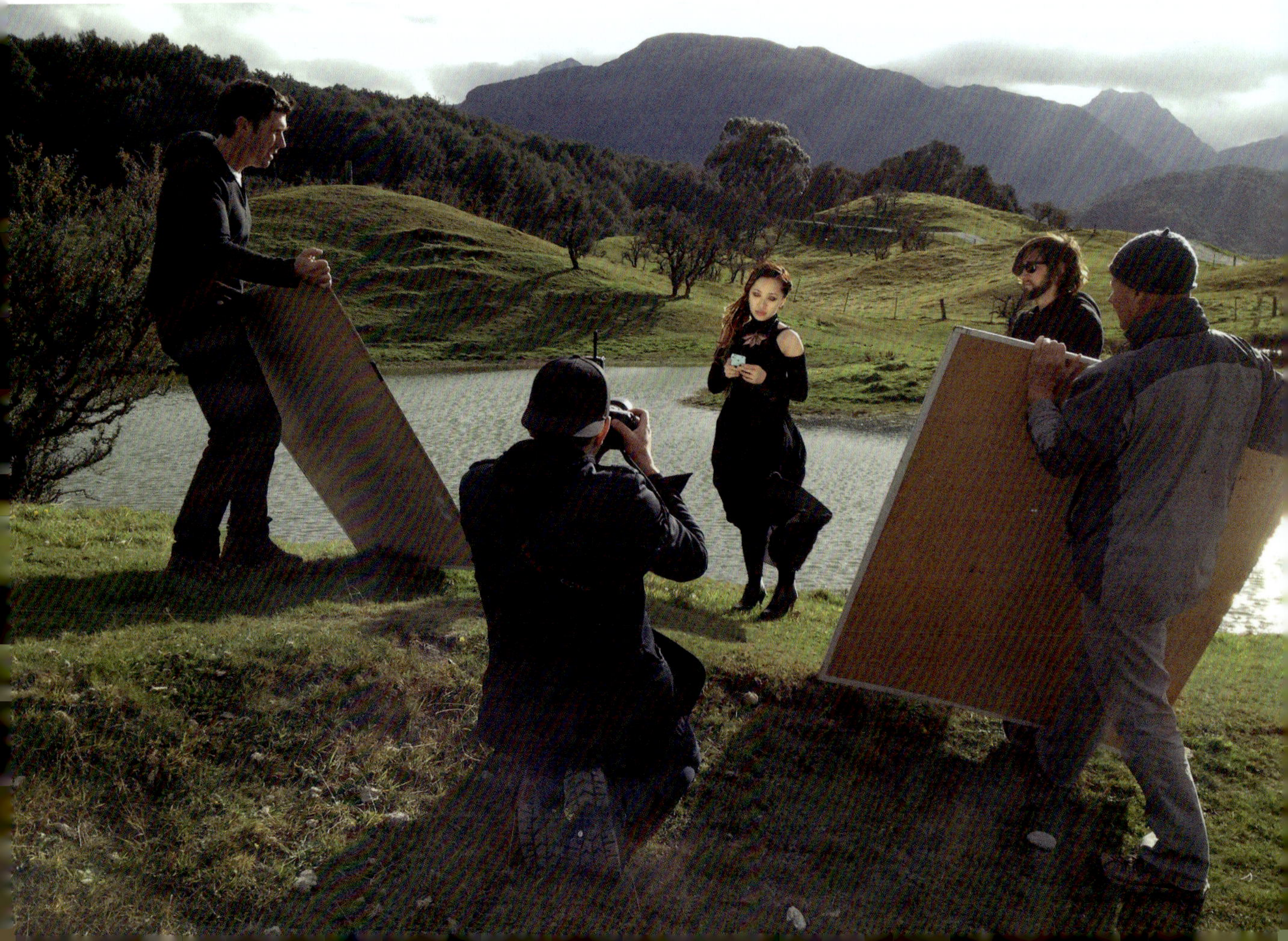

Dank Google bekam ich einen Crashkurs in Sachen Produktion und lernte jede Menge über Führungsqualitäten, Geschäftsentwicklungen und Budgets. Die ersten zwölf Monate fühlten sich an wie ein Jahr, in dem man für einen virtuellen MBA-Abschluss ackert. FAWN gab es im ersten Jahr exklusiv für YouTube, aber danach durften wir auch mit anderen Medien zusammenarbeiten und unsere Aktivitäten ausweiten. Und das machen wir! Wir sind gerade dabei, FAWN von einer Produktionsfirma in ein Medienunternehmen umzuwandeln, und ich weiß, dass etwas Großartiges entstehen wird.

Der Weg zu ipsy

Als ich noch jünger war, habe ich mich oft im Nagelstudio meiner Mutter herumgetrieben. Es war zwar klein, aber sie verdiente damit genug Geld, um die Rechnungen zu zahlen und unsere Familie zu ernähren. Der Salon war für mich ein Zufluchtsort. Ich schaute im hinteren Bereich »Gilligans Insel«, machte meine Hausaufgaben oder lauschte den Gesprächen vorne. War ich mit meinen Hausaufgaben fertig, sah ich mir all die Zeitschriften rund um Schönheit und Mode an, die herumlagen. *Allure* war meine Lieblingszeitschrift, denn sie hatte diese Karten über Schönheits- und Hautpflege, die man herausreißen und aufheben konnte. Ich sammelte sie wie andere Baseball-Karten. Aber der wahre Schatz bestand in den Pröbchen oder Duftstreifen, die auf die Anzeigen geklebt waren. Ich probierte alles aus und roch an allem.

Als Schülerin auf der Highschool hatte ich kein Geld für Make-up, also kaufte ich am Rückgabe-Eimer in der Drogerie ein, was superbillig war. Du musstest ein Produkt nur einmal abwischen, ein, zwei Lagen abkratzen oder den Stift spitzen, und es war so gut wie neu. So gelang es mir, eine kleine Make-up-Sammlung aus lauter 75-Cent-Teilen aufzubauen. Ja, in vielen Fällen waren die Produkte gebraucht, aber das war okay. Wer hätte schon gedacht, dass Chanel und Yves Saint Laurent mir eines Tages Tüten voller Produkte schicken würden? So weit gingen meine Träume als Teenager jedenfalls nicht!

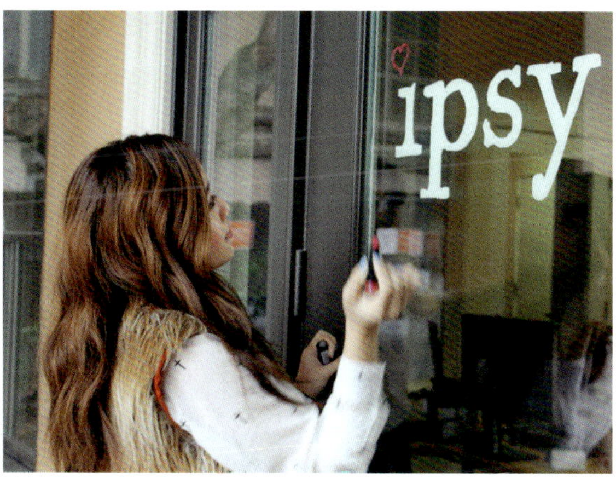

Spulen wir ein paar Jahre vor, bis zu meiner ersten Reise nach Thailand. Ich war mit einer Freundin shoppen und wir stolperten über diesen Kiosk, der vollgestopft war mit Proben zum Verkauf, alle in kleine, durchsichtige Tüten gepackt. Das waren nicht Proben von irgendwelchen Marken. Dies waren Proben der allerbesten – La Mer,

SK-II, Lancôme etc. Wir Mädchen waren verrückt danach. Ich fragte meine Freundin, warum man hier für Proben bezahlte, und sie erklärte mir, dass man in Asien Kosmetika nicht zurückgeben kann, selbst unangebrochene nicht. Deshalb kauft man nur Sachen, die man vorher probiert hat. »Das ist clever«, dachte ich. »So etwas würde ich in den Staaten auch gerne probieren.«

Wieder ein paar Jahre später traf ich mich mit dem Chef einer Internetfirma und besprach verschiedene Geschäftsmöglichkeiten. Ich erzählte ihm, dass es ein Traum von mir sei, einen Kosmetik-Abo-Service aufzubauen, der Proben in normaler Größe anbot. Er war nicht sonderlich beeindruckt, da es bereits Abo-Angebote gab. Also erzählte ich ihm von Thailand und wie sehr die Mädchen echte Proben liebten.

Die Waren, die die anderen Abo-Services anboten, konnte man sich selbst auch kostenlos organisieren, erklärte ich. Ich wollte qualitativ hochwertige Proben, nicht nur in Folie eingeschweißte Produkte in Probiergröße für jeweils eine Anwendung einer Lotion oder eines Conditioners. Wir sollten etwas wirklich Aufregendes entwerfen, sagte ich. Auf gewisse Art und Weise zollte ich so meinem jüngeren Ich Tribut, jenem Mädchen, das nach Proben aus den Zeitschriften Ausschau gehalten und die zurückgegebenen Produkte anderer Leute gekauft hatte.

So entstand MyGlam: ein Abo-Service für Kosmetik-Proben, für den man sich online anmelden konnte. Gegen eine Gebühr erhielt man jeden Monat ein anderes Make-up-Täschchen, stets gefüllt mit verschiedenen Kosmetikprodukten. Ich wollte der beste Abo-Service werden, den es gab, und außerdem eine Community aufbauen, die untereinander Tipps und Empfehlungen austauschte.

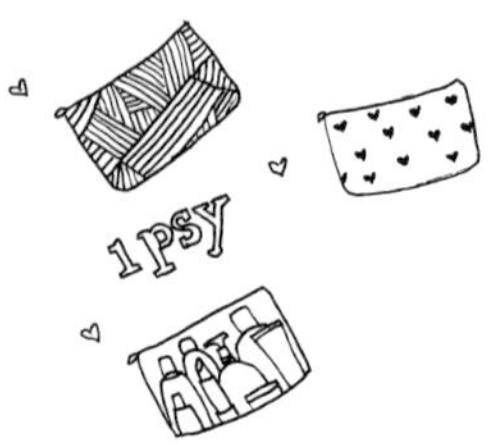

Doch die ersten Monate waren ziemlich turbulent. Am ersten Geschäftstag verkauften wir eintausend Taschen. Innerhalb der nächsten zehn Tage waren wir ausverkauft. Mein Team von MyGlam stellte die Päckchen selbst zusammen. Wir waren ein kleines, schlagkräftiges Team. Doch wir besaßen weder die logistischen Voraussetzungen noch einen Pack- und Versandpartner. Wir wurden immer größer, erreichten erst zwanzigtausend, dann dreißigtausend Taschen. Einmal legten wir einer Lieferung Pröbchen in Folie bei, was ich eigentlich niemals machen wollte. Ich regte mich auf, als ich es herausfand, aber da war es schon zu spät. Die Taschen waren bereits verschickt. Das war eine gute Lektion für mich: Stell sicher, dass die Leute wissen, was für dich nicht verhandelbar ist. Denn das war hier der Fall!

Ich wusste sofort, dass ich deshalb Kunden verlieren würde – und genau so kam es auch. Abonnenten waren sauer auf mich – zu Recht, denn mein Name stand auf dem Projekt. Ich versammelte mein Team und erklärte, dass wir von vorne anfangen müssten.

Keine Pröbchen in Folientütchen, nie wieder! Nur Deluxe und in normaler Größe. Wir mussten mit den besten Marken zusammenarbeiten und jede Tasche, die wir anboten, zu einem bestimmten Thema gestalten: »Strandschönheit«, »Abschlussball«, »Bereit für den roten Teppich«. Die Abonnentinnen sollten in der Lage sein, damit einen kompletten Look zu kreieren. Wir gingen zurück ans Reißbrett und packten die

Dinge anders an. Doch noch etwas wurmte mich – der Name. »MyGlam« hatte ich noch nie gemocht, aber wir hatten die Firma unter irgendeinem Namen anmelden müssen und mir war nichts eingefallen außer MyGlam. Als Teil des Neuauftritts entschieden wir uns für einen neuen Namen. Schließlich will nicht jedes Mädchen glamourös sein! Manchmal will man sexy, sportlich, niedlich, adrett oder stilvoll sein – oder eine Kombi von allem. Und so wurde »ipsy« geboren. Und ipsy ist all das, was du gerne hättest.

Wir gestanden uns unsere Fehlern ein und ließen sie dann hinter uns.

Es freut mich riesig, dass ipsy heute einen der erfolgreichsten Abo-Services im Kosmetika-Bereich anbietet. Das Unternehmen hat seinen Sitz in San Mateo, Kalifornien, und in Sachen Einstellung und Größe sind wir immer noch im Start-up-Modus. Ich bin stolz auf mein ipsy-Team und total begeistert, dass ich eine ganze Liste von YouTube-All-Stars mit an Bord habe, die mir bei der Auswahl unserer Produkte helfen und ipsy-»How to«-Videos drehen.

Die neue Generation

Seit ich 2007 angefangen habe, Beauty-Video zu drehen, ist die Beauty-Gemeinschaft im Netz exponentiell gewachsen. Doch sie bleibt zersplittert. Gab es einen Weg, so überlegte ich, alle – Vlogger, Blogger und Instagrammer – zusammenzubringen? Obwohl wir eine ziemlich eng miteinander verbundene Gemeinschaft darstellen, gibt es natürlich auch Rivalitäten. Viele von uns haben sich noch nie getroffen. Wie könnten wir aus dieser »Community« eine echte Gemeinschaft machen?

Das ipsy-Team war bereits mehrfach darum gebeten worden, auf Konferenzen rund um Schönheitsthemen als Sponsor aufzutreten. Doch bisher hatte sich keines der Angebote richtig angefühlt. Ich war selbst öfter auf solchen Veranstaltungen gewesen, und viele davon waren schlecht organisiert und langweilig. Also dachte ich: Warum nicht etwas Eigenes auf die Beine stellen, mit Fokus auf digitalen Inhalten, um die Begeisterung anzufachen? Wir könnten Schöpfer von Beauty-Inhalten sowie die beliebtesten Marken einladen, aber nur solche, die auch die digitale Szene verstehen. (Ihr wärt überrascht, wie viele Marken es immer noch nicht verstanden haben – bis heute nicht!) Und so war Generation Beauty geboren. Das Ziel? Die beste Beauty-Konferenz aller Zeiten zu werden.

Wie ihr euch sicher vorstellen könnt, war das Organisieren von Generation Beauty wie das Planen einer gigantischen Hochzeitsfeier. Als Location wählten wir L.A. Live, die Anlage, in der unter anderem die Los Angeles Lakers spielen, und wir ließen einen riesigen pinken Teppich für den Eingangsbereich anfertigen. Wir planten Vorträge, Workshops und Partys – und die Eintrittskarten gingen weg wie nichts. Wir flogen

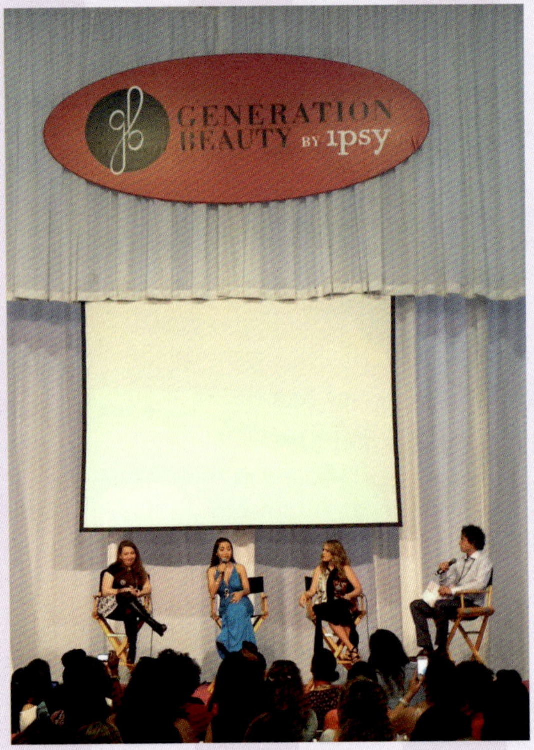

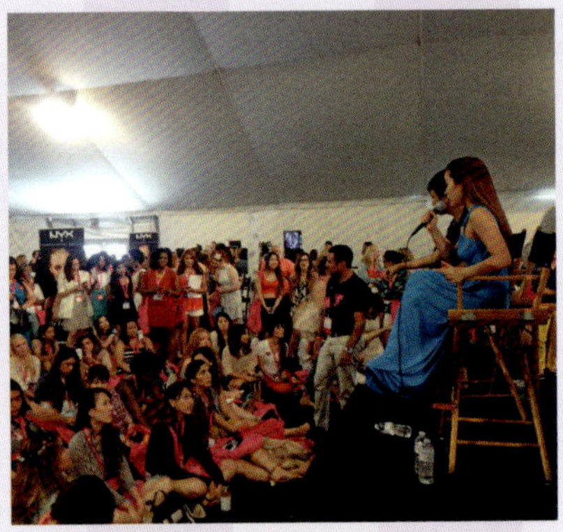
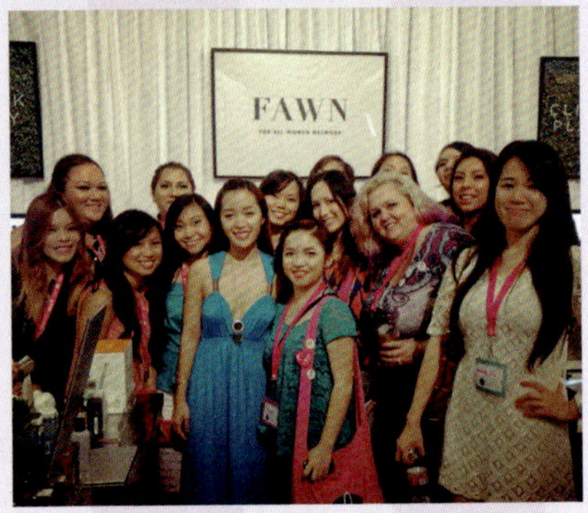

Wir feiern eine neue Generation von starken Frauen.

die Top-Stylisten und Beauty-Gurus ein, die für uns verschiedene Foren moderierten. Der große Tag kam, und er war wunderschön: Über 1.200 Leute nahmen teil und über zwanzig Marken machten mit. Die Diskussionsrunden waren produktiv, da Experten hier ihr Wissen – von Make-up-Techniken bis hin zu Geschäftstipps – teilten. Unser Live-Feed auf Instagramm ging unglaublich ab. Wir verteilten großartige Produkte. Und da man von Lippenstift allein nicht leben kann, hatten wir die besten Imbiss-Wagen von L.A. draußen vor der Tür, so dass jeder die berühmte Imbiss-Wagen-Szene der Stadt hautnah erleben konnte.

Wie bei allem gab es auch hier einiges zu lernen. Das ipsy-Team war gut darin, alle Details im Blick zu behalten, aber im Nachhinein hätten wir uns mehr Zeit lassen sollen. Es war stressig, alles innerhalb der von uns gesetzten Fristen zu organisieren und fertig zu bekommen. Mein Ziel für Generation Beauty ist es jetzt, die beste Konferenz für Beauty-Blogger und Schöpfer von digitalen Inhalten weltweit zu gestalten. Wir werden aus aller Herren Länder zusammenkommen, und zwar nicht als Konkurrentinnen, sondern als Schwestern und Freundinnen – um enger zusammen zu rücken, uns zusammen zu schließen und voneinander zu lernen.

Die Geburt von em

Von Lancôme erreichte mich eine unerwartete Nachricht. Der US-Chef von Lancôme bat mich um ein gemeinsames Essen mit ein paar weiteren Führungskräften. »Uh-oh«, dachte ich. Ich hatte schon eine Weile nichts mehr von ihm gehört, und deshalb hätte das auch etwas Unerfreuliches sein können. Auf dem Weg ins Nobu, einem japanischen Restaurant in der Innenstadt von New York, wo sie mich treffen wollten, fühlte ich mich ziemlich unsicher. Wir setzen uns alle und bestellten. Dann fing er an zu reden: »Die Zusammenarbeit mit dir war großartig«, sagte er und es klang wie der Anfang vom Ende. In meinem Kopf sagte ich mir: »Okay. Sie feuern dich, sag also Danke, reiß dich zusammen und sei freundlich. Und fang bloß nicht an zu heulen.« Das Ganze spielte sich wie in Zeitlupe ab.

Als der Präsident schließlich sagte: »Wir möchten, dass du eine eigene Make-up-Linie bekommst«, starrte ich ihn nur ungläubig an. Damit ginge ein Traum in Erfüllung, aber hatte er das jetzt wirklich gesagt?

Die Make-up-Linie, die er vorschlug, würde nicht Teil von Lancôme sein, sondern eine eigenständige Marke. Sie würde ganz neu entwickelt und unter dem Dach von L'Oréal, dem größten Kosmetik-Unternehmen der Welt, laufen. So viele Gedanken schossen mir durch den Kopf. Ich war aufgeregt, begeistert und hatte gleichzeitig Angst. Ich fühlte mich wie Cinderella, als die gute Fee auftaucht und den Kürbis in eine herrliche Kutsche verwandelt.

Das Projekt war streng geheim. Ich durfte kaum jemandem davon erzählen, aber ich rief meine Mutter an, sobald ich zu Hause war. Während des Essens hatte einer der Männer gesagt, dass die Marke wie eine weiße Leinwand für mich wäre. Ich sah das als ein gutes Zeichen, denn ich erkläre anderen gerne, dass das Leben eine unbemalte Leinwand ist. Und was man darauf malt, entscheidet jeder selbst.

Wir gaben der Sache den Codenamen »Project Sister« und L'Oréal stellte ein kleines Team zusammen, das an der Einführung arbeitete. Mir gelang es, alle meine Verantwortlichkeiten zu jonglieren: Videos für Lancôme, YouTube und FAWN; außerdem ipsy im Blick behalten und auch dafür Videos drehen; mit der Projekt-Gruppe an den Details arbeiten. Es war hart und richtig viel Arbeit, aber gleichzeitig unglaublich aufregend. Das Projekt-Team flog nach Paris, um sich mit führenden Experten in Sachen Mascara-Pinsel zu treffen, wir saßen in unzähligen Besprechungen zu Verpackungen und dem Stand der Produktentwicklung. Für einen Beauty-Nerd wie mich war das himmlisch.

Das Kernteam und ich verbrachten so viel Zeit zusammen, dass wir wie eine Familie wurden.

Meine Marke brauchte einen richtigen Namen. Ich liebe das Wort »em«, es erschien mir in jeder Hinsicht perfekt. Es war wortwörtlich ein Spiegelbild von me (engl. mir). Im Vietnamesischen ist das Wort »em« ein Ausdruck von Zuneigung, er bedeutet »kleine Schwester«, »Freundin« oder »Schatz«.

Wir gingen offiziell im August 2013 an den Start. Die September-Ausgabe der Vogue, traditionell die wichtigste Ausgabe im Modejahr und eine Riesensache in Verlagskreisen, kam auf den Markt und brachte eine Geschichte über em. Die Schauspielerin Jennifer Lawrence war auf dem Cover und unten rechts stand die Zeile: »Phan-Tastic! Beauty-Blogger Michelle Phan's 700 Millionen Views.« Das war ein sehr bewegender Augenblick.

Vogue-Chefredakteurin Anna Wintour und ihre Beauty-Ressortleiterin, Sarah Brown, haben immer an mich geglaubt, selbst als andere Zeitschriften nichts mit mir zu tun haben wollten.

Um den Einstand zu feiern, organisierte L'Oréal eine große Party für alle, die an em mitgearbeitet hatten, sowie meine Familie und Freunde. Als ich auf der Bühne stand, widmete ich em meiner Mutter, die mit meiner Schwester da war. »Ich bin ein Spiegelbild meiner Mutter und sie eines von mir«, sagte ich.

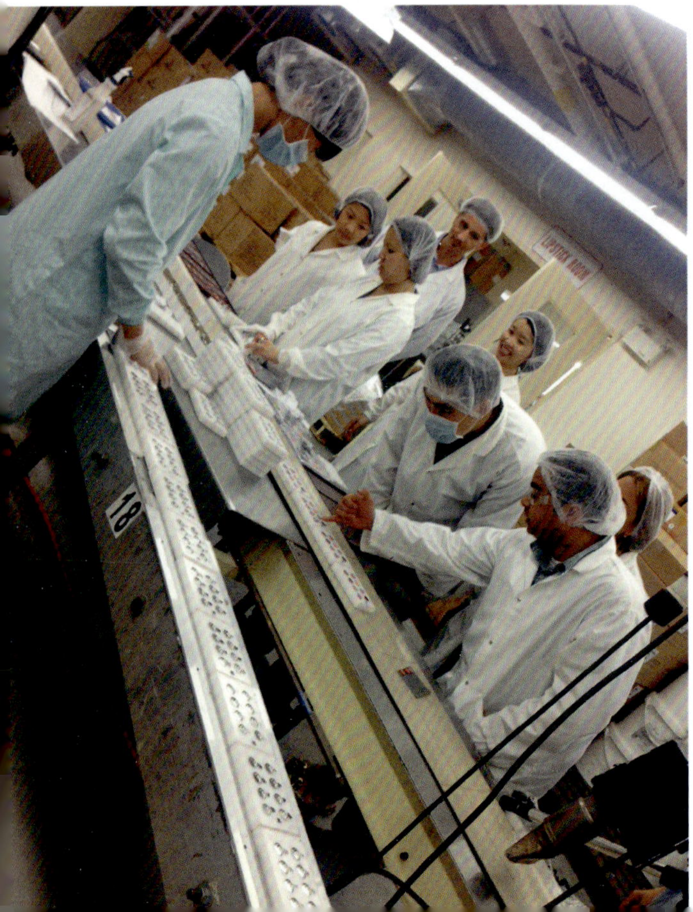

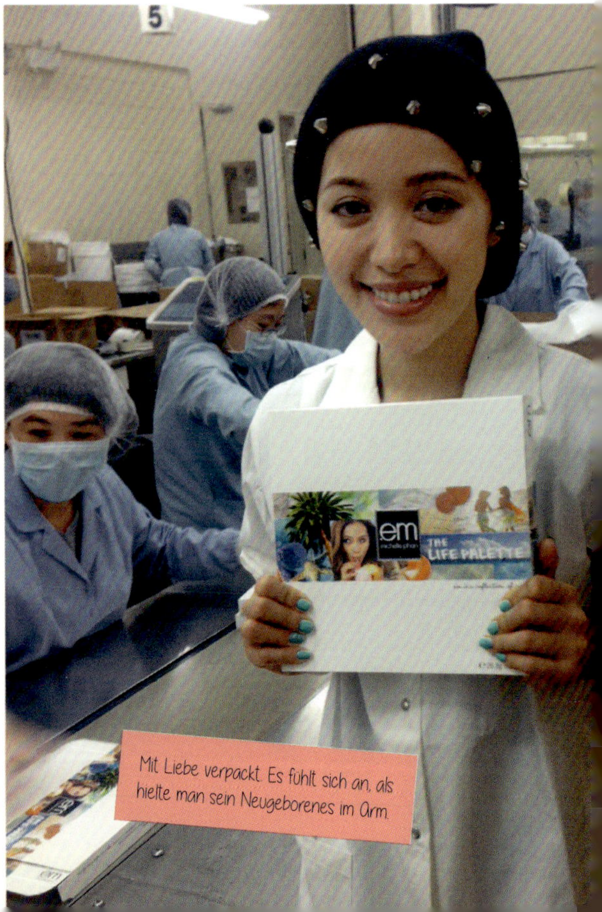

Mit Liebe verpackt. Es fühlt sich an, als hielte man sein Neugeborenes im Arm.

Wenn meine Mutter vor vielen Jahren nicht so mutig gewesen wäre, wenn sie nicht unermüdlich gearbeitet hätte, um für ihre Familie zu sorgen, nichts von all dem hier wäre passiert. Sie wollte immer nur ein besseres Leben für sich und ihre Familie. Sie ist meine Heldin.

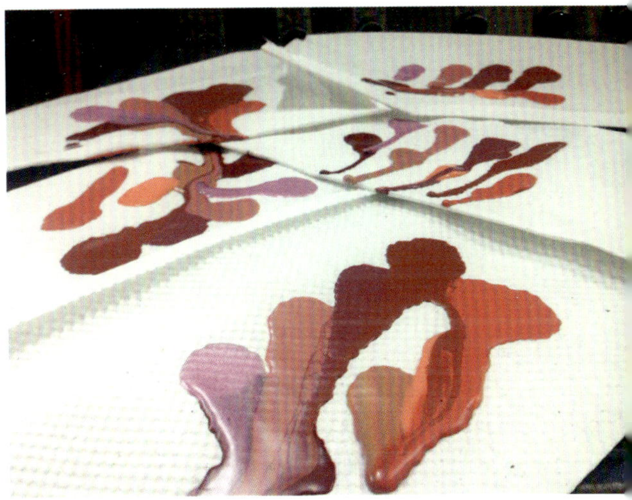

Was kommt als Nächstes?

Wie ihr euch sicher vorstellen könnt, habe ich durch all diese Erlebnisse ziemlich viel gelernt. Ich hätte nie damit gerechnet, da zu landen, wo ich heute bin – nie im Leben! Ich habe sogar einen Ehrendoktor der Künste des Ringling Colleges. Meine eigene Chefin zu sein und mehrere Firmen zu leiten, war nie mein Ziel. Ich habe einer Freundin sogar mal erzählt, dass ich lieber für jemand anderen arbeiten würde und nach Feierabend einfach heimgehen möchte, um meine Lieblingsserien zu schauen oder mein Lieblingsspiel zu spielen. So sah es in meinem Kopf vor weniger als einem Jahrzehnt aus!

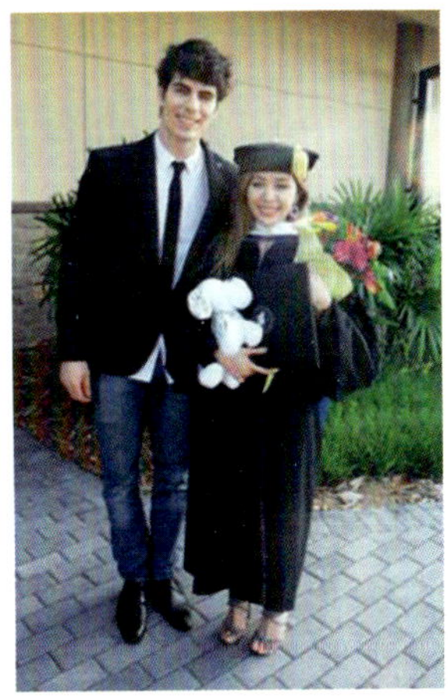

Durch welche göttliche Fügung auch immer: Ich war nun auf diesem Weg, ohne Kompass oder Karte – übrigens auch ohne Google Maps! Während ich ihn beschritt, wusste ich genau, dass er mich zu etwas Gutem führen würde – ich wusste nur nicht genau wohin. Und jetzt möchte ich euch bei eurer Reise helfen. Die kommenden Seiten sind prall gefüllt mit Informationen – praktisch und unterhaltsam. Wir werden nicht nur zusammen unseren Weg entdecken, ich helfe euch auch dabei, dass ihr dabei so gut wie möglich ausseht, euch so gut wie möglich fühlt, so gut wie möglich seid.

Lasst uns also loslegen! Und natürlich: Good luck!

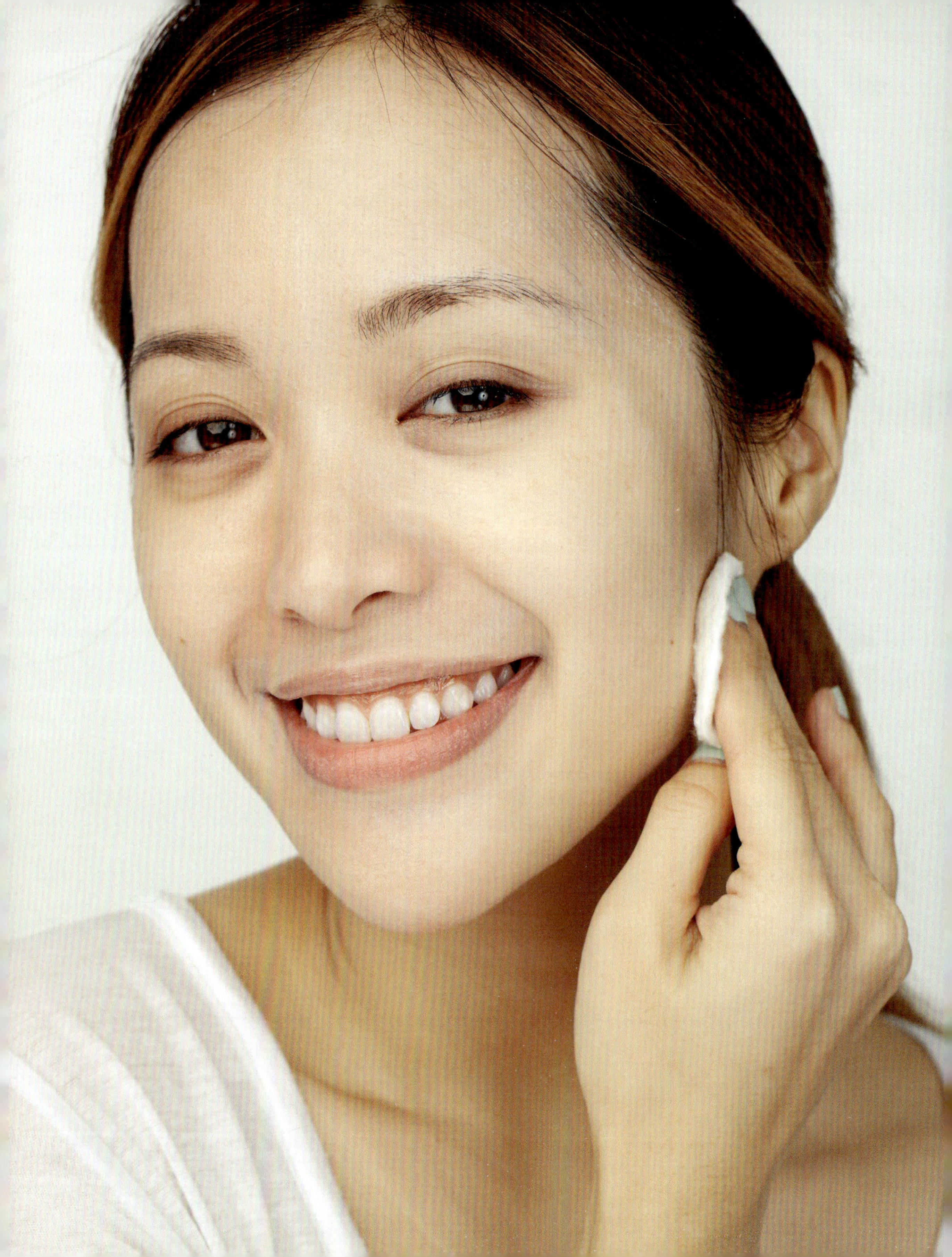

Hautpflege mit Köpfchen

Perfekte Haut? Versteift euch nicht darauf, perfekte Haut zu bekommen. Denn das ist ein idealer Zustand und nur die wenigsten Menschen erreichen ihn. Entweder habt ihr dank eurer Gene perfekte Haut oder eben nicht – oder ein besonders teurer Hautarzt hilft euch! Die wenigsten Models oder Schauspielerinnen besitzen perfekte Haut, aber sie sehen so aus. Ihnen kommen einfach ein fachmännisch aufgetragenes Make-up, die Retusche und die perfekte Ausleuchtung zugute. Würdet ihr sie persönlich treffen, wärt ihr sicher überrascht.

Warum also dieses Kapitel lesen, wenn perfekte Haut ein unerreichbares Ziel ist? Nun, ich möchte einfach, dass ihr die bestmögliche Haut bekommt, und die Chancen stehen gut, dass ihr euren aktuellen Hautzustand verbessern könnt. Wir alle können ein paar Tricks anwenden, damit unsere Haut so gut wie möglich ist, und diese Tricks und Schritte wollen wir uns gemeinsam ansehen. Also, perfekte Haut? Nein. Aber bessere Haut? Absolut!

Den eigenen Hauttyp kennen

Zuallererst müsst ihr euren Hauttyp bestimmen. (Das wird sich noch als nützlich erweisen, wenn wir im nächsten Kapitel übers Make-up reden.)

Es gibt vier Hauttypen:

Normal
Trocken
Fettig
Mischhaut

Die ersten drei sind genau so wie sie klingen. Normal ist normal, trocken ist trocken und fettig – fettig. Wenn ihr keine Hautprobleme habt, dann habt ihr mit großer Wahrscheinlichkeit normale Haut und könnt euch glücklich schätzen! Spannt eure Haut, ist sie faltig oder juckt sogar, dann ist sie trocken. Fühlt sie sich fettig an und glänzt, dann habt ihr wahrscheinlich fettige Haut.

Die letzte Kategorie, Mischhaut, bedeutet, dass euer Hauttyp nicht in eine Schublade passt. Manchmal ist sie z.B. normal, manchmal trocken. Oder eure T-Zone ist fettig und der Rest des Gesichts normal. Es gibt unzählige Kombinationen. Ich habe eigentlich normale Haut, aber manchmal ist sie leicht fettig.

EIN WORT ZU AKNE UND PICKELN

Akne ist kein Hauttyp. Wenn ihr Akne habt, dann habt ihr sie unabhängig vom Hauttyp. Früher dachte man, dass nur Teenager mit fettiger Haut, die sich schlecht ernähren, Akne bekommen. Heute weiß man, dass Akne eine Hautkrankheit ist und es Menschen jeden Alters treffen kann. Es gibt verschiedene Behandlungsmöglichkeiten für Akne, aber zuallererst solltet ihr daran denken, euch *nicht* selbst die Schuld zu geben. Akne wird zwar oft vererbt, aber das bedeutet nicht, dass ihr damit leben müsst. Im Folgenden werden wir darauf noch genauer eingehen und überlegen, was ihr dagegen tun könnt.

EUER HAUTPFLEGE-RITUAL

Wenn ihr euren Hauttyp bestimmt habt, ist es an der Zeit, sich Gedanken über die Hautpflege zu machen. Es geht dabei darum, die Haut immer mit den gleichen Schritten zu pflegen und bestimmte Produkte zu verwenden. Vielleicht habe ihr ja schon einen bestimmten Ablauf. Wenn nicht, helfe ich euch, einen zu entwickeln. Wenn ja, wunderbar, dann helfe ich euch dabei, ihn zu verfeinern.

Ich bin richtig fanatisch, wenn es um Hautpflege geht, d.h. mein Ablauf ist ziemlich ausgefeilt. Ich denke, dass gute Haut Arbeit kostet. Als ich zum ersten Mal nach Asien reiste, war ich total begeistert, dort Frauen zu treffen, die von Hautpflege noch besessener als ich waren. Einige benutzen über ein Dutzend Produkte am Tag! Das ist wahres Engagement! Mein Pflegeritual ist nicht so kompliziert, aber es umfasst doch mehrere Schritte und jeweils ein bis zwei Produkte. Halte ich mich an diese Abfolge, wache ich morgens mit hydrierter, feuchter und straffer Haut auf. Es hat ein bisschen gedauert und ich habe Verschiedenes ausprobiert, um herauszufinden, was für mich am besten funktioniert. Ich kann euch aber versprechen, dass es sich für euren Teint auszahlt, wenn ihr mit Geduld und Aufmerksamkeit euer ganz persönliches Hautpflegeritual austüftelt.

Schritt 1: Reinigung

Die meisten reinigen ihre Haut zu heftig. Habt ihr schon mal euer Gesicht mit Seife gewaschen und dieses angespannte, quietsch-saubere Gefühl gehabt? Keine gute Sache!

Damit entzieht ihr eurer Haut wichtige Feuchtigkeit. Ich reinige mein Gesicht zweimal am Tag, aber nie mit Seife. Abends benutze ich Make-up-Entferner, um alles rund um die Augen abzuwischen – Lidschatten, Eyeliner und Mascara –, und dann wasche ich den Rest des Gesichts mit einem leicht schäumenden Reiniger aus der Drogerie. Morgens feuchte ich ein Wattepad mit Wasser an und erfrische so meine Haut. Das war's.

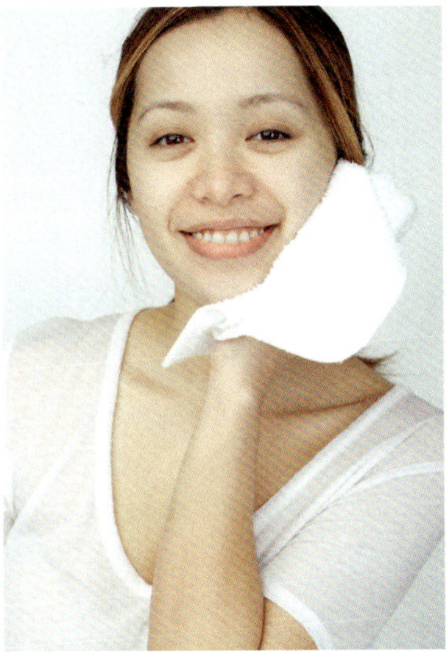

Wenn ihr trockene Haut habt, dann tauscht das schäumende Reinigungsprodukt gegen ein nicht-schäumendes, cremiges Produkt. Es entfernt das Make-up und reinigt die Haut, ohne ihr Feuchtigkeit zu entziehen.

Bei fettiger Haut verwendet morgens und abends ein sanft schäumendes Reinigungsprodukt. Denkt daran, dass ihr nach der Reinigung nicht dieses angespannte Gefühl haben wollt. Nur ein Gefühl von Sauberkeit.

REINIGUNGSMILCH VERSUS SEIFE

Was ist jetzt besser? Ich finde die meisten Seifen zu heftig für meine Gesichtshaut. Natürlich gibt es einige, die speziell fürs Gesicht entwickelt wurden, aber selbst diese können zu stark sein. Ich weiß, einige meinen, ohne ordentliches Einseifen kann man keine saubere Haut bekommen – aber das ist möglich!

Produkte zur Hautreinigung sind flüssig oder cremig und werden entweder in Flaschen oder Tuben angeboten. Es gibt zwei Varianten: Reinigungsmilch und schäumende Hautreiniger. Aber ganz so einfach ist es dann doch nicht. In der Reinigungsmilch-Abteilung gibt es ein paar, die auch leicht schäumen, während andere nur cremig sind. Und bei dem schäumenden Hautreinigern gibt es welche, die nur leicht schäumen,

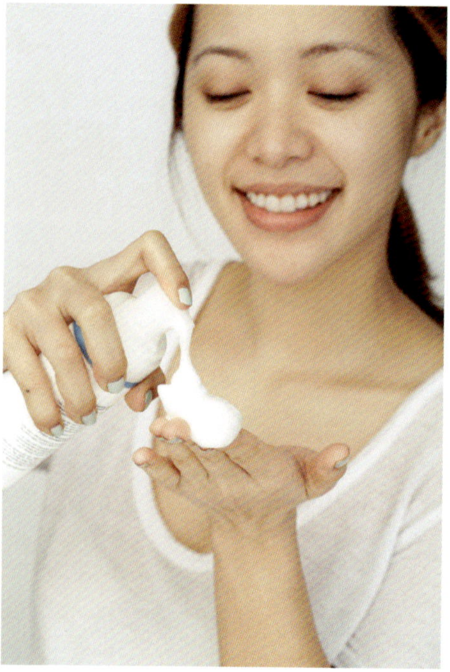

und wieder andere, die sehr schäumen und entfeuchten und daher fast wie Seifen sind. Auch die Beschriftung der Verpackungen ist manchmal irreführend, so dass man nicht immer weiß, was man eigentlich bekommt.

Verwirrt? Tut mir leid. Es ist auch verwirrend. Aber wenn ihr erst einmal den richtigen Reiniger für euch gefunden habt, dann ist es leichter und eure Haut wird einfach besser aussehen. Haltet in der Drogerie nach Probiergrößen Ausschau, die ihr testen könnt, bevor ihr die Normalgröße kauft. Oder fragt in einer Parfümerie nach Proben. Seid nicht schüchtern. Aus dem Grund stellen Firmen doch Proben her. Sie hoffen, dass euch ihre Produkte gefallen und ihr anschließend die normale Packung kauft.

MAKE-UP ENTFERNEN

Ihr solltet absolut niemals ins Bett gehen, ohne euer Augen-Make-up entfernt zu haben. Das ist so wie Zähneputzen. Das sollten einfach feste abendliche Rituale sein. (Ich werde hier jetzt nicht von Zahnseide anfangen, aber ich hoffe, ihr denkt auch daran!) Wie ich schon erwähnt habe, ist das Make-up-Entfernen ein Prozess in zwei Schritten. Zuerst benutze ich einen ölbasierten Make-up-Entferner, also ein spezielles Produkt, das Mascara und Eyeliner sanft auflöst. Ein normales Reinigungsprodukt leistet das nicht, aber dank des Öles lösen sich die Bestandteile auf.

Tränkt ein Wattepad mit Entferner und drückt es auf euer Augenlid und/oder auf die Wimpern. Lasst es ein paar Sekunden einwirken, und wischt dann das Make-up weg. Versucht gar nicht erst, Augenlid und Wimpern in einem Aufwasch zu schaffen. Immer nur eins auf einmal.

Benutzt keine Wattebäusche, um euer Make-up abzunehmen. Sie sind nicht sonderlich effektiv und hinterlassen kleine Fusseln in euren Wimpern. Reibt nie an der Region um die Augen herum. Die Haut dort ist sehr dünn, also seid sanft.

Dann wasche ich mein Gesicht mit Reiniger. Er reicht in der Regel aus, um die Überreste des Make-ups zu entfernen. Habt ihr trotzdem noch Make-up im Gesicht, dann versucht, sie mit Make-up-Entferner-Pads oder Feuchttüchern abzuwischen. Die Kombination von Augen-Make-up-Entferner, Tüchern und Reiniger sollten auch den letzten Rest Make-up entfernen.

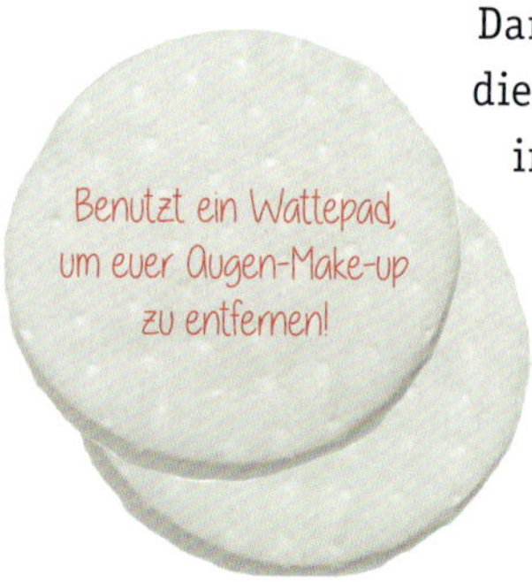

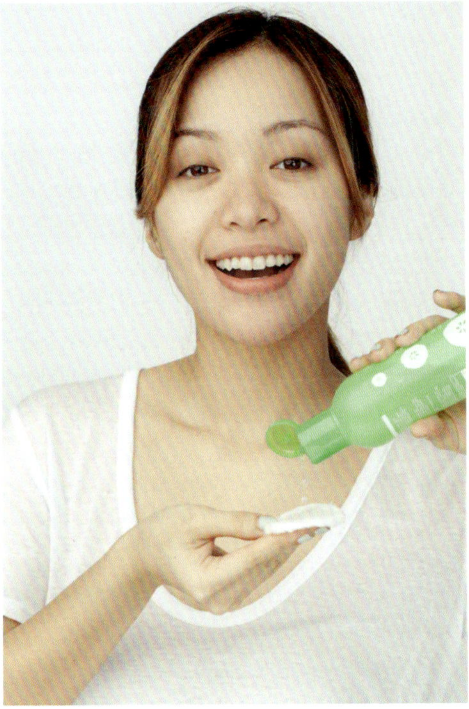

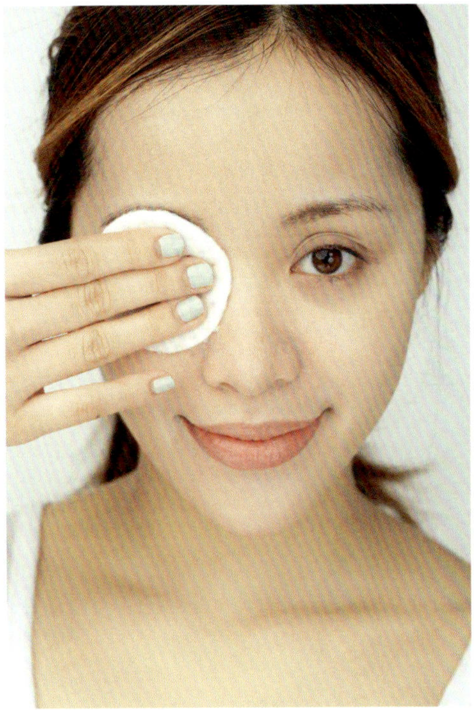

Make-up-Entfernen für Faule

Ihr kommt spät nach Hause, nach einem Date oder einer Feier, von der Arbeit, ganz egal. Ihr seid total müde. Ihr wisst schon – wir alle kennen solche Nächte. Ihr wollt nur noch ins Bett. Das Allerletzte, was ihr jetzt wollt, ist euch abschminken und das Gesicht waschen. Bitte: Schlaft nicht mit Make-up! Das ist wirklich das Schlimmste, was ihr eurer Haut antun könnt. Benutzt wenigstens Reinigungstücher oder -Pads und macht eine Katzenwäsche. Reibt und reizt eure Haut nicht zu sehr, wenn ihr euer Augen-Make-up entfernt. Wenn ihr Tücher kauft, die sowohl Feuchtigkeit spenden als auch Make-up entfernen, könnt ihr euch die Feuchtigkeitspflege sparen und direkt ins Bett huschen. Schlaft gut!

Kann ich Reinigungstücher auch fürs Augen-Make-up verwenden?

Das könnt ihr, aber wahrscheinlich sind sie nicht genug durchtränkt, um die Wimperntusche zu entfernen. Da wirkt ein Spezialprodukt einfach besser.

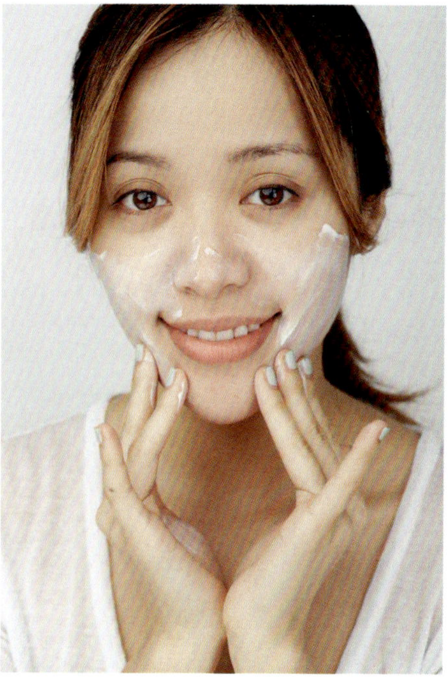

Schritt 2: Sonnenschutz

Ich gebe es gerne zu: Ich bin besessen von Sonnenschutz. Jeder weiß, dass man Falten bekommt, wenn man der Sonne ausgesetzt ist. Also je früher ihr mit dem Sonnenschutz anfangt, desto besser. Es gibt viele großartige Sonnencremes auf dem Markt, so dass ihr wirklich keine Ausrede habt. Früher waren die Cremesoft schwer und fettig, aber heutzutage gibt es leichte und samtige Produkte, die man kaum auf der Haut spürt.

Ich trage meinen Sonnenschutz gern morgens direkt nach der Reinigung auf. Ich mache das, bevor ich andere Produkte wie Serum oder Feuchtigkeitscreme verwende. Ich denke nämlich, dass die Sonnencreme richtig tief einziehen muss, damit sie ordentlich schützt. Das ist aber meine persönliche Vorliebe. Wenn ihr die Sonnencreme lieber über euren anderen Pflegeprodukten aufbringen wollt, ist das auch in Ordnung. Ich verwende mindestens Lichtschutzfaktor 35 (LSF 35) und trage die Creme auf Gesicht, Nacken und Brust auf. Euer Dekolleté ist für Sonnenschäden sehr anfällig, da die Haut dort sehr zart ist. Man vergisst nur leicht, die Creme auch dort aufzutragen, also nehmt es einfach in euer tägliches Hautpflege-Ritual mit auf.

Jedes Mal, wenn ich meine Mutter sehe, erinnere ich mich daran, warum Sonnencreme eine gute Sache ist. Sie verwendet sie schon seit Jahrzehnten und hat keine Falten!

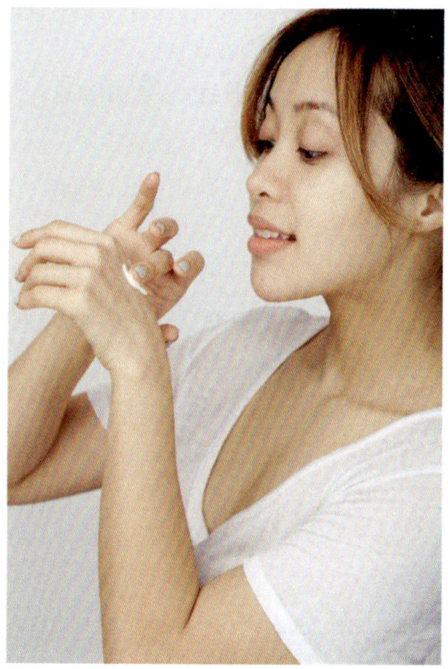

VERGESST EURE HÄNDE NICHT!

Ich trage Sonnencreme immer auch auf meine Handrücken auf. Ich verbringe meine Zeit zur Hälfte in L.A. und zur Hälfte in New York, und in L.A. fahre ich viel Auto. Im Auto sind die Hände lange der Sonne ausgesetzt, wenn sie auf dem Lenkrad liegen. Und an euren Händen erkennt man am ehesten die Zeichen des Alterns. Seid also wachsam, solange ihr noch jung seid – es zahlt sich aus.

Schritt 3: Creme mit Retinoiden

Ich bin ein großer Fan von Retinoiden, einer besonderen Form von Hautpflegeprodukten. Dabei handelt es sich um Cremes, die aus Vitamin A (Retinol) gewonnen werden und bekannt sind für ihre Fähigkeit, die Collagenproduktion anzukurbeln und feine Fältchen zu glätten. Retin-A ist die bekannteste Retinoid-Creme. Für die wirkungsvollsten Retinoide braucht ihr eine Verschreibung vom Arzt und sie können richtig teuer sein, man verwendet sie aber auch sehr sparsam. Sie wirken richtig gut, weshalb mehr aufzutragen nicht sinnvoll ist!

Ich trage jeden Abend Retinoid-Creme auf meine Nasolabialfalte (die »Linien«, die sich von der äußeren Nase bis zu den Mundwinkeln ziehen), meine Stirn und meine Krähenfüße (die feinen Fältchen um die Augenwinkel) auf. Das verhindert die Faltenbildung. Ich habe nichts gegen das Altern; ich versuche nur, es etwas raus zu zögern. Und dazu gehört dieser Schritt.

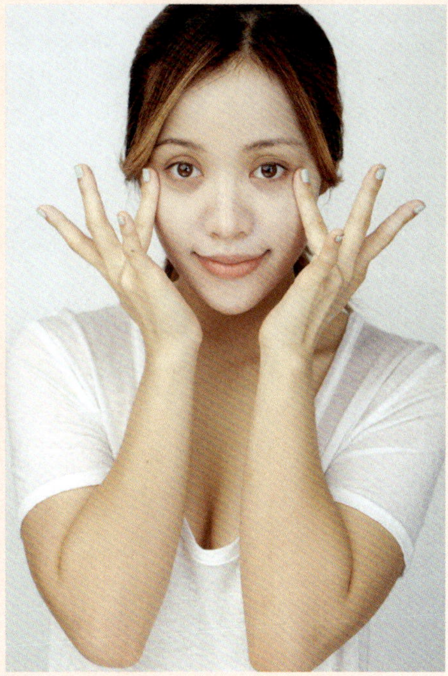

Warum benutzt dann nicht jeder Retinoide? Manche haben eine zu empfindliche Haut. Und man muss den Sonnenschutz absolut konsequent durchziehen, denn die Haut wird beim Einsatz von Retinoiden lichtempfindlicher. Außerdem ist es natürlich umständlich und teuer, sich dauernd ein Rezept vom Arzt ausstellen zu lassen.

Wenn ihr Retinoide zum ersten Mal verwendet, benutzt sie nicht täglich. Tragt sie nur alle paar Tage auf und lasst eurer Haut Zeit, sich daran zu gewöhnen. Ihr solltet die Anwendung auch mit eurem Arzt besprechen.

Ihr wollt ein rezeptfreies Produkt? Informiert euch über Retinol-Produkte. Vielleicht habt ihr davon ja schon gehört. Es gibt Seren, Nachtcremes, Gesichtsmasken, Feuchtigkeitscremes und noch vieles mehr mit Retinol als Hauptbestandteil. Ihr werdet damit nicht die gleichen Ergebnisse wie mit Retinoiden erzielen, da Retinol eine schwächere Variante ist. Sie ist aber auch günstiger und einfacher zu bekommen. Achtet jedoch auf euren Sonnenschutz, ganz gleich ob ihr Retinoide oder Retinol verwendet!

Ich habe mit siebzehn das erste Mal Retinol-Feuchtigkeitscreme verwendet. Ich habe die Kosmetiktasche meiner Mutter durchwühlt und ihre Produkte ausprobiert. Mit Mitte zwanzig bin ich dann auf Retinoide umgestiegen. Es liegt ganz an euch, wann und wie ihr diese Produkte einsetzt. Retinol ist sanfter und weniger aggressiv als Retinoid, wenn ihr also noch nie solche Turboprodukte mit Vitamin A verwendet habt, dann geht es langsam an und startet mit einem Retinol-Produkt.

Schritt 4: Serum

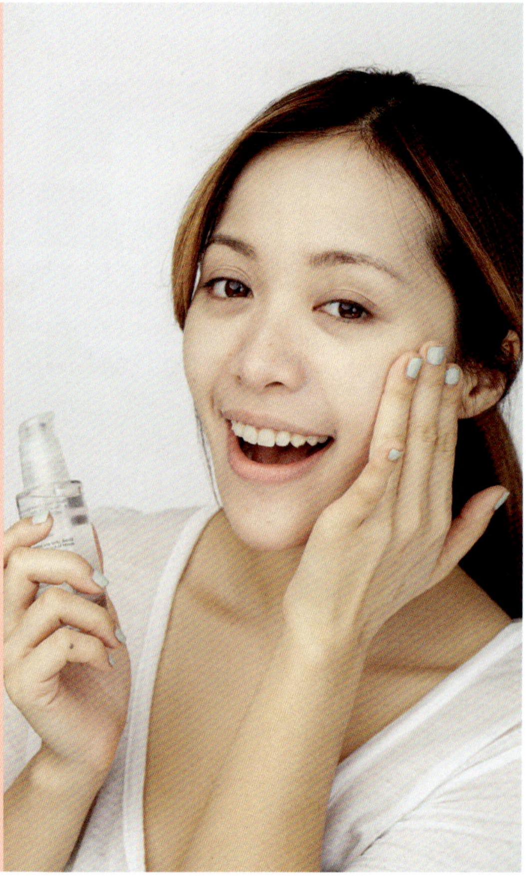

Seren gehören in eine andere Kategorie von Hautpflege, die euch vielleicht neu ist. Sie sind besonders effektive Cremes, die jede Menge Vorteile mit sich bringen. Entweder trägt man sie allein oder unter einer Feuchtigkeitscreme auf. Ich verwende im Rahmen meines morgen- und abendlichen Rituals mein Serum für das komplette Gesicht, das Dekolleté und den Nacken. Morgens trage ich es über dem Sonnenschutz, abends über der Retinoid-Creme auf.

Bei der Auswahl des Serums gilt es ein paar Dinge zu beachten. Zuallererst: Wie sieht euer Budget aus? Seren gibt es in allen Preislagen. Zunächst solltet ihr daher herausfinden, welchen Nutzen die Anwendung bringen soll. Es gibt Seren, die bei der Aknebekämpfung helfen, Pigmentflecken aufhellen, Collagen ankurbeln, Feuchtigkeit spenden – es gibt da so ziemlich alles. Ich bevorzuge Seren mit Antioxidantien zur Faltenbekämpfung, da mein Beruf stressig ist und ich in einem Gebiet mit hoher Luftverschmutzung lebe. So nutze ich die Anti-Aging-Vorteile und biete meiner Haut gleichzeitig Nährstoffe.

Ein Serum habe ich bereits als Teenager benutzt, da ich wenig Schlaf bekam und die Schule mich geschlaucht hat! Stellt euch Serum wie Kaffee vor. Es weckt eure Haut auf und schenkt ihr Leben! Ganz ohne die Zitterei.

Schritt 5: Feuchtigkeits- und Augencreme

Nach dem Serum trage ich Augencreme auf. Viele Leute meinen, sich diesen Schritt sparen zu können, aber ich denke, dass es sich langfristig auszahlt, diesem Bereich besondere Aufmerksamkeit zu schenken. Die Haut hier ist besondes zart und neigt zu Falten. Darüber hinaus ist es häufig der erste Bereich, in dem Fältchen sichtbar werden, also ist ein wenig Vorsorge angebracht. Ich verwende nur wenig Augencreme und tupfe sie mit dem Ringfinger unter jedes Auge (das ist der feinfühligste Finger!). Alles, was dann noch übrig ist, verteile ich auf meinen Lidern.

Danach trage ich meine Feuchtigkeitscreme auf. Ich bevorzuge gel-basierte Feuchtigkeitsspender, da sie sich unter der Foundation und dem Make-up leichter und angenehmer anfühlen als Cremes. Obwohl ich verschiedene Produkte übereinander auftrage, mag ich das Gefühl von mehreren Schichten nicht, daher sind Gels von der Konsistenz her für mich perfekt.

Bei der Auswahl des Feuchtigkeitsprodukts solltet ihr auf euren Hauttyp und eure Hautpflegebedürfnisse achten. Wenn ihr fettige Haut habt, dann wählt ein leichtes Produkt. (Ja, auch fettige Haut braucht Feuchtigkeitspflege!) Trockene Haut? Wählt etwas Reichhaltigeres, Cremigeres. Normale Haut? Wählt etwas dazwischen, was genügend Feuchtigkeit zuführt. Euer Budget ist dabei der nächste Punkt. Wenn ihr ohnehin schon Sonnenschutz und Serum auftragt (und vielleicht noch eine Retinoid-Creme), dann braucht ihr keine ausgefallene Feuchtigkeitscreme mehr. Wie bei den Seren gibt es auch bei Feuchtigkeitscremen eine ganze Bandbreite – manche sind supergünstig, andere unglaublich teuer.

Ich trage Feuchtigkeitcremes auf mein Gesicht, das Dekolleté und den Hals auf und zwar morgens und abends jeweils direkt über meinem Serum. Es ist damit der abschließende Schritt vor meinem Make-up – wenn ich denn welches auflege. (Ob ihr's glaubt oder nicht: Ich verlasse das Haus tatsächlich auch manchmal ohne Make-up!)

Keine Geduld für diese ganzen Schritte bei eurer Hautpflege? Schaut nach Feuchtigkeitsprodukten mit Extras, wie z. B. Lichtschutzfaktor (LSF), Anti-Aging-Bestandteilen und/oder Antioxidantien. So habt ihr einige der Vorteile, ohne alle Schritte im Einzelnen umsetzen zu müssen.

Brauche ich eine Creme für meinen Hals?

Ich benutze keine Halscreme. Weil ich Sonnenschutz, Retinoid-Creme, Serum und Feuchtigkeitscreme auf Hals und Brust auftrage, denke ich, dass ich genug für diesen Teil meines Körpers tue. Vernachlässigt einfach den Hals nicht, wenn ihr eure Gesichtsprodukte auftragt. Viele achten aufs Gesicht, vergessen aber den Bereich unterhalb des Kinns!

VERGESST EURE HÄNDE NICHT!

Man vergisst so leicht die Hände und nimmt sie als selbstverständlich hin. Wie schon erwähnt, brauchen die Hände Sonnenschutz, aber auch Feuchtigkeitscreme. Gewöhnt euch an, immer eine kleine Tube Handcreme in der Hand-, Kosmetik- oder Schultasche mitzunehmen. Ihr könnt eine Probiergröße kaufen oder einfach ein kleines Döschen mit eurer Körperlotion auffüllen. Wenn ich in Hotels übernachte, nehme ich immer diese kleinen Flaschen mit Körperlotion mit, weil sie so eine wunderbar praktische Größe haben.

Wenn ihr euch die Hände gewaschen habt (und ich hoffe, ihr wascht euch die Hände regelmäßig – das ist für eure Gesundheit wichtig!), tragt ihr im Anschluss Lotion auf. Schaut euch nach Körperlotion oder Handcremes um, die gleichzeitig Sonnenschutz bieten, denn so wirkt euer Produkt gleich doppelt.

Füße zuerst!

Wo wir schon über Körperteile reden: Wie sieht's mit euren Füßen aus? Ihr müsst ihnen definitiv Aufmerksamkeit schenken. Sie haben ganz schön was auszuhalten, denn besonders Frauenschuhe fordern ihnen vieles ab. Und nichts ist übler, als die Füße zu vernachlässigen. Ihr wisst genau, wovon ich rede – trockene, dicke, verkrustete Hornhaut. Eklig. Mir passiert das immer, wenn ich Peeptoes trage. Um dem entgegenzuwirken, schnappe ich mir immer wieder mal Vaseline, reibe großzügig meine Füße ein und ziehe ein Paar Socken über. Egal welche Socken. Tragt sie im Bett und eure Füße sind am nächsten Morgen so weich wie ein Baby-Popo. Ungelogen!

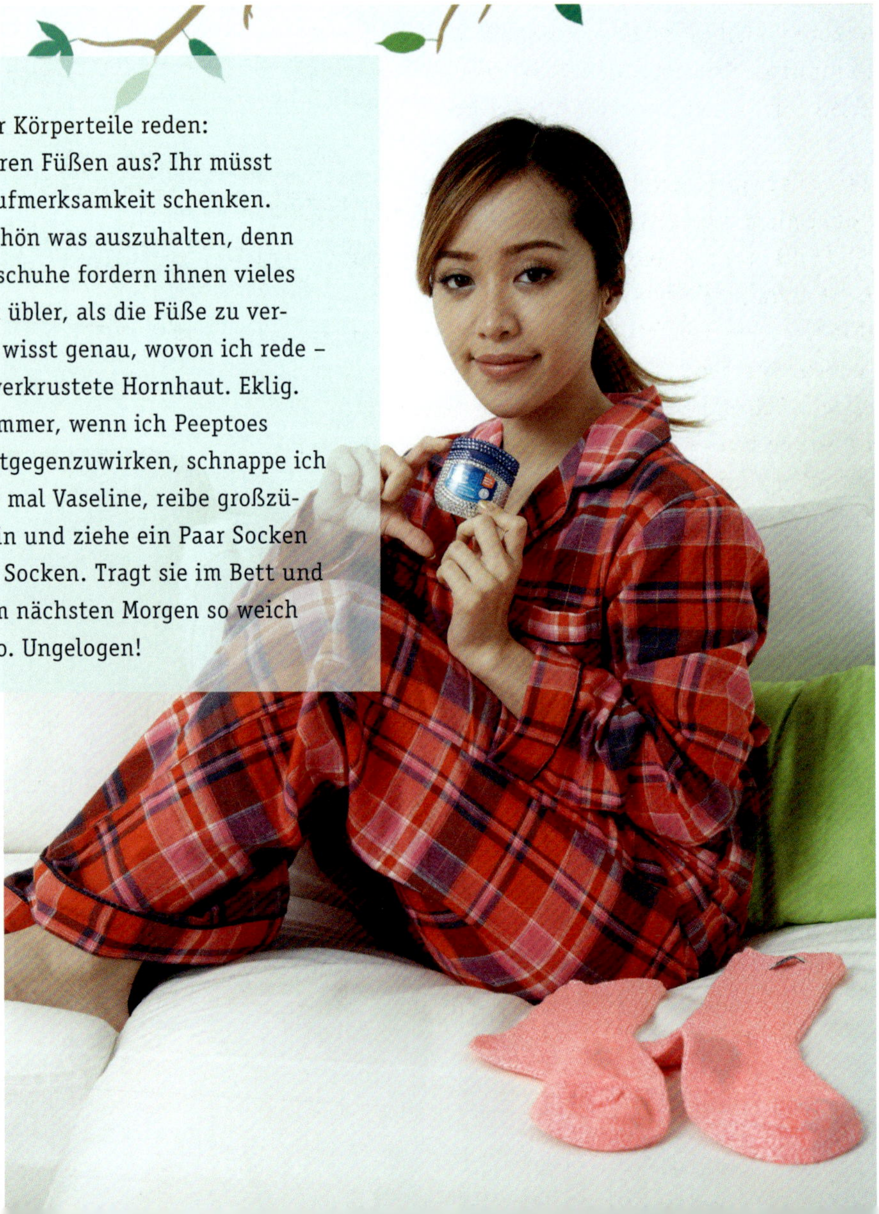

AKNE BEKÄMPFEN

Wie schon erwähnt: Akne ist eine Krankheit. Manche Menschen haben leichte Akne, also ab und an einen Pickel. Andere leiden unter schmerzhaften Zysten, die sich unter der Haut bilden. Wenn ihr eine schwere Form von Akne habt, dann solltet ihr zum Hautarzt gehen. Krankenkassen zahlen in der Regel den Arztbesuch und die verschriebenen Medikamente. Leidet nicht unnötig. Holt euch Hilfe.

Ihr könnt auf jeden Fall auch selbst etwas tun, um eurer Haut zu helfen. Einiges haben wir ja schon besprochen, wie z. B. das Make-up-entfernen oder die tägliche Hautreinigung.

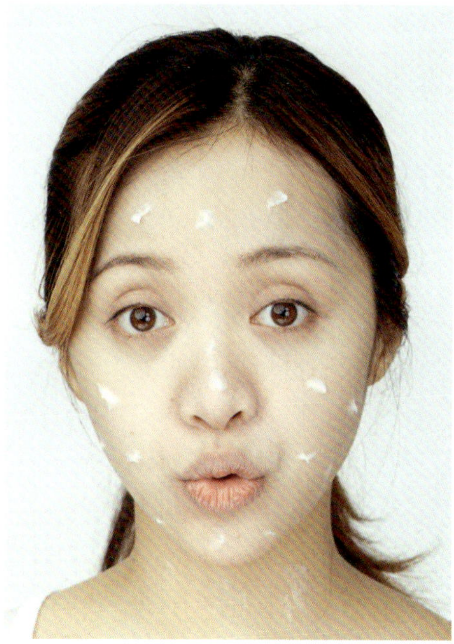

Ihr könnt auch Produkte verwenden, die speziell für Akne-anfällige Haut entwickelt wurden. Diese Produkte enthalten fast immer Benzoylperoxid, einen Wirkstoff, der dabei hilft, die Poren zu klären und Bakterien zu bekämpfen. Seid aber vorsichtig und übertreibt es nicht! Ihr wollt eurer Haut nicht alles entziehen und sie komplett austrocknen. Statt die Akne zu bekämpfen, endet ihr mit Akne und heftig geröteter, irritierter Haut.

Keine Angst vor Feuchtigkeitscremes. Nehmt einfach nur eine leichte. Seid jedoch vorsichtig beim Peeling: Vermeidet zu heftiges Schrubben oder Mikrodermabrasionsprodukte. Sie verstärken nur euer Problem. Wenn ihr chemische Peelings oder Schälkuren machen wollt, dann fragt zuallererst euren Hautarzt.

Eine oft vernachlässigte Behandlungsmöglichkeit ist die Ernährung. Und ich rede hier nicht von den alten Mythen, dass Schokolade und frittiertes Essen für Pickel sorgen. Manche Menschen essen oft Fast Food und haben eine schöne, reine Haut. Das Leben ist manchmal nicht fair. Aber unsere Körper sind nun mal verschieden, und das betrifft auch die Art und Weise, wie unsere Haut auf Essen reagiert. Vielleicht verschlimmern bestimmte Lebensmittel wie Milchprodukte oder Weizenmehl eure Hautprobleme. Ihr könnt euch auf Allergien testen lassen. Und wenn ihr euch nicht so gesund ernährt, könnt ihr das in kleinen Schritten verändern. Esst mehr frisches Obst oder Gemüse, tauscht Limo gegen Wasser und grünen Tee und reduziert industriell hergestellte Lebensmittel. Egal ob mit oder ohne Pickel: Ihr fühlt euch einfach besser, wenn ihr euch gesünder ernährt – und man weiß ja nie. Eurem Teint hilft es auf jeden Fall.

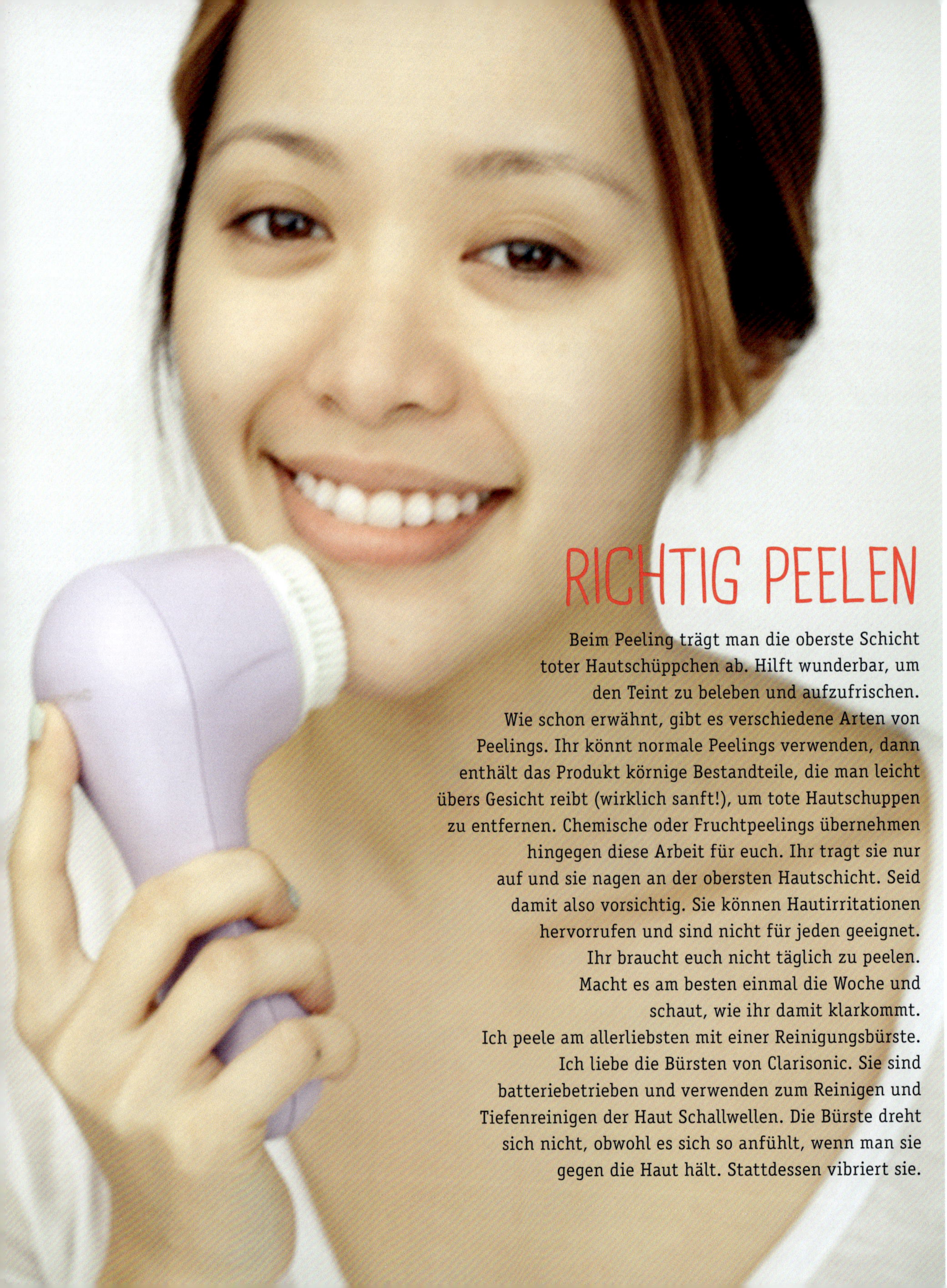

RICHTIG PEELEN

Beim Peeling trägt man die oberste Schicht toter Hautschüppchen ab. Hilft wunderbar, um den Teint zu beleben und aufzufrischen.

Wie schon erwähnt, gibt es verschiedene Arten von Peelings. Ihr könnt normale Peelings verwenden, dann enthält das Produkt körnige Bestandteile, die man leicht übers Gesicht reibt (wirklich sanft!), um tote Hautschuppen zu entfernen. Chemische oder Fruchtpeelings übernehmen hingegen diese Arbeit für euch. Ihr tragt sie nur auf und sie nagen an der obersten Hautschicht. Seid damit also vorsichtig. Sie können Hautirritationen hervorrufen und sind nicht für jeden geeignet.

Ihr braucht euch nicht täglich zu peelen. Macht es am besten einmal die Woche und schaut, wie ihr damit klarkommt.

Ich peele am allerliebsten mit einer Reinigungsbürste. Ich liebe die Bürsten von Clarisonic. Sie sind batteriebetrieben und verwenden zum Reinigen und Tiefenreinigen der Haut Schallwellen. Die Bürste dreht sich nicht, obwohl es sich so anfühlt, wenn man sie gegen die Haut hält. Stattdessen vibriert sie.

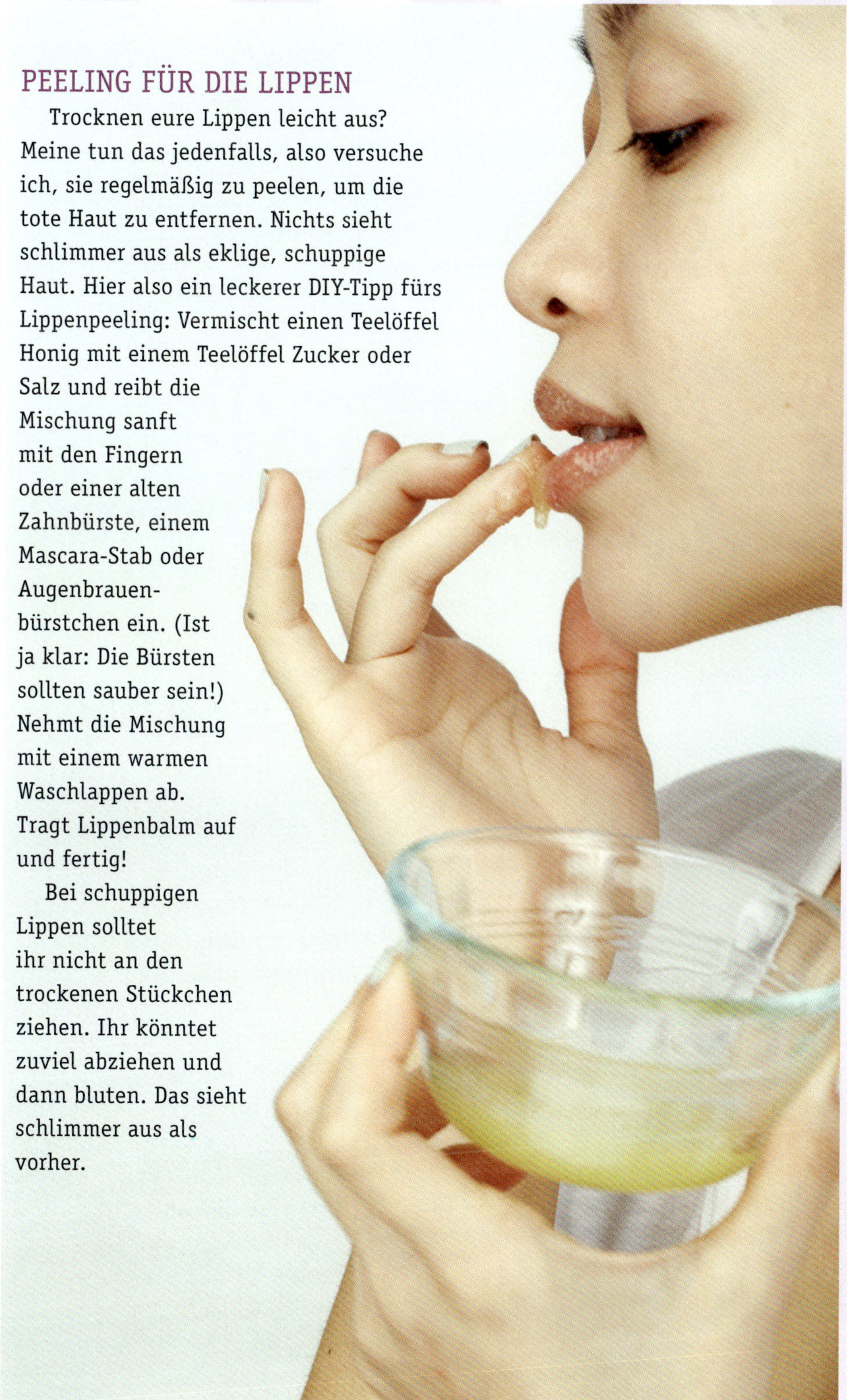

PEELING FÜR DIE LIPPEN

Trocknen eure Lippen leicht aus? Meine tun das jedenfalls, also versuche ich, sie regelmäßig zu peelen, um die tote Haut zu entfernen. Nichts sieht schlimmer aus als eklige, schuppige Haut. Hier also ein leckerer DIY-Tipp fürs Lippenpeeling: Vermischt einen Teelöffel Honig mit einem Teelöffel Zucker oder Salz und reibt die Mischung sanft mit den Fingern oder einer alten Zahnbürste, einem Mascara-Stab oder Augenbrauenbürstchen ein. (Ist ja klar: Die Bürsten sollten sauber sein!) Nehmt die Mischung mit einem warmen Waschlappen ab. Tragt Lippenbalm auf und fertig!

Bei schuppigen Lippen solltet ihr nicht an den trockenen Stückchen ziehen. Ihr könntet zuviel abziehen und dann bluten. Das sieht schlimmer aus als vorher.

KÖRPERPFLEGE-BASICS

Wie sieht es mit eurer Haut am restlichen Körper aus? Ganz klar: Die braucht auch Liebe. Schließlich dreht sich nicht alles nur ums Gesicht. Ich verwende täglich Körperlotion, und vielleicht ist das auch was für euch, besonders wenn ihr trockene Haut habt. Außerdem benutze ich beim Duschen Peeling-Handschuhe.

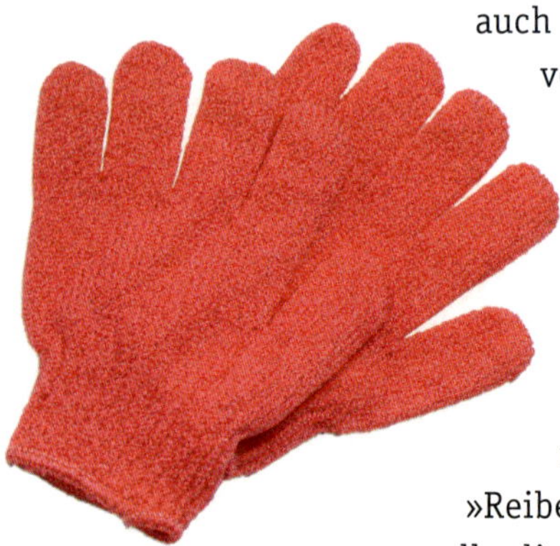

KERATOSIS PILARIS

Kriegt ihr auch manchmal diese roten, hässlichen Hubel auf euren Oberarmen (und manchmal an den Beinen)? Diese Verhornungsstörung der Haarfollikel nennt sich »Keratosis pilaris« oder »Reibeisenhaut« und ist leicht zu behandeln. Wegrubbeln kann man sie allerdings nicht, obwohl das schon viele probiert haben.

Ihr braucht stattdessen eine Salbe mit Glykolsäure. Man kann diese Salben rezeptfrei kaufen, aber ihr solltet unbedingt mit eurem Hautarzt oder einer Kosmetikerin reden, bevor ihr sie verwendet.

AUSGEWOGEN LEBEN

Ihr wisst sicher selbst, dass ausgewogene Ernährung und Fitness auch der Haut gut tun. Fangen wir bei der Ernährung an. Die Mayo Clinic, eine berühmte Institution in Sachen medizinische Versorgung, Forschung und Weiterbildung in den USA, führt folgende hautfreundliche Nahrungsmittel auf:

- Karotten, Aprikosen und andere gelbe und orangefarbene Früchte und Gemüsesorten
- Spinat und andere grüne Blattgemüse
- Tomaten
- Heidelbeeren
- Bohnen, Erbsen und Linsen
- Lachs, Makrelen und andere fetthaltige Fische
- Nüsse

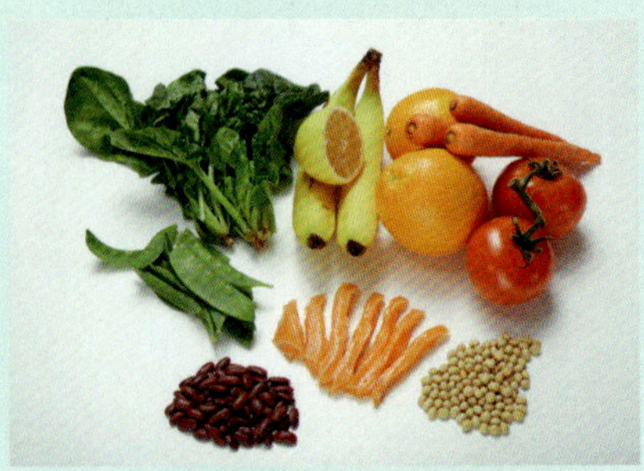

Versucht diese Nahrungsmittel in eure Ernährung einzubauen. Wenn ihr von Junkfood schon nicht die Finger lassen könnt, versucht wenigstens, es zu reduzieren. Wechselt von Getränken mit hohem Zuckeranteil zu Wasser oder grünem Tee. Wenn ihr auf Limo nicht verzichten könnt, weil's so schön bizzelt, versucht es mit Sprudel. Und plant eure Mahlzeiten im Voraus, so habt ihr eher die Möglichkeit, frisches und gesundes Essen statt vorbehandeltes zu essen.

Und kommt in die Gänge! Sucht euch eine Aktivität, bei der ihr ins Schwitzen kommt, die euren Puls hochtreibt und den Kreislauf in Schwung bringt. So entgiftet ihr euren Körper und euer Teint profitiert auch davon.

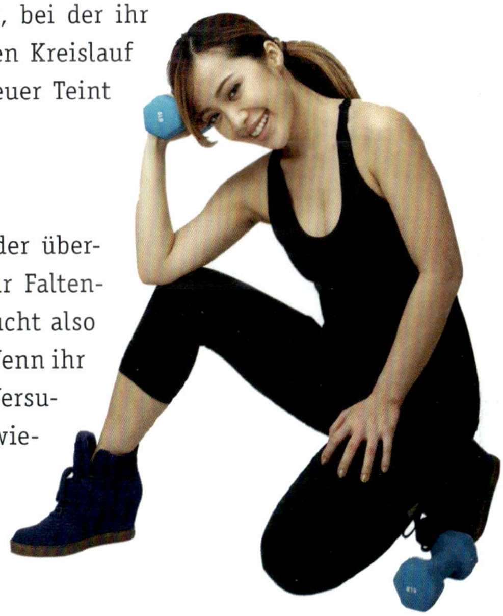

RAUCHT NICHT!

Rauchen ist mit das Schlimmste, was ihr eurer Haut oder überhaupt eurer Gesundheit antun könnt. Rauchen trägt zur Faltenbildung bei und kann zu einem fahlen Teint führen. Raucht also nicht, wenn ihr schöne Haut haben wollt. Ganz einfach. Wenn ihr nicht raucht, aber darüber nachdenkt, widersteht der Versuchung! Habt ihr erst einmal angefangen, ist es schwer, wieder aufzuhören.

FANGT AN ZU STRAHLEN!

Es gibt einen guten Grund, warum andere denken, dass ich ohne Make-up wie ein Teenager aussehe. Das liegt an meinen Hautpflege-Geheimnissen, die nicht länger geheim sind!

Viel Glück beim Austüfteln eures eigenen Hautpflege-Rituals. Ich hoffe, meine Informationen waren hilfreich. Es ist einfach ein schönes Gefühl, morgens mit einer reinen Haut aufzuwachen, und das wünsche ich euch allen.

Und jetzt können wir übers Make-up reden!

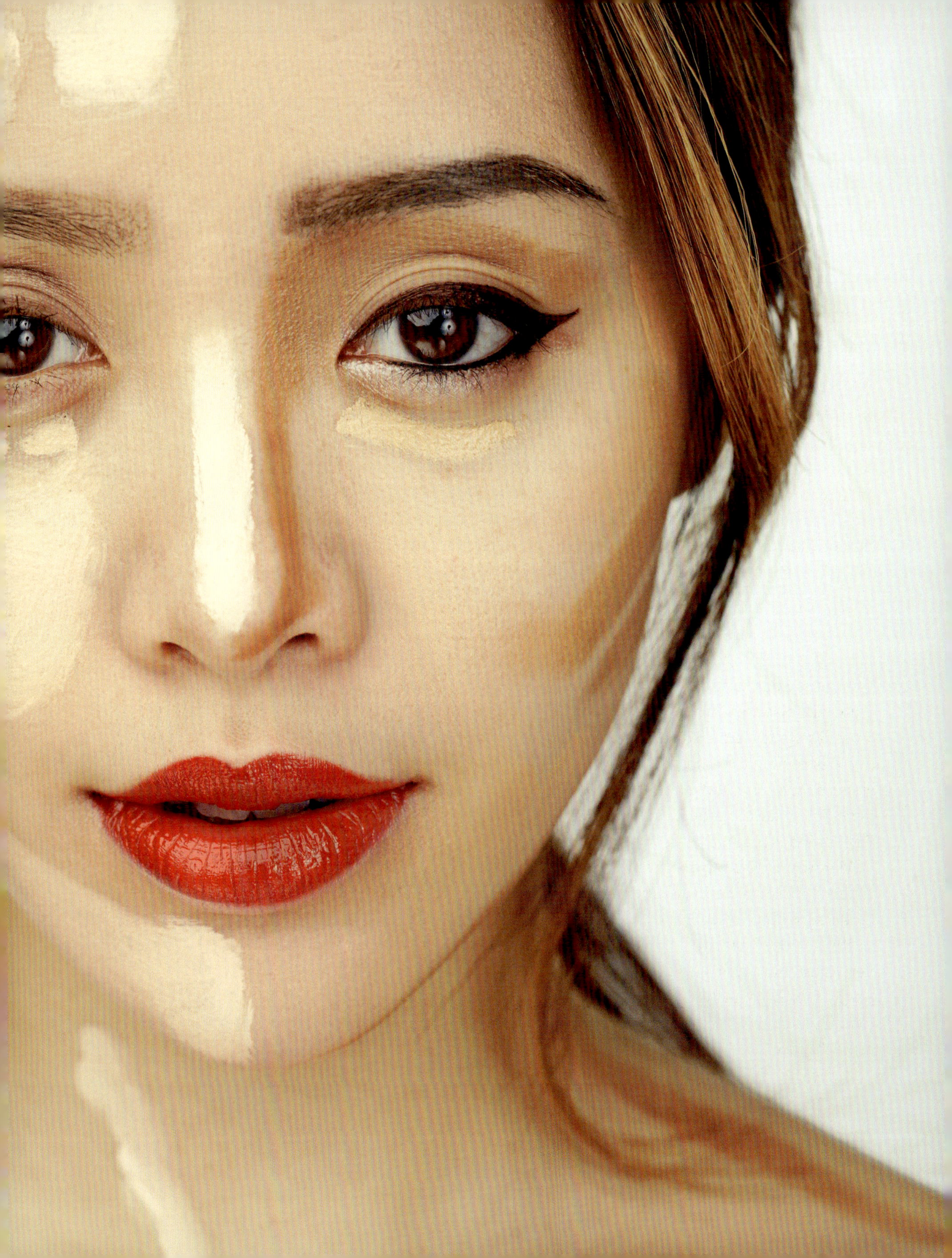

MAKE-UP-BASICS UND VIELES MEHR

Ich muss euch ja nicht erst sagen, wie sehr ich Make-up liebe. Wenn ihr mich auch nur ein bisschen kennt, wisst ihr, dass es in meinem Leben eine große Bedeutung hat. Es stellt meine Existenz dar. Klar, ein riesiger Teil meines Erfolgs ist der Technik und den sozialen Netzwerken zuzuschreiben, inbesondere YouTube – aber wäre irgendetwas davon ohne Make-up möglich gewesen? Glaubt ihr, ich hätte mein Publikum mit Koch-Tutorials gefunden? Stellt euch mal vor: »Okay, Zeit für Brathähnchen!« Oder Fitness-Videos? »Fünfzehn Wiederholungen, Leute! Auf geht's!«

Wer weiß!? Was ich aber weiß, ist, dass Make-up meine Art ist, mich auszudrücken, meine Kunst, meine Begabung, und es ist meine Leidenschaft, dieses Wissen mit anderen zu teilen. Aber ich will hier nicht bierernst werden, weil Make-up etwas sein sollte, das Spaß macht. Ich bin immer wieder verblüfft, wenn ich jemandem begegne, der Angst hat, sich zu schminken. Dazu besteht gar keine Veranlassung! Wenn ihr etwas falsch gemacht habt oder euch das Aufgetragene nicht gefällt, dann wascht einfach alles ab und fangt von vorne an. Wäre es nicht super, wenn alles im Leben so einfach wäre?

Außerdem ist Make-up eure Kriegsbemalung! Fühlt ihr euch nicht auch bereit, der Welt entgegenzutreten, wenn ihr euer Make-up aufgetragen habt – selbst wenn es nur ein bisschen Lippenstift ist?

Make-up aufzutragen hat etwas Therapeutisches. Ihr nehmt euch Zeit für euch selbst und zeigt euer bestes Gesicht. Ihr seid kreativ und zapft eure künstlerische Ader an. Das tut der Psyche gut. Klar kann es nerven, sich zu schminken, wenn man in Eile und schon auf dem Sprung zur Arbeit oder in die Schule ist. Vielleicht fühlt ihr euch auch noch nicht sicher genug beim Auftragen oder der Auswahl eures Make-ups. Dabei kann ich euch helfen. Wenn ihr das Schminken im Griff habt, fühlt ihr euch besser und dann macht es auch Spaß! Und je besser eure Fertigkeiten werden, desto schneller kommt ihr morgens aus dem Haus!

In diesem Kapitel reden wir über verschiedene Make-up-Themen. Wir werden die Grundlagen abdecken, denn vielleicht seid ihr ja ein Neuling in der Welt des Make-ups oder ihr erfahrt im Auffrisch-Kurs doch ein paar neue Dinge. Ein paar Techniken für Fortgeschrittene sind natürlich auch dabei. Warum auch nicht? Schließlich macht es Spaß, die eigenen Grenzen auszutesten und zu sehen, was wir alles schaffen können.

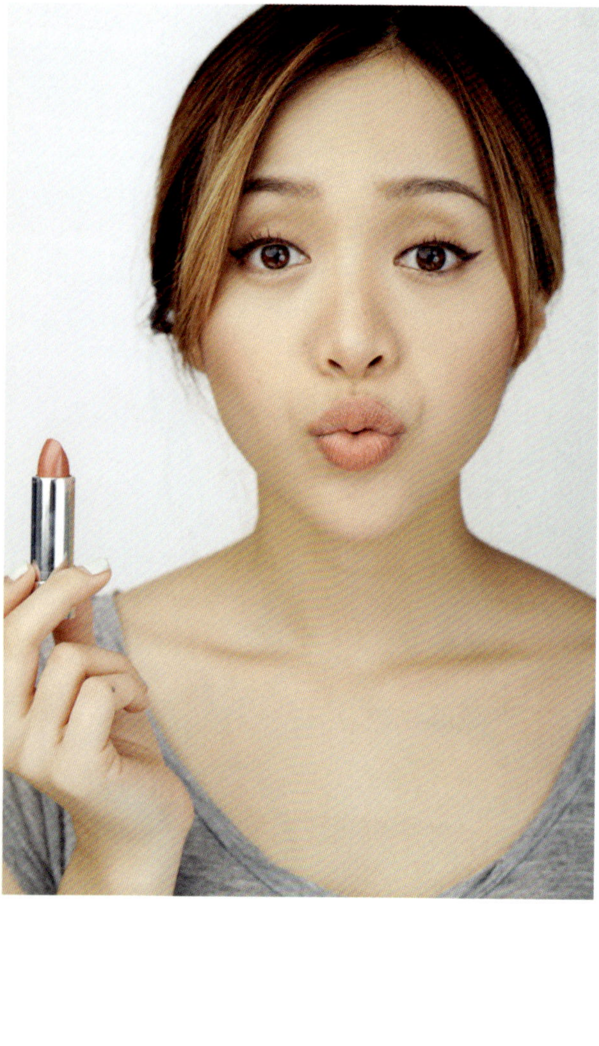

MEINE STIMMUNG, MEIN MAKE-UP

Wer wollt ihr heute sein? Ist das nicht eine wunderbare Sache mit dem Make-up? Ihr könnt morgens aufwachen und das Haus als jemand anderes verlassen – und das ist absolut legitim! Ich wähle meinen Look häufig nach meiner Stimmung. Wenn ich selbstbewusster wirken möchte, dann wird der dunkle Lippenstift ausgepackt oder vielleicht betone ich meine Augen mit dramatischen Brauen. Wenn ich eher gelassen oder nachdenklich bin, dann spiegelt mein Make-up das auch wieder. Manchmal trage ich auch gar kein Make-up. Ganz gleich, was ich wähle: Mit meinem Make-up verändert sich mein Auftreten.

Für mich erzählt Make-up eine Geschichte; mit den subtilen Veränderungen des Eyeliners, Lippenstifts oder Lidschattens zelebriere ich die unterschiedlichen Momente in meinem Leben.

Das Leben einer Frau ist facettenreich. Verhaltet ihr euch gegenüber eurem Partner so wie mit Mutter

oder Vater, bei Freunden oder gegenüber Kollegen? Wahrscheinlich nicht. Niemand ist immer zu 100 Prozent gleich. Und niemand muss das sein! Darum genieße ich es, eine Frau zu sein. Wir können unser Aussehen verändern. Make-up bietet uns diese Möglichkeit. Make-up zu tragen oder nicht zu tragen ist unsere Freiheit, damit können wir ausdrücken, wie wir uns fühlen oder wer wir sein wollen.

EURE WERKZEUGTASCHE

Am besten fangen wir mit den Werkzeugen an, die ihr fürs Make-up braucht. So wie ein Handwerker ohne Hammer oder ein Friseur ohne Schere aufgeschmissen ist, braucht ihr bestimmte Werkzeuge, um euer Make-up auftragen zu können. Das bedeutet aber nicht, dass ihr losstürzen und ein Vermögen für Make-up-Pinsel und Ähnliches ausgeben müsst. Denn schließlich habt ihr das beste Werkzeug direkt zur Hand: Ihr könnt Lidschatten, Foundation, Concealer, Creme-Rouge, Lippenstift oder Produkte zum Modellieren und Hervorheben ganz leicht mit den Fingern auftragen. (Kaum zu glauben, aber selbst Smoky Eyes kriegt man mit den Fingern hin.) Eure Finger funktionieren aber nicht immer – bei Puder-Rouge, zum Beispiel! Und Gesichtspuder lässt sich auch nicht wirklich gut mit den Finger auftragen!

Smoky Eyes im Fingerfarben-Stil

Mit dem Zeigefinger arbeitet ihr am kontrolliertesten, setzt ihn also für die Konturen ein.

Den Mittelfinger wählt ihr für die dunkelste Farbe.

Der Ringfinger ist am feinfühligsten, nehmt ihn für die Übergänge.

Mit dem kleinen Finger tragt ihr die hellste Farbe auf, die ihr als Highlighter verwendet.

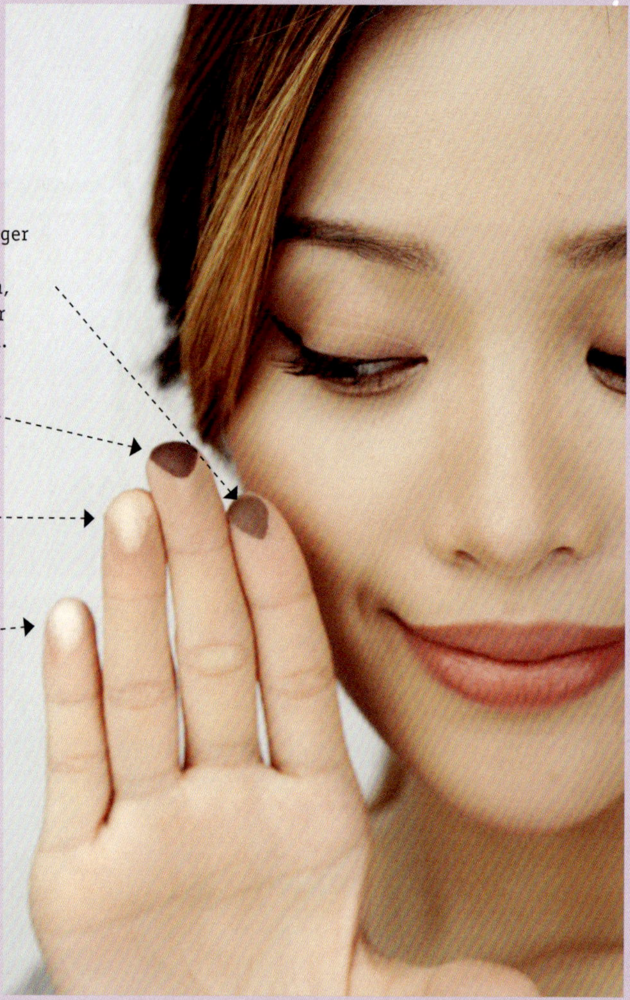

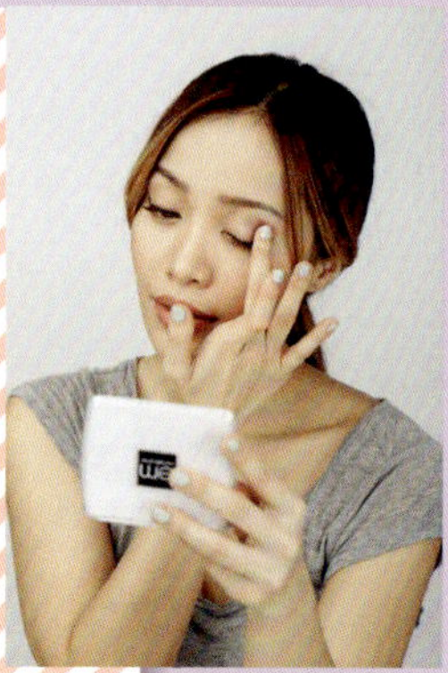

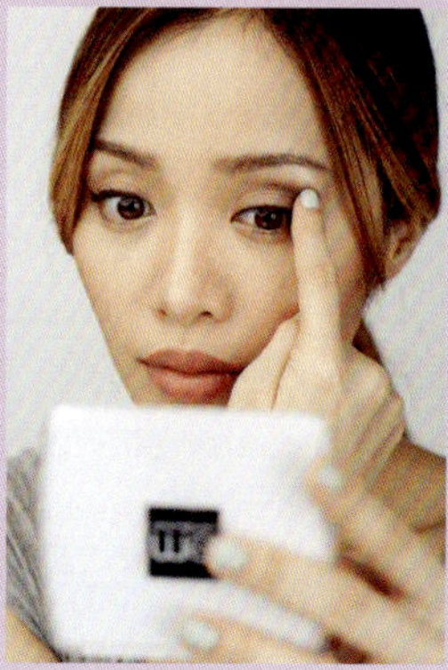

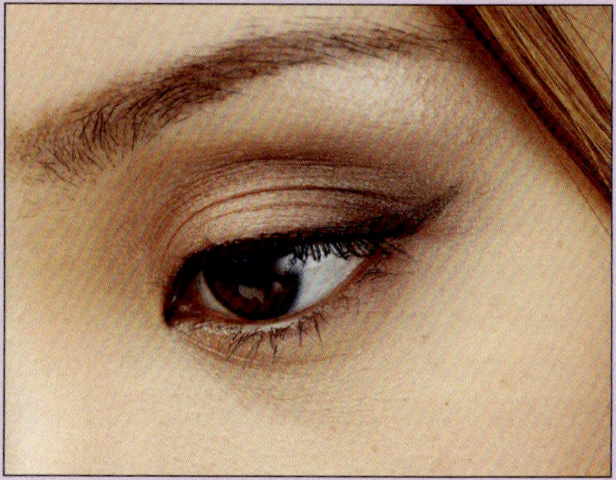

Schöne Make-up-Pinsel sind immer eine gute Investition, denn sie halten Jahre, wenn nicht sogar Jahrzehnte. Echt! Ihr müsst nur ordentlich mit ihnen umgehen. Das bedeutet einerseits, sie richtig aufzubewahren und sie nicht einfach achtlos in der Handtasche rumfliegen zu lassen oder in den Kosmetikbeutel zu stopfen. Außerdem müssen sie regelmäßig gewaschen werden, was wir uns noch genauer anschauen werden.

Auf was solltet ihr bei einem guten Pinsel achten? Ihr wollt einen guten Griff, der sich gut in der Hand anfühlt, und er sollte großzügig mit Borsten ausgestattet sein. Streicht die Borsten kurz über euren Handrücken und prüft, dass es sich weich und sanft anfühlt. Wenn ein paar Borsten ausfallen, ist das in Ordnung. Aber ein Pinsel, der jedes Mal Borsten verliert, wenn ihr ihn benutzt? Das ist nicht in Ordnung! Tauscht ihn um oder verlangt euer Geld zurück.

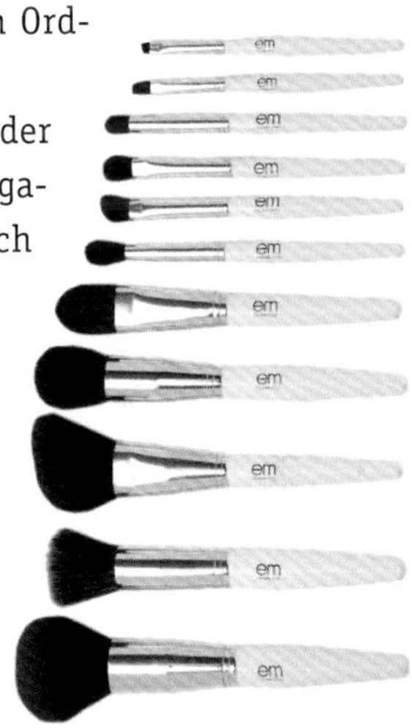

Außerdem habt ihr zwei Arten von Pinseln zur Auswahl: Natur- oder Kunsthaar. Beide Varianten sind großartig und arbeiten gleich gut. Veganer und Vegetarier werden Kunsthaar bevorzugen. Entspricht das auch eurer Vorliebe, fragt vor dem Kauf, welche Borsten verwendet wurden.

Wenn ihr euch keine komplette Sammlung an netten Pinseln leisten könnt, fangt klein an: mit einen Puder-Pinsel, einem Rouge-Pinsel und – meinem Lieblingspinsel: einem für die Foundation mit künstlichen Borsten. Ich benutzte meinen immer, wenn ich Make-up auftrage.

Diese drei Basispinsel sind eine gute Investition und ihr werdet immer wieder eure Freude daran haben.

EIN PAAR EXTRAS

Ich kenne etliche Make-up-Artists, die Foundation mit Make-up-Schwämmchen auftragen. Diese gibt es in unterschiedlichen Größen und in verschiedenen Preissegmenten – von günstig bis richtig teuer. (Manche der günstigen Schwämme aus der Drogerie sind richtig klasse, ihr braucht kein Vermögen dafür auszugeben!) Was ihr wählt, ist ganz euch überlassen. Ihr könnt den Schwamm entweder trocken oder feucht verwenden. Manche Make-up-Artists finden das Ergebnis beim Einsatz von feuchten Schwämmchen schöner und glatter, für mich funktioniert beides gut.

Puder-Quasten können zum Pudern des Gesichts verwendet werden und dazu, das Rouge anzugleichen. Den meisten gepressten Pudern liegt bereits eine Quaste bei, sie ist aber oft nicht von bester Qualität. Diese Quasten eignen sich super fürs schnelle Auffrischen tagsüber.

Und zu guter Letzt: Immer ein paar Wattestäbchen griffbereit halten! Mit ihnen kann man kleine Fehler direkt ausbügeln und Lipliner oder Lidschatten nachbessern. Verwendet ein trockenes Wattestäbchen oder tunkt es zum Ausbessern kurz in den Augen-Make-up-Entferner.

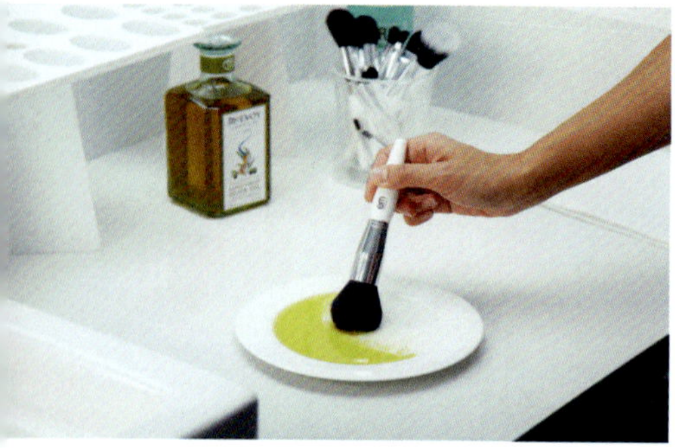

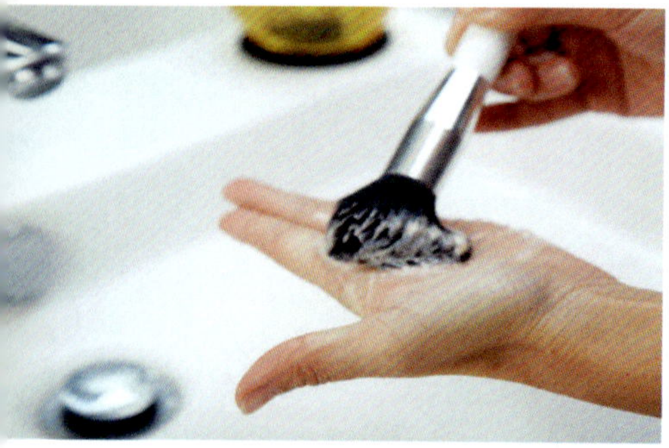

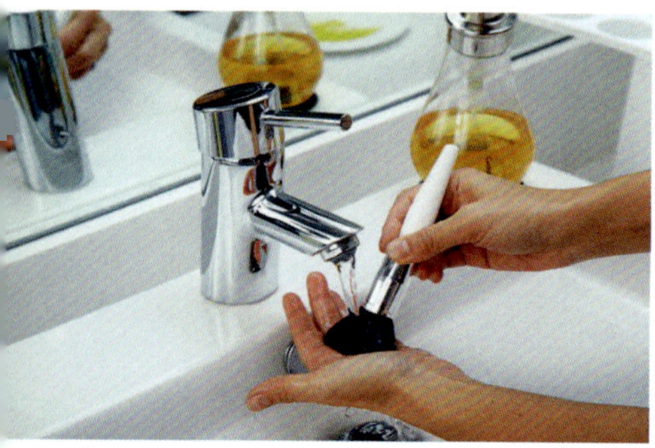

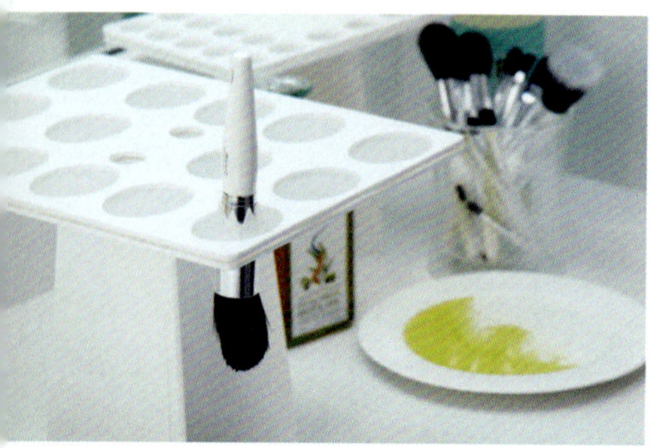

SCHMUTZIGE PINSEL? IGITT!

Wann habt ihr zum letzten Mal eure Pinsel gereinigt? Ich hoffe mal schwer, dass eure Antwort nicht »Nie« lautet. Ihr müsst eure Pinsel auf jeden Fall regelmäßig reinigen. Ich bin da manchmal etwas faul und einige von euch sicher auch, aber man sollte es gewohnheitsmäßig – wie das Zähneputzen oder Make-up-Entfernen – machen. Warum? Aus zwei Gründen: Erstens sammeln sich Schmutz, Öl und Produktreste in euren Pinseln. Jedes Mal, wenn wir sie benutzen, bringen wir diese Mischung mit der Haut in Kontakt, und das ist nicht gut, besonders nicht für diejenigen unter uns, die zu allergischen Reaktionen neigen. Zweitens erhalten wir mit sauberen Pinseln einfach ein besseres Ergebnis. Jeder Maler weiß das.

Ihr solltet euren Pinseln alle zwei Wochen, am besten sogar noch häufiger, ein sogenanntes Spa-Erlebnis gönnen. Ihr braucht kein Geld für angesagte Pinselreiniger ausgeben, einzig und allein extra-natives Olivenöl und antibakterielle Seife sind nötig. Das Öl sorgt für die Regeneration der Borsten und die Seife dient zur Reinigung. Gebt Öl und Seife auf einem Teller und verrührt beides mit dem Pinsel. Ihr werdet sehen, was für Produkt- und Farbreste aus dem Pinsel in die Öl-Seifen-Mischung wandern. Streift den Pinsel danach mehrfach über eure Handfläche, um weitere Partikel zu entfernen. Lasst danach lauwarmes Wasser über den Pinsel laufen, bis das Wasser klar ist. Eure Pinsel werden sich danach wie neu anfühlen und auch so aussehen.

Ich habe den Trick übrigens in meinem Kunstunterricht gelernt, als wir Ölfarben aus unseren Pinseln waschen mussten. Wenn ihr schon einmal mit diesen Farben gearbeitet habt, wisst ihr, wie schwierig es ist, sie zu entfernen. Viele lieben diese Gemälde ja auch genau aus dem Grund, dass sich die Farben länger halten als alle anderen. Ihr könnt euch also gut vorstellen, was passiert, wenn ihr Ölfarben auf eurem Pinsel habt! Es ist unglaublich wichtig, die Pinsel täglich zu reinigen.

Um eure Make-up-Pinsel zu trocknen, solltet ihr sie mit Küchenrolle abtupfen, um das überflüssige Wasser aufzunehmen. Trocknet sie, wenn möglich, nach unten hängend, damit sich kein Wasser im Griff absetzt. Die Borsten werden mit einer Art Leim befestigt und den wollt ihr schließlich nicht ablösen. Außerdem kann sich der Griff durch Wasser verziehen oder rosten. Funktioniert das Aufhängen nicht, dann trocknet die Pinsel im Liegen.

Legt sie auf ein Handtuch und lasst sie an der Luft trocknen. Benutzt niemals einen Fön und legt die Borsten nie auf eine Heizung oder erhitzte Oberfläche.

Künstliche Borsten trocknen schnell, natürliche brauchen etwas länger. Ein größerer Pinsel braucht mindestens einen Tag, kleinere deutlich weniger. Behaltet das im Auge und plant entsprechend im Voraus. Ihr wollt schließlich nicht alle Pinsel gleichzeitig außer Gefecht setzen, wenn ihr es mit eurem Make-up eilig habt oder ein wichtiges Ereignis ansteht!

Wenn ihr Schwämme und Quasten benutzt, denkt daran, auch sie regelmäßig zu reinigen. Ein schäumender Gesichtsreiniger oder ein sanftes Shampoo eignen sich dafür am besten. Spülmittel ist für diese Produkte zu scharf.

TIPP: *Fühlen sich eure Pinsel ein bisschen klebrig an, ihr habt aber keine Zeit für eine ordentliche Reinigung? Benutzt Babyfeuchttücher, um sie abzuwischen und kurz aufzufrischen.*

MEIN TÄGLICHES RITUAL

Bevor wir uns die einzelnen Gesichtspartien genauer anschauen, möchte ich noch ganz kurz über mein tagtägliches Make-up-Ritual reden. Ich trage mein Make-up in einer speziellen Reihenfolge auf und ich erkläre auch gerne warum. Danach können wir uns den einzelnen Produkten und Auftragetechniken widmen.

Brauen — Darum kümmere ich mich, bevor ich Augen, Lippen und Wangen angehe, da sie das Gesicht rahmen.

Grundierung — Sie stellt die Basis für mein Make-up dar und muss den ganzen Tag über bombensicher halten.

Foundation — Sie sorgt für eine ebenmäßige Haut.

Concealer/Abdeckung — Damit decke ich dunklere Stellen (wie die Ringe unter meinen Augen) oder rote Stellen ab.

Puder — Das festigt alles, verhindert das Glänzen und sorgt dafür, dass mein Make-up hält.

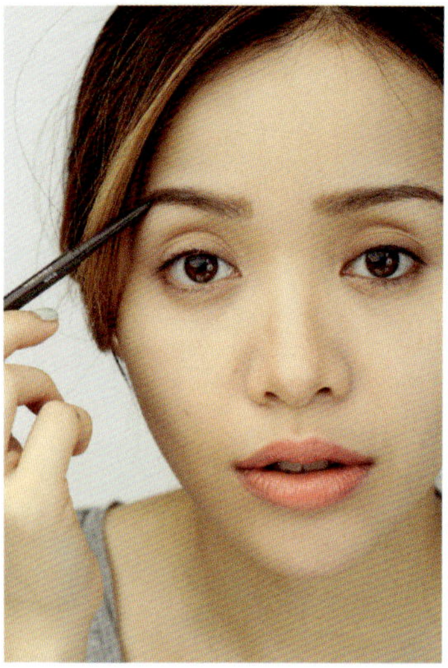
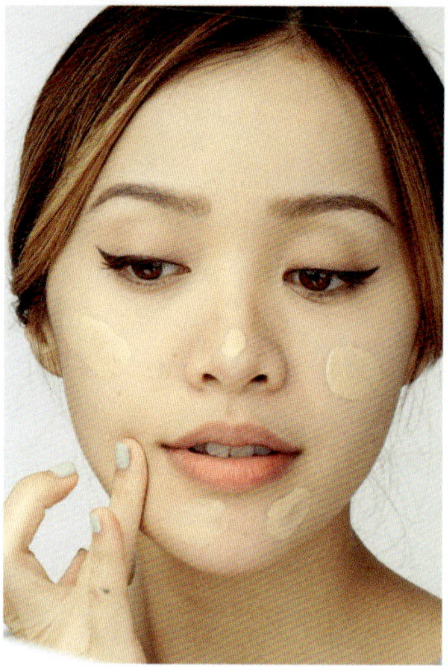
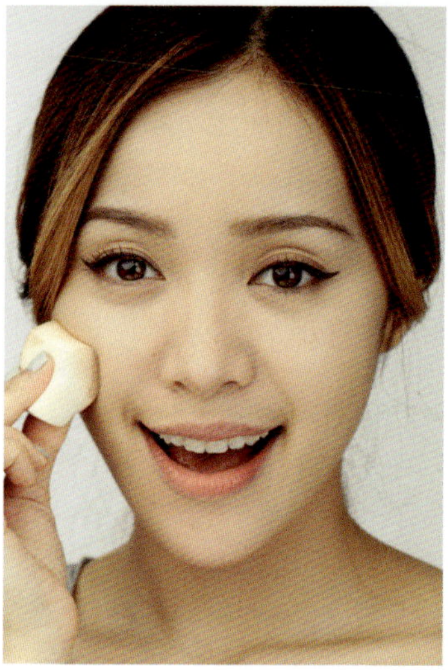
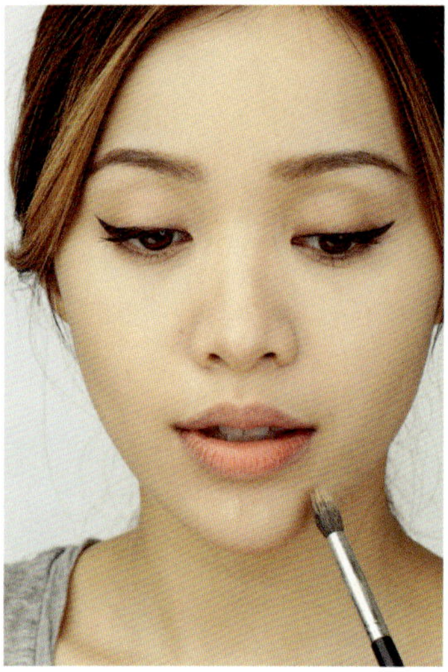
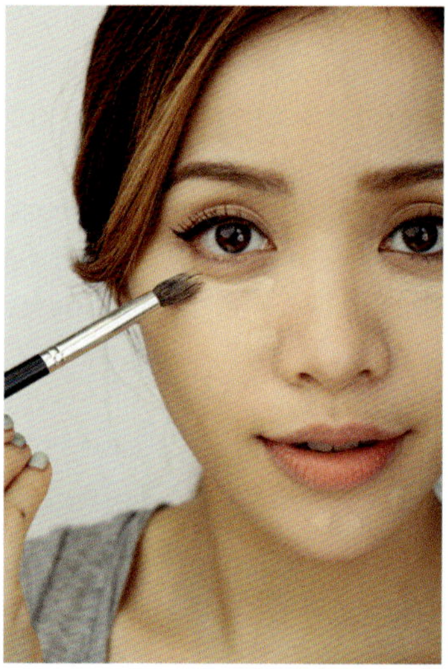
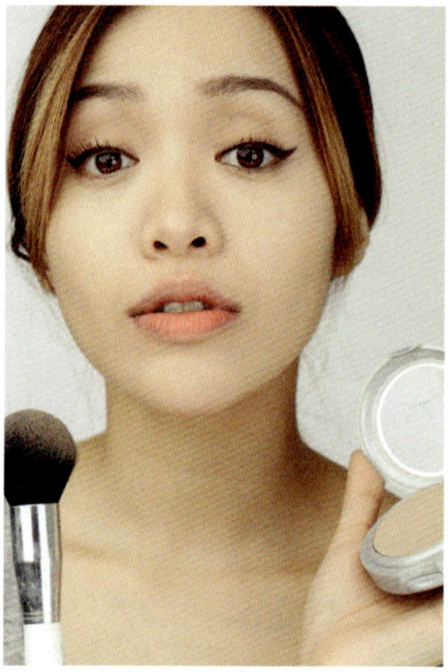

Euer Alltagslook sollte so aussehen, als hättet ihr 10 Stunden Schlaf bekommen. Zum Glück hilft Make-up dabei.

Danach widme ich mich dem Teil meines Gesichts, den ich an diesem Tag betonen möchte. Wenn ich Smoky Eyes will, dann hebe die Augen hervor. Wenn ich wunderschön dunkel gerahmte Lippen möchte, dann widme ich mich ihnen besonders. So ist alles ausgeglichen. Und ihr wollt diese Balance für euren Look. Sie entsteht dadurch, dass ihr eine Sache in den Mittelpunkt stellt und alles andere abschwächt. Wenn ihr zum Beispiel die Augen betont, dann haltet Lippen und Wangen neutral. Leuchtend rote Lippen? Seid zurückhaltend bei Augen und Wangen. Alles muss richtig gewichtet sein. Ihr wollt euer Gesicht schließlich nicht überfrachten, so dass die Leute sagen: »Wow, sieht nach 'ner ganzen Menge Make-up aus!«

Zum Schluss trage ich Wimperntusche auf. Das ist der letzte Schliff, wie das Fixieren der Haare mit Haarspray.

Gesicht zuerst

Reden wir also übers Gesichts-Make-up. Dieses Kapitel deckt alles ab, was für einen perfekten Teint notwendig ist. Ihr wollt schließlich eine schöne, glatte Leinwand, bevor ihr den Rest eures Make-ups auftragt – und diese Produkte helfen euch dabei.

GRUNDIERUNG

Kennt ihr das Produkt? Grundierung tut genau das, was der Name verspricht. Sie grundiert das Gesicht und sorgt dafür, dass sich das Make-up gut hält. Habt ihr schon einmal ein Zimmer gestrichen? Normalerweise tapeziert man, bevor man die Farben aufträgt. Das funktioniert hier genauso. Sucht Produkte, die als Gesichtsgrundierung, Make-up-Grundierung oder Foundationgrundierung ausgezeichnet sind. Sie alle leisten dasselbe. Manche enhalten allerdings Bestandteile, die mattieren, ölige Haut oder Akne bekämpfen etc. Wählt aus, was am besten zu eurem Hauttyp passt.

Tragt mit den Fingern oder einem sauberen Grundierungspinsel eine dünne Schicht Grundierung auf, um eure Haut mit Feuchtigkeit zu versorgen. Lasst das Ganze zehn Sekunden trocknen. Wenn ihr die Grundierung auf das gesamte Gesicht auftragt, benötigt ihr nicht mehr als eine pfenniggroße Menge. Bedeckt ihr nur die T-Zone, braucht ihr noch weniger. Meine T-Zone wird schnell fettig, weshalb ich hier zusätzliche Hilfe benötige, um mein Make-up an Ort und Stelle zu halten. Wenn mein Make-up makellos sein muss oder besonders lange halten soll, dann trage ich die Grundierung auf das gesamte Gesicht auf.

Bevor ihr jetzt losstürzt und euch Grundierung kauft, fragt euch, ob ihr sie wirklich braucht. Denn nicht jeder braucht sie. Euer Make-up ist absolut okay und hält auch ohne Grundierung stundenlang? Dann könnt ihr getrost darauf verzichten. Wenn euer Make-up schon nach einer Stunde aufgrund der Luftfeuchtigkeit, wegen eures Hauttyps oder aus sonst einem Grund den Abgang macht, könnte Grundierung helfen. Das Gleiche gilt, wenn ihr euer Make-up einfacher auftragen möchtet. Nur fühlt euch nie verpflichtet, ein Produkt allein deshalb zu benutzen, weil es neu ist oder weil andere es verwenden. Benutzt, was ihr wirklich braucht und was ihr gerne tragt.

Ich benutze über meiner Grundierung noch Foundation, aber manche Frauen beschränken sich allein auf die Grundierung (oder legen ein bisschen Puder darüber). Vielleicht ist das ja eine Option für euch, wenn eure Haut ohnhin ebenmäßig ist und ihr nur ein kleines bisschen nachhelfen müsst.

FOUNDATION

Dieses Produkt gleicht eure Hautfarbe aus. Im Gegensatz zur Grundierung, die in der Regel farblos ist, ist die Foundation pigmentiert. Daher solltet ihr eine Foundation aussuchen, die eurem Hautton nahe kommt, damit sie eurem Teint einen schönen, ebenmäßigen Auftritt verschafft. Wenn ihr keine so tolle Haut habt – und wer hat schon jeden Tag perfekte Haut? –, hilft die Foundation dabei, sie vorzutäuschen.

Eine Foundation auszuwählen kann ganz schön verwirren, weil es Tausende von Möglichkeiten auf dem Markt gibt. Hoffentlich erleichtern euch meine Informationen die Auswahl. Ihr solltet unbedingt eine ganze Palette an verschiedenen Foundations testen, um herauszubekommen, was für euch und euren Hauttyp am besten funktioniert. Foundation gehören zu den teureren Make-up-Produkten, also gebt kein Geld aus für Produkte, die nichts für euch sind.

VERSCHIEDENE ARTEN VON FOUNDATION

Liquid Foundation — Sie ist am beliebtesten. Es gibt sie in Flaschen (seltener in Tuben) und sie variieren in der Konsistenz von dünnflüssig bis dickflüssig. Je dünnflüssiger sie ist, desto leichter ist die Abdeckung. Je dickflüssiger, desto deckender.

Getönte Feuchtigkeitscreme — Ist genau das: Eine Feuchtigkeitscreme, die getönt ist, um leicht abzudecken. Ihr könnt sie anstelle von Feuchtigkeitscreme verwenden oder als zusätzliche Schicht über der Feuchtigkeitscreme für eine Extraportion Feuchtigkeit. Ihr werdet feststellen, dass getönte Feuchtigkeitscremes häufig dickflüssiger als normale Feuchtigskeitscremes sind.

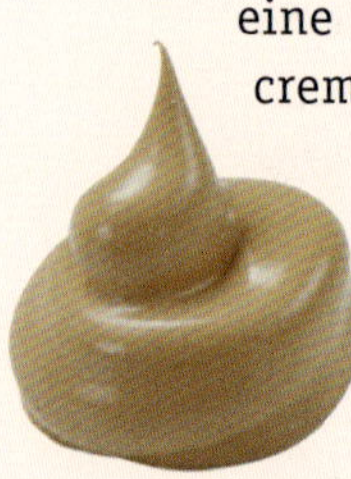

Cream Foundation — Die gibt es in Kompakt- oder Stiftform, und manchmal sind sie auch weich in der Textur. Flüssig sind sie jedoch nie.

Mineral Foundation — Sie bestehen aus farbigem Puder, das aus Mineralien besteht. Empfohlen wird, den Puder mit einem speziellen Pinsel auf die Haut aufzutragen.

Puder-Foundation oder Foundation-Puder — Kompaktpuder, das Farbe und Abdeckung liefert.

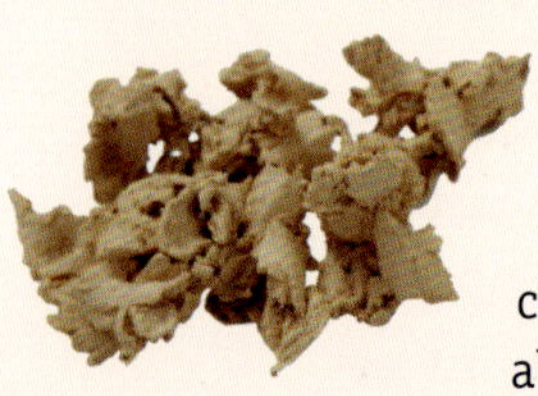

Airbrushfoundation — Kommt aus der Dose oder einem anderen Sprühmechanismus, der einen feinen Nebel aus Foundation freisetzt. Die Abdeckung kann richtig heftig sein. Einige Airbrushgeräte kann man kaufen, aber sie sind ziemlich teuer und werden vorrangig von Make-up-Artists eingesetzt, die für Film- und Theaterproduktionen arbeiten.

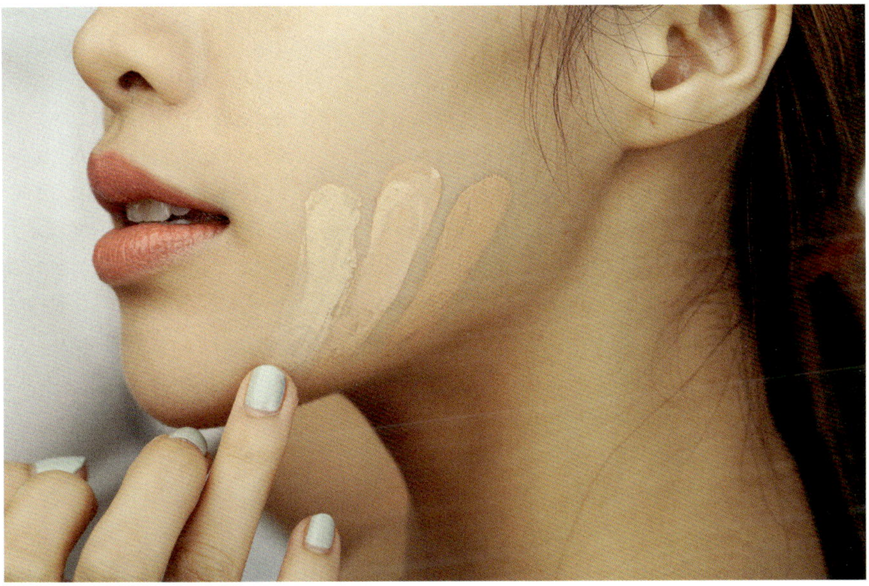

Welche Farbe verschwindet auf eurer Haut?

Wie man die perfekte Foundation auswählt

Prüft Foundations nicht auf eurem Handrücken oder dem Innenarm. Wählt lieber in einem Laden, in dem ihr die Produkte testen könnt, drei Nuancen aus, die eurer Hautfarbe am nächsten kommen (Achtet darauf, dass die Foundations nicht zu gelb, rosa oder rot ausfallen.) und malt jeweils einen Streifen zwischen eure Wange und dem Kieferknochen. Geht nach draußen und schaut euch im Tageslicht an, wie es aussieht. Wenn ihr in einem Einkaufszentrum seid, dann bummelt für zwanzig Minuten herum. Einige Foundations können oxidieren und die Farbe ändern, weshalb man ihnen ein wenig Zeit lassen muss, um zu sehen, was passiert. Schließlich wollt ihr, dass die Farbe harmonisch zu eurem Gesicht passt. Passen diese Farben nicht, sucht und probiert einfach weiter. Ihr findet ganz sicher die Foundation, die perfekt zu euch passt. Manchmal ist das eben nur ein bisschen mühsam.

Das ist ungefähr so, wie den perfekten Partner zu finden. Ihr müsst mit einigen Zeit verbringen, um euch schließlich für einen zu entscheiden!

Hautton versus Grundton

Eurer Hautton und euren Grundton zu erkennen, kann euch dabei helfen, die richtige Foundation zu finden. Euer Hautton entspricht der Farbe eurer Haut. Diese kann sich mit der Zeit oder auch zu verschiedenen Jahreszeiten ändern, je nachdem, wie viel Sonne ihr abbekommt. Euer Grundton dagegen verändert sich nie. Das ist der Ton, der – entweder kühl, warm oder neutral – von eurer Haut abstrahlt. Wählt eine Foundation, die eurer Hautfarbe entspricht, aber in Richtung eures Grundtons geht. Gehen wir zum Beispiel davon aus, dass ihr beigefarbene Foundation braucht. Wenn der Grundton warm ist, wählt ein wärmeres Beige. Vielleicht ist ein bisschen Gelb beigemischt oder es ist etwas heller. Habt ihr einen etwas kühleren Ton, schaut nach einem Beige, das kühl oder eisig wirkt.

Wenn ihr euren Grundton durchs einfache Anschauen nicht erkennt, dann gibt es ein paar andere Möglichkeiten, ihn zu bestimmen. Welche Farben tragt ihr am häufigsten? Ihr neigt mit Sicherheit zu Farben, die euch am besten stehen. Gefallen euch eher wärmere oder kühlere Farben? Warme Farben sind z. B. kürbis, kamel, pfirsich, braun oder oliv. Denkt an Farben, die ihr mit Herbst verbindet. Zu den kühlen Farben gehören himmelblau, navy, weiß, violett, lila, grau oder rosa. Wie sieht es mit Schmuck aus? Steht euch Gold (warm) oder Silber (kühl)?

Ihr könnt euch auch eure Adern anschauen. Blaue Adern sprechen für einen kühlen Grundton, grüne für einen warmen. Und wenn ihr dazwischenliegt, habt ihr wahrscheinlich einen neutralen Grundton.

Was ist eine BB-Creme?
BB-Cremes tauchten erstmals in Korea auf und waren dort so beliebt, dass Dutzende Kosmetikmarken ihre eigenen Versionen auf den Markt brachten. Im Prinzip sind BB-Cremes getönte Feuchtigkeitscremes, die mit verschiedenen Extras ausgestattet sind – Lichtschutz, Antioxidantien, Behandlungsingredienzen, Grundierung etc. Das BB steht für »Beauty Balm« oder »Blemish Balm«, also Balsam gegen kleine Makel. Ich verwende gern BB-Cremes, aber noch ist nicht raus, ob sie nur die neueste Mode sind oder sich länger halten werden. Inzwischen gibt es auch CC-Cremes, die für »Color Correcting« oder »Color Control«, also Farbkorrektur oder -kontrolle stehen. Ich frage mich, wie lange es wohl dauert, bis wir das Alphabet durch haben. Neugierig auf BB-Cremes? Dann fragt im nächsten Beautysalon nach einem Pröbchen.

Meistermischer

Obwohl es unzählige Foundations- und Concealer-Nuancen auf dem Markt gibt, findet ihr möglicherweise nicht die perfekte Tönung im Laden. In diesem Fall kann man zwei Farben mischen, um den richtigen Ton zu erzeugen. Professionelle Make-up-Artists machen das ständig. So wie Maler für ihre Bilder. Ihr habt garantiert schon Maler mit ihren Paletten voller Farben gesehen, stimmt's? Der Maler taucht seinen Pinsel in die unterschiedlichen Farben, bringt sie zusammen und mischt so den perfekten Ton.

Die richtige Art der Foundation

Die Schattierung ist nicht das einzige, was es bei der Foundation zu beachten gilt. Ihr müsst auch an euren Hauttyp und ihre Beschaffenheit denken. Egal, was für Hautprobleme ihr habt, es gibt mit Sicherheit eine Foundation dafür. Bei fettiger Haut etwa meidet ihr am besten hydrierende Zusammensetzungen. Ihr wollt stattdessen etwas Wasserbasiertes und Mattierendes. Müsst ihr Pinkel bekämpfen? Braucht ihr Hilfe in Sachen Anti-Aging? Es gibt für alles etwas.

Eventuell braucht ihr über das Jahr hinweg zwei oder drei unterschiedliche Foundations. Denn manchmal befriedigt eine einzige Foundation nicht alle Bedürfnisse. Wenn sich das Klima dort, wo ihr lebt, stark verändert – heiß und schwül an einem Tag, kalt und trocken am nächsten –, solltet ihr vielleicht je nach Wettervorhersage wechseln. Vielleicht verändert sich ja auch eure Hautfarbe.

Eventuell seid ihr zu bestimmten Jahreszeiten gebräunt. Dann braucht ihr eine hellere und eine dunklere Variante, um den jeweils richtigen Ton für euren Teint zu mischen.

Abdeckung

Ihr kennt jetzt eure Hautfarbe und euren Grundton und habt euch Gedanken über die speziellen Anforderungen, die ihr an eure Foundation stellt, gemacht. Nun müsst ihr überlegen, was für einen Abdeckungsgrad ihr erreichen möchtet. Was genau bedeutet das? Mögt ihr oder braucht ihr schwereres Make-up? Vielleicht fahrt ihr den Retro-Look. Oder ihr wollt Aknenarben überdecken. Dann schaut nach Begriffen wie »Matte«, »Velvet/ Samt« oder »Full Coverage/Komplettdeckend«. Ihr wollt nur einen zarten Schleier an Abdeckung? Haltet Ausschau nach Begriffen wie »transparent«, »leicht« und »natürlich«.

Werkzeuge zum Auftragen

Foundation kann man ganz verschieden auftragen. Wie schon gesagt: Ich persönlich liebe Foundation-Pinsel. Diese mittelgroßen Pinsel haben flache Borsten aus Kunsthaar – im Gegensatz zu den locker, gebogenen Puderpinseln. Sie bieten gute Kontrolle und sind perfekt, um eine dünne Schicht Foundation aufzutragen. Ansonsten könnt ihr auch die Finger oder ein Schwämmchen benutzen. Manche Make-up-Artists bevorzugen feuchte Schwämme, da sie das Gefühl haben, dass das Ergebnis dann glatter ausfällt. Versucht es einfach selbst und findet heraus, was ihr bevorzugt.

Braucht jeder Foundation?

Auf keinen Fall! Wenn ihr eine gleichmäßige Hautfarbe habt, könnt ihr die Foundation weglassen und einfach Concealer und/oder Puder verwenden. Das hängt einfach davon ab, was für euch am besten passt.

Wo setze ich Foundation ein?

Das hängt ganz davon ab, wie deckend ihr es haben wollt. Ihr könnt sie für das gesamte Gesicht verwenden, aber das sieht oft »angemalt« aus. Ich bevorzuge es, punktuell vorzugehen, d.h Foundation dort aufzutragen, wo ich sie brauche, also wo eine Rötung vorliegt oder ich meinen Hautton angleichen muss, wie etwa rund um meine Nase oder auf den Wangen. Ich fange am liebsten mit einer dünnen Schicht an und trage eine weitere Lage nur dann auf, wenn es nötig ist.

Die meisten Foundations sind aufbauend, was bedeutet, dass man sie schichtweise auftragen kann. Nur nicht zu viel des Guten: Wenn ihr zu viel auftragt, besonders auf einmal, wirkt euer Gesicht oft wie zugebacken.

Vergesst euren Hals nicht! Ihr müsst nicht den gesamten Hals abdecken, aber streicht die Foundation über eure Kieferpartie bis zum Hals hin aus. Ihr wollt keine offensichtliche Trennlinie mit unterschiedlichen Farbtönen, die euren Hals vom Gesicht unterscheidet. Ihr könnt, wenn die Foundation anders getönt ist, das Ganze auch etwas nach unten ziehen, damit alles ebenmäßig aussieht. Wählt eine Foundation, die nicht abfärbt, damit nichts auf die Kleidung kommt.

CONCEALER

Das sind stark pigmentierte Cremes, die entwickelt wurden, um Pickel, Rötungen oder dunkle Ringe zu überdecken. Sie unterscheiden sich von der Foundation in der Textur und dem Abdeckungsgrad.

Pickelabdeckung

Denkt wie ein Maler, wenn ihr Pickel abdecken wollt. Ich verwende einen Concealer-Pinsel und trage direkt auf dem Pickel dünne Schichten auf. Knallt nicht zu viel auf einmal drauf. Dann sieht der Pickel zugebacken und/oder uneben aus. Mit leichter Hand lässt sich der Pickel Schicht um Schicht abdecken. Verblendet alles so mit dem Pinsel, dass es natürlich aussieht. Tragt dann sanft Puder auf, damit der Concealer hält. Fasst es nicht mehr an, bis ihr eine Auffrischung braucht. Haltet Haare, Finger und Handy fern! Nichts ruiniert euer Make-up mehr, als das Handy ans Gesicht zu pressen. Überprüft euer Make-up zur Mittagszeit, ob es immer noch gut aussieht.

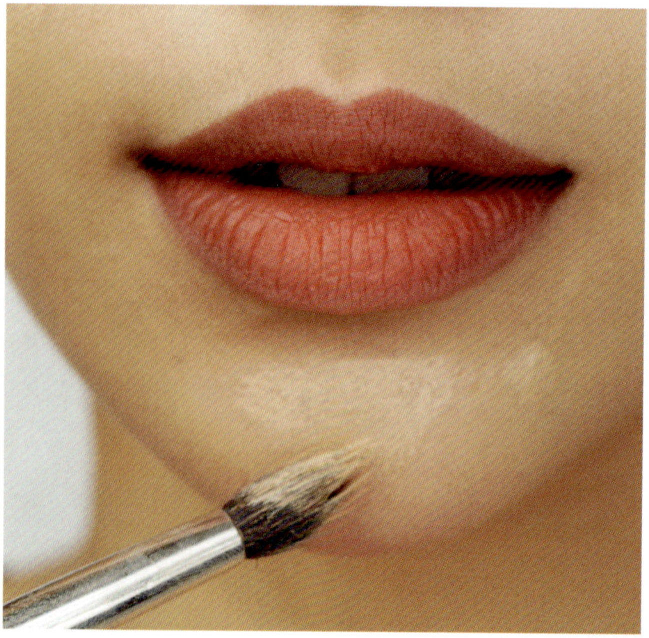

Wie verwende ich Concealer?

Ihr könnt ihn über der Foundation verwenden, und zwar in den Bereichen, die zusätzlich Hilfe brauchen, wie z. B. Aknenarben, Pickel und/oder Schatten unter den Augen. Oder ihr könnt ihn auf der bloßen Haut einsetzen, wenn ihr nur einzelne Pickel abdecken wollt.

Auswahl eines Concealers

Der Concealer sollte ein bis zwei Töne heller als die Haut ausfallen. Ihr deckt meistens etwas Dunkleres ab, also braucht ihr ein Produkt, das etwas heller ist.

Dunkle Ringe abdecken

Ihr wollt wirklich nicht wie ein umgekehrter Waschbär aussehen, also Finger weg von zu hellen Concealern. Ja, der Concealer sollte heller sein, aber nicht zu hell. Wenn ihr dunkle Augenringe habt, dann nehmt einen dickflüssigeren Concealer, dieser liefert ausreichend Abdeckung. Andernfalls reicht die Deckkraft einfach nicht. Ihr könnt ihn mit den Fingern auftragen, aber ich finde, dass man mit einem Pinsel gezielter vorgehen kann. Gebt ein wenig Concealer auf euren Handrücken auf und tunkt den Pinsel leicht hinein. Tragt ihn dann in Lagen auf, nicht alles auf einmal. Arbeitet um den Tränenkanal herum (der sich auf der Innenseite des Auges befindet) und unter dem Auge und deckt so alle dunklen Stellen ab. Tragt nur, wenn nötig, eine zweite und dritte Schicht auf. Arbeitet dabei mit sehr dünnen Lagen. Manche Leute haben Rötungen direkt am Wimpernansatz, wodurch sie müde wirken, weshalb ihr auch dort eine Schicht Concealer auftragen könnt.

Danach entscheidet ihr, ob ihr unterhalb der Augen pudern wollt oder nicht. Dieser Bereich ist sehr empfindlich und trocknet rasch aus. Der Concealer allein kann unter dem Auge allerdings wandern oder klumpen. Wenn ihr dazu neigt, dann hält Puder alles am Platz. Es gibt zwar spezielle Puder für den Bereich unterhalb der Augen, ich verwende jedoch einfach Kompaktpuder und das klappt prima. Tragt ihn sanft mit einem kleinen Pinsel oder einer Quaste auf.

Kann ich die Foundation als Concealer verwenden?
Klar. Wenn eure Foundation ausreichend Deckkraft hat, nur zu. Benutzt sie, um Unregelmäßigkeiten und Pickel abzudecken oder den Bereich unter den Augen aufzuhellen. Braucht ihr Hilfe beim Abdecken von Aknenarben oder dunklen Ringen, dann greift zum Concealer, da er einfach besser abdeckt.

Versteckt eure Tattoos nicht!

Klar könnt ihr Concealer verwenden, um Tätowierungen zu überdecken, aber warum solltet ihr? Schließlich sind das Kunstwerke, die eure Geschichte widerspiegeln. Früher wurden Mädels mit Tattoos als durchgeknallt angesehen, aber das gehört längst der Vergangenheit an. Heute gelten Tätowierungen als Ausdruck des eigenen Ichs. Zeigt sie der Welt und seid stolz darauf!

PUDER

Ihr wisst sicher, was Puder ist. Aber was genau leistet es für euer Gesicht? Wenn ihr Foundation und Concealer tragt, dann fixiert der Puder euer Make-up. Foundations und Concealer sind in der Regel cremig und können verschmieren; Puder fixiert sie und sorgt dafür, dass das Make-up den Tag überlebt. Bei fettiger Haut verhindert Puder das Glänzen.

Wie verwende ich Puder?
Ähnlich wie bei der Foundation könnt ihr so viel oder so wenig einsetzen, wie ihr wollt. Manche glauben, dass sie das ganze Gesicht pudern müssten, aber das stimmt nicht. Es kommt darauf an, wo ihr es braucht und wie ihr aussehen wollt. Wollt ihr natürlich und strahlend aussehen, braucht ihr nur eine feine Schicht an strategischen Stellen, also z.B. in der T-Zone. Wollt ihr einen Matte-Look, dann tragt es auf dem ganzen Gesicht auf.

Die Stirn zu pudern, ist immer eine gute Sache. Ich denke nicht, dass irgendjemand eine glänzende Stirn attraktiv findet.

Benutzt einen fluffigen Puderpinsel oder eine Quaste zum Auftragen. Seid möglichst sanft dabei. Ihr wollt schließlich nicht eure Foundation und den Concealer verschmieren.

ARTEN VON PUDER

Kompaktpuder — Dieses Puder ist fest und kompakt, da es gepresst ist.

Loses Puder — Dieses Puder hat eine leichte und lockere Textur.

Transparent-Puder — Dieses transparente, farblose Puder kann für alle Hauttöne verwendet werden. Ich habe allerdings auch schon als transparent ausgezeichnete Farbpuder gesehen – seid beim Kauf vorsichtig!

Fixier-Puder — Alle Puder fixieren euer Make-up, aber manche sind speziell so ausgezeichnet. Meist handelt es sich um Kompakt- oder losen Puder, die wirklich transparent sind und sich für viele Hauttöne eignen.

Foundation-Puder — Ein schwereres, gepresstes Puder, das eine ähnliche Abdeckung gewährleistet wie eine flüssige Foundation.

Mineral-Puder — Puder, entweder gepresst oder lose, das aus Mineralien hergestellt wird.

AUGENBRAUEN-KNOW-HOW

Augenbrauen inspirieren ganz sicher nicht in dem Maß zu Liebesbriefen oder Gedichten, wie es Augen oder Lippen tun, aber für ein wunderschönes Make-up-Gesicht sind sie dennoch äußerst wichtig. Es ist euch vielleicht noch nicht aufgefallen, aber die Brauen rahmen den Look und geben dem Gesicht Struktur.

SYMMETRIE/ASYMMETRIE

Eure Brauen brauchen nicht absolut gleich auszusehen. Die meisten haben asymmetrische Gesichter, also kann auch eine Braue höher sitzen als die andere oder sie hat eine andere Form. So lange sie ähnlich aussehen, braucht ihr euch darüber keinen Kopf zu machen. Wie sage ich so gerne: Brauen sind Schwestern, keine Zwillinge.

Wenn ihr sie selbst zupft, dann schaut euch ihre natürliche Form genau an. Zupft nicht einfach drauflos. Ich will, dass ihr einen Plan habt. Entscheidet euch für eine Form. Schaut euch Mode- oder Frauenzeitschriften an und sucht Bilder von Berühmtheiten oder Models heraus, deren Brauen wie eure aussehen. Sucht nach Augen- und Gesichtsformen, die euren ähneln. Viele Stars haben klasse Augenbrauen, aber das heißt noch lange nicht, dass ihre Brauen sich in eurem Gesicht gut machen würden.

Nehmt danach einen weißen Eyeliner und malt direkt über die Härchen, die ihr nicht wollt. Das ist eure Richtschnur beim Zupfen. Mit einer guten Pinzette zupft ihr nun ein Haar nach dem anderen. Niemals mehrere auf einmal! Das ist schmerzhaft und die Präzision geht flöten.

Wenn der Bereich, den ihr gezupft habt, weh tut, dann wickelt einen Eiswürfel in etwas Küchenpapier und kühlt so die Haut. Das sollte den Schmerz lindern.

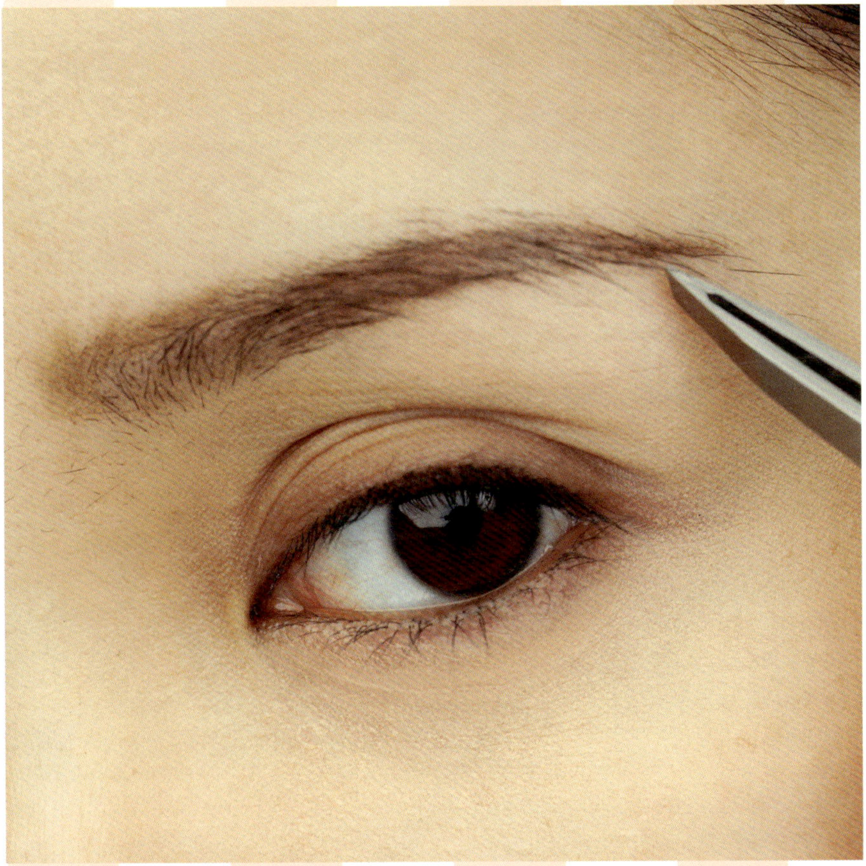

Wie zupfe ich meine Brauen?

Ich bin so froh, dass ihr fragt. Wenn ihr eure Augenbrauen zupft, dann lieber zu wenig als zu viel. Das ist echt wichtig! Vollere Augenbrauen sehen jugendlicher und frischer aus als dünne. Und es besteht die Gefahr, dass die Brauen nicht mehr nachwachsen. Ihr glaubt mir nicht? Viele Frauen (und etliche Männer) haben diese Lektion auf die harte Tour gelernt.

Wenn ihr Frischlinge in Sachen Augenbrauenzupfen seid, dann geht zu einem Profi. Der Augenbrauen-Experte wird sie formen und euch so eine Vorlage liefern, der ihr folgen könnt. (Lasst euch Kosmetikerinnen empfehlen! Geht nicht zu jemand, dessen Arbeit ihr noch nie gesehen habt. Fotos zählen nicht.)

AUFTRITT: AUGENBRAUENBÜRSTE

Der englische Name ist ja ziemlich albern, aber ich liebe meine »Spoolie«! Sie sieht aus wie eine Mini-Ausgabe von diesen Bürsten, mit denen man Flaschen reinigt. Eine Augenbrauenbürste ist wichtig, um die Brauen ordentlich zu pflegen. Ihr könnt damit die Brauen kämmen oder das Brauen-Make-up verblenden. Sie gleicht harte Übergänge aus. Wenn ihr zu viel gestrichelt habt, fahrt mit der Bürste drüber und ihr könnt genau sehen, wie die Farbe harmonisch verteilt wird. Einige Augenbrauenstifte haben bereits eingebaute Bürsten. (Ihr könnt sie auch dazu verwenden, verklebte Wimpertusche zu entklumpen, und mit einer sauberen Bürste könnt ihr sogar die Lippen peelen.)

Augenbrauenstift oder -puder?

Für weichere, fedrige Brauen mag ich Puder. Wenn ihr eine gewisse Schärfe und Präzision wollt, dann ist der traditionelle Stift die richtige Wahl. Ich setze meistens eine Kombination aus beidem ein: Puder, um die Augenbrauen weicher erscheinen zu lassen, dann den Stift, um mit kleinen Strichen die Illusion von winzigen Härchen zu erschaffen. Was für eine Farbe ihr wählt, hängt von euren Brauen und eurer Haarfarbe ab. Wenn ihr dunkleres Haar habt, wählt eine etwas dunklere Farbe. Bei hellerem Haar bitte nur einen Tick dunkler. Wenn ihr einen richtigen High-Fashion-Look wollt, dann entscheidet euch für richtig dunkle Brauen.

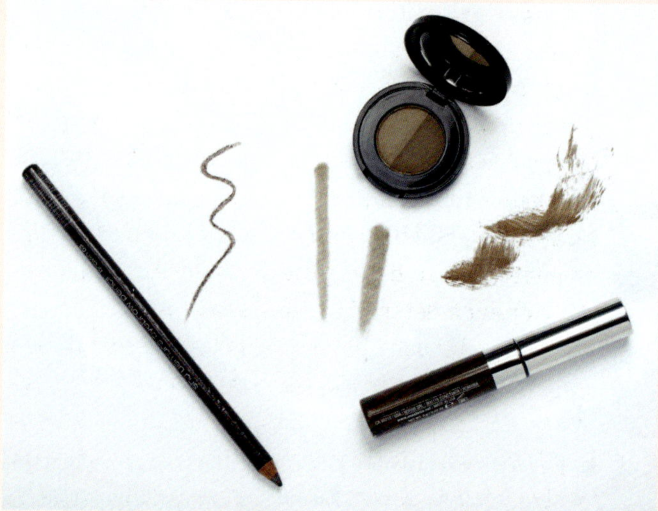

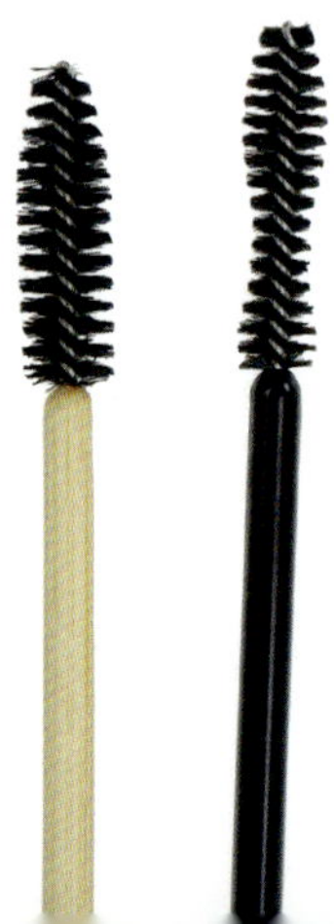

Augen auf!

Nichts kann euren Look mehr verändern als Augen-Make-up. Stellt euch den Unterschied zwischen dramatischen Smoky Eyes mit vollen Wimpern und einem zurückgenommenen Liquid-Liner vor. Ganz schön anders, oder? Aber nichts beschäftigt Frauen mehr als Augen-Make-up. Es ist am schwierigsten zu meistern. Der beste Rat, den ich euch dabei geben kann? Schließt euch ins Badezimmer ein und experimentiert! Ihr müsst euch niemandem zeigen, bis ihr selbst dazu bereit seid und einen Look gefunden habt, den ihr liebt! Übung macht in diesem Fall ganz klar den Meister.

SCHAU DIR IN DIE AUGEN

Es gibt ganz unterschiedliche Augenlider und Augenformen, und um das Beste aus ihnen zu machen, muss man sie erst einmal kennen. Blickt in den Spiegel und schaut euch in die Augen. Das mag sich albern anfühlen, aber macht einfach. Seht euch mit offenen Augen eure Lider an. Wie viel »Grundstück«, wie ich's gerne nenne, habt ihr aufzuweisen? Sind eure Lider kaum zu sehen oder habt ihr viel Fläche? Blättert ein paar Mode- und Frauenzeitschriften durch, um Models und Schauspielerinnen zu finden, die ähnliche Augen haben. Schaut euch deren Make-up genau an und ahmt es nach. Ihr braucht gar nicht mit diesem Make-up aus dem Haus, diese Übung dient dazu, herauszufinden, was für eure Augen funktioniert.

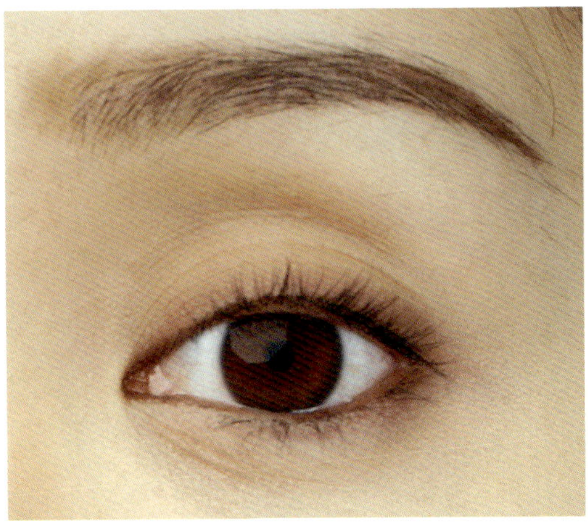

Lasst euch nicht frustrieren, wenn etwas nicht gleich klappt. Nur weil ihr keine große Lidfläche habt, bedeutet das nicht, dass ihr keine unterschiedlichen Looks ausprobieren könnt. Wichtig ist es, die eigene Technik zu verfeinern. Ich habe schon jede Menge Frauen mit verschiedenen Lidformen und -größen gesehen, die es einfach draufhatten. Macht euch nicht verrückt. Probiert aus und experimentiert!

AUGEN-MAKE-UP-GRUNDIERUNG

Eines meiner Lieblingsprodukte ist die Lid-Grundierung, sie wird als Basis unter dem Lidschatten aufgetragen. Sie sorgt dafür, dass er nicht verblasst oder verrutscht, und sie ist besonders sinnvoll bei fettigen Lidern. Wenn der Lidschatten den ganzen Tag über halten soll, dann grundiert, was das Zeug hält! Die Grundierung verbessert auch die Farbintensität eures Lidschattens. Ihr werdet den Unterschied direkt sehen. Manche Grundierungen sind cremig, anderen fühlen sich eher wie Silikon an. Testet so viele Grundierungen wie möglich, um jene zu finden, die für eure Augen am besten funktioniert.

Unterhalb der Augen rate ich allerdings von Grundierung ab. Diese Partie ist sehr empfindlich und hier sollte man nicht zu viele Produkte auftragen. Das sieht sonst schnell maskenhaft aus.

Wenn ihr mit eurem Augen-Make-up beginnt, fangt mit der Grundierung an. Nehmt eure Finger, tupft hinein und verblendet es dann von euren Liddeckeln über die Lidfalte bis hoch zur Braue. Tragt dort, wo ihr Farbe haben wollt, zuerst Grundierung auf! Wartet, bis sie getrocknet ist (ich würde ca. dreißig Sekunden sagen) und eure Augen sind bereit!

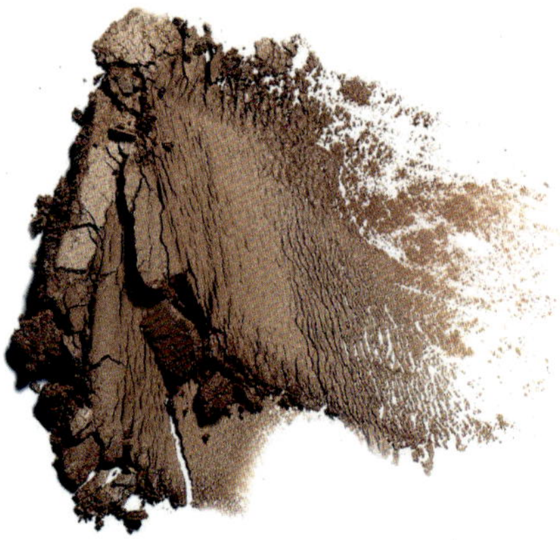

NEUTRALE LIDSCHATTEN

Egal wie eure Make-up-Fertigkeiten aussehen, mit einem neutralen Look kann man nichts falsch machen. Dabei handelt es sich um alle matten oder leicht glitzernden Farben in Erd- oder Hauttönen. Stellt euch Creme, Nude, Bronze, Braun und Grau vor. Mit neutralen Farben kann man eigentlich nichts falsch machen. Ihr könnt eine Farbe auswählen oder mehrere für Smokey Eyes oder konturierte Augen. Arbeitet immer von hell nach dunkel, dann könnt ihr schichtweise vorgehen und langsam die Farbe aufbauen, ohne etwas abnehmen zu müssen.

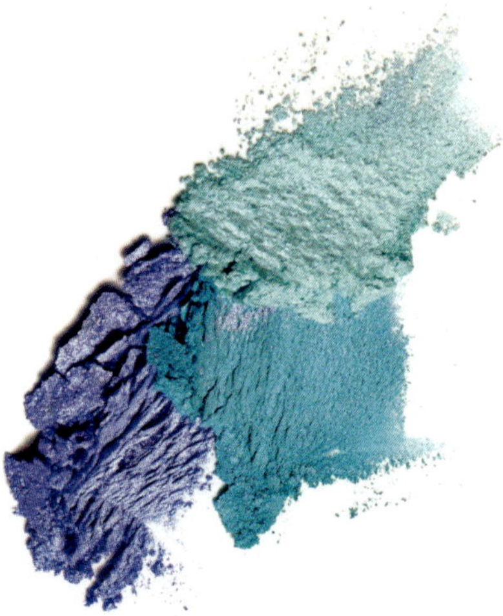

BUNTE LIDSCHATTEN

Vielleicht seid ihr ja nicht der natürliche Typ. Vielleicht liebt ihr stattdessen die bunte Vielfalt. Dann los! Wenn ihr mutig genug seid und wisst, welche Farben für euch infrage kommen, dann setzt sie ein. Ihr seht immer klasse aus, wenn ihr ihr selbst seid!

Das gilt allerdings nicht für roten Lidschatten! Mit rotem Lidschatten sehen Augen müde und gereizt aus. Die meisten Menschen sollten daher Rot meiden. Aber lasst euch nicht von mir von dieser leidenschaftlichen Farbe abschrecken! In Japan setzen Geishas nach wie vor rotes Make-up rund um die Augen ein, um verführerischer auszusehen. Das beweist nur, dass es keine falschen Farben gibt. Es kommt nur darauf an, wie man sie trägt.

EYELINER

Es gibt so viele Arten von Eyeliner und so viele Möglichkeiten, sie aufzutragen! Als Stift, im Tiegel, flüssig, als Puder. Fühlt ihr euch sexy? Zeichnet den unteren und oberen Lidrand nach. Unschuldig? Ein Strich auf dem oberen Lid tut's. Punky? Verteilt den Liner nachlässig rund ums Auge. Modebewusst? Zieht die Linie an den Augenwinkel nach außen oben weiter. Ihr habt so viele Optionen.

KAJALSTIFT

Der Kajalstift bietet das einfachste Augen-Make-up, mit dem man anfangen kann. Er verzeiht Fehler und ist einfach zu benutzen. Wenn ihr mit einem Stift schreiben könnt, könnt ihr auch mit dem Eyeliner zeichnen. Schließlich macht ihr nichts anderes, als auf eure Lider zu schreiben/malen.

Es gibt zwei Arten von Stiften: 1) Mechanische, die man nur drehen muss, damit der Stift nachrutscht. Für sie braucht man keinen Spitzer. 2) Traditionelle, die man spitzen muss. Das sind meine Lieblingsstifte, weil man viel feinere Spitzen als bei den Drehstiften bekommt. Damit kann man genauer arbeiten und hat den Look besser in der Hand.

TIPP: *Spitzt nicht zu dünn! Es besteht zwar keine Gefahr, dass ihr euch verletzt, aber die Spitze kann abbrechen und ihr verschwendet wertvolle Zeit und Material.*

LIDSCHATTEN ALS EYELINER

Wusstet ihr, dass man Lidschatten auch als Eyeliner einsetzen kann? Ihr braucht dazu nur den Lidschatten und einen entsprechenden Pinsel. Wenn ihr genau gezogene, präzise Linien wollt, dann befeuchtet den Pinsel. Dafür könnt ihr Wasser verwenden, aber ich bevorzuge Augentropfen, da sich diese besser mit dem Puder verbinden. Ein trockener Pinsel schafft wunderschöne, verschleierte Linien, die ich liebe, weil sie so natürlich aussehen.

Auch hier kommt es ganz darauf an, was für ein Look euch vorschwebt!

WIE KONTURIERE ICH MEINE AUGEN?

Was heißt das überhaupt? Mit diesem kleinen Trick wirkt es, als hättet ihr eine volle Wimpernlinie. Tragt den Kajal auf dem Innenrand des Oberlids unterhalb der Wimpern auf. Das verschafft euch ein natürliches Aussehen mit dem gewissen Extra. Klar erfordert es etwas Übung, den Kajal dort aufzutragen, denn die Stelle ist empfindlich und kann tränen. Geht langsam und sanft vor. Eure Augen gewöhnen sich daran. Sie haben einen natürlichen Reflex, weshalb es ganz normal ist, dass ihr wie verrückt blinzelt, wenn ihr etwas in die Nähe haltet. Macht ihr das dann zum hundersten Mal, werden eure Augen desensibilisiert sein und ihr konturiert bombensicher. Inzwischen kann ich meine Augen problemlos auf der Autorückbank schminken. (Aber ich empfehle das nicht!)

LIQUID-LINER

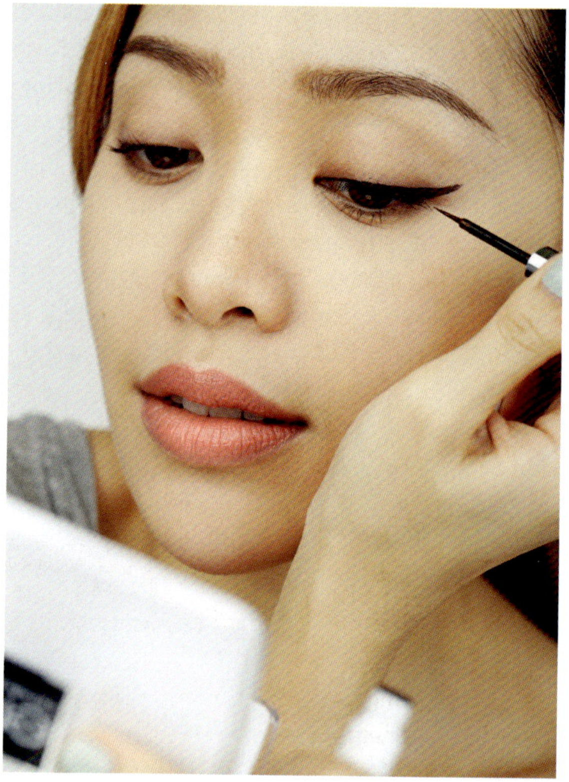

Falls ihr Liquid-Liner noch nie benutzt habt: Er ist genau, was er verspricht – flüssig. Entweder gibt's ihn in einem Fläschchen mit einem dünnen Pinsel oder bereits vorbereitet in einem Applikator, der einem Filzstift ähnelt. Ich liebe Liquid-Liner, aber ich hab ziemlich lange gebraucht, bis ich damit umgehen konnte! Wenn Kajalstifte Buntstiften entsprechen, dann ist Liquid-Liner wie Malen oder Kalligraphie! Liquid-Liner ermöglichen eine flüssigere Bewegung. Ihr habt damit die Dicke der Linie besser im Griff und könnt in einem Strich von dünn zu dick übergehen! Übung ist alles. Die meisten finden Liquid-Liner einschüchternd, was echt nachvollziehbar ist. Wenn man es verpatzt, muss man mit Augen-Make-up-Entferner ran.

> TIPP: *Liquid-Liner ist super für feuchtes Klima. Er sitzt einfach besser als andere Formen von Eyelinern.*

Liquid-Liner trägt man am besten oberhalb der Wimpernlinie auf. Ihr könnt einen dicken oder einen dünnen Strich ziehen und ihn sogar am Schluss auslaufen lassen. Ich würde ihn nicht unbedingt unter der oberen Wimpernlinie oder unter den Augen einsetzen, da er sehr theatralisch und wie aus einem Hochglanz-Magazin für Mode wirkt.

CREME-EYELINER

Diese Art gibt's in kleinen Tiegeln. Sie wird mit dem Pinsel aufgetragen. Was das Aussehen betrifft ähnelt es dem Liquid-Liner, ist aber leichter zu verreiben und einfacher zu handhaben. Creme-Eyeliner gibt es darüber hinaus in verschiedenen Tönen – matt, metallic oder glänzend.

LASS DEINE AUGEN WIRKEN!

Eyeliner in Weiß oder Nude auf dem unteren inneren Lidrand aufgetragen, lassen die Augen größer erscheinen, da sie das Weiß der Augen aufgreifen. Dieser Trick bietet sich auch an, wenn man müde aussieht und/oder einen geröteten Lidrand hat. So sieht man frisch und wach aus.

Glänzenden Lidschatten oder Eyeliner rund um den Außenbereich des Tränenkanals aufzutragen, ist ein weiterer Kniff. So entsteht ein sehr jugendlicher, frischer Look. Benutzt den Finger, um das Produkt sanft in einem C rund um den Kanal aufzutupfen. Kommt dem Auge nicht zu nah und verblendet alles gut. Ihr wollt schließlich keine Halbkreise im Gesicht hängen haben. Was die Farben betrifft, könnt ihr nach allem, was hell ist oder schimmert, greifen. Mein Favorit für diesen Kniff ist rosiges Gold.

WIE MAN SEINE WIMPERN FORMT

Habt ihr eine Wimpernzange? Für Uneingeweihte sieht das Teil furchteinflößend aus. Diejenigen, die sie benutzen, wissen, was für ein tolles Hilfsmittel das ist. Sie hebt die Wimpern und lässt die Augen offener aussehen. Bevor ihr die Zange benutzt, seht sie euch genau an. Seht ihr das gebogene Gummiteil? Es dient als weiche Basis für eure Wimpern. Passt auf, dass es nicht verrutscht oder abgenutzt ist. Wäre dies so, könntet ihr euch mit der Zange die Wimpern abschneiden. Ich kenne zwar nur eine, der das passiert ist, aber ich möchte nicht, dass es noch jemandem passiert!

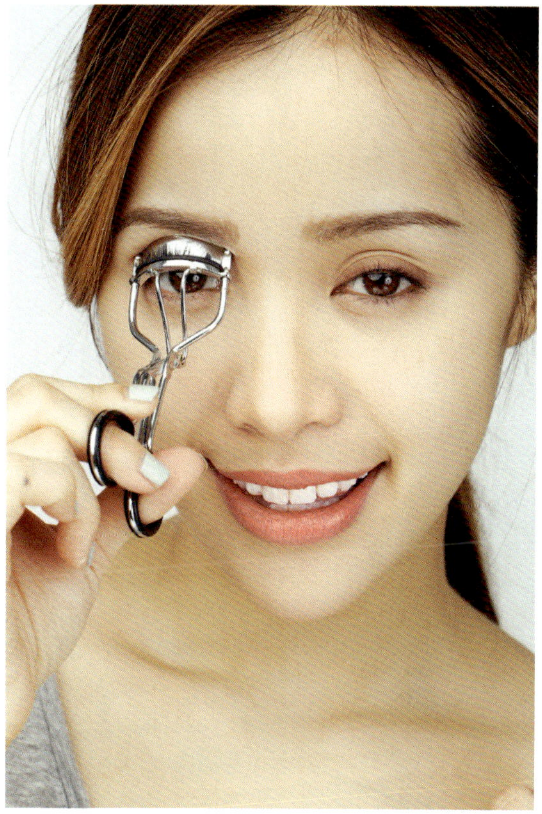

Öffnet die Zange und positioniert eure Wimpern zwischen dem gebogenen oberen Metallstück und der Gummibasis und drückt diese sanft zusammen. Haltet das Ganze zehn Sekunden lang und öffnet die Zange wieder. Bringt die Zange nah an den Wimpernansatz, sonst habt ihr einen seltsamen Knick in den Wimpern. Formt die Wimpern, bevor ihr Wimperntusche auftragt. Der Mascara in Kombination mit dem Metall führt dazu, dass ihr euch Wimpern ausreißt. Kurz und knapp: Seid einfach vorsichtig!

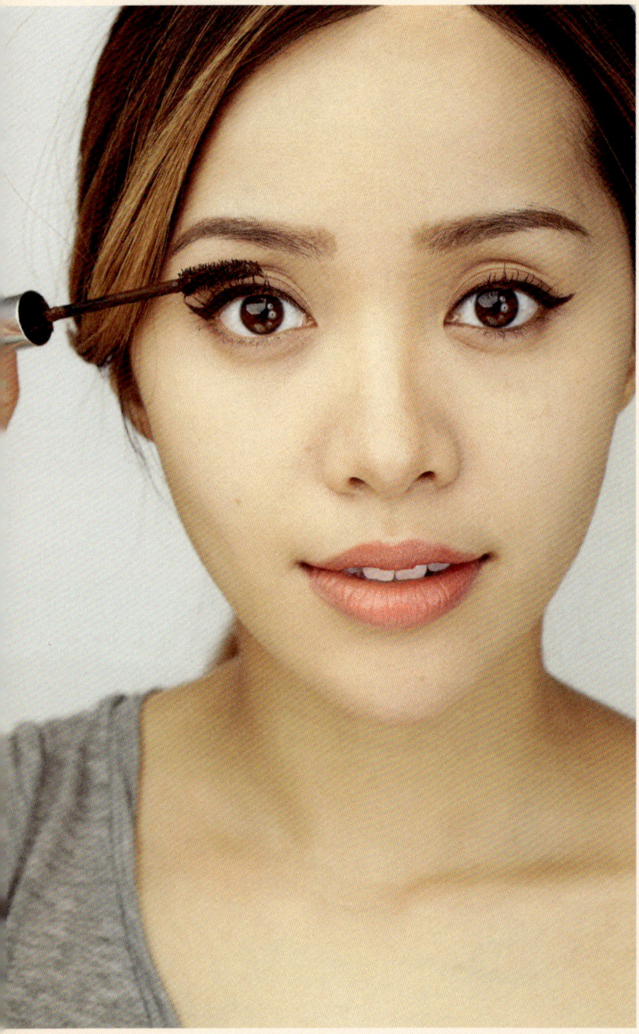

MASCARA

Wimperntusche kann genauso verwirrend wie Foundation sein, weil es einfach so viel Auswahl gibt! Es gibt unzählige Zusammensetzungen und Bürstenformen und ständig kommt etwas Neues auf den Markt. Um da das Richtige zu finden, ist Ausprobieren angesagt. Nur weil eine Mascara-Art bei eurer Freundin großartig aussieht, heißt das noch lange nicht, dass sie auch für euch etwas ist. Damit ist die Wimperntusche nicht schlecht, sondern einfach nur ungeeignet für euch; so wie wir ganz unterschiedliche Haare haben, gibt es auch verschiedene Wimperntypen. Einige Mädels haben dünnes Haar und dünne Wimpern, andere haben dickes Haar und dicke Wimpern. Wichtig ist, dass ihr euren Typ kennt. Ich habe sehr dickes Haar, aber meine Wimpern sind total dünn und wachsen gerade nach unten. Deshalb verwende ich leichte, trockenere Wimperntuschen, die meine Wimpern nicht noch mehr nach unten ziehen.

Manche Frauen mit dünnen Wimpern schwören auf wasserfeste Wimperntusche, da sie nicht bröckelt, langlebig ist und die wachsbasierte Zusammensetzung die Wimpernbiegung besser hält. Meine Wimpern werden dadurch allerdings spröde. Wie bei so vielen Make-up-Geschichten gilt auch hier: Es kommt immer ganz darauf an, was für einen selbst am besten ist!

WIMPERN-PFLEGE

Wie schon gesagt: Wimpern unterscheiden sich nicht großartig von Haaren auf dem Kopf. Wenn ihr häufig Wimperntusche verwendet, dann solltet ihr eure Wimpern nachts pflegen. Es gibt verschiedene Pflegeprodukte zu kaufen, aber einfache Vaseline tut's auch. Ich benutze sie vorm Ins-Bett-Gehen, um meine Wimpern zu pflegen.

Braucht ihr Wimpern-Grundierung?

Grundierung für Wimpern ist wie ein Basislack für eure Mascara. Die Zusatzschicht hilft, die Wimpern aufzubauschen und bildet eine Grundlage für die Wimperntusche. Ich verwende keine Grundierung, da sie meine Wimpern zu schwer macht. Aber vielleicht funktioniert sie ja genau aus diesem Grund für euch, wenn eure Wimpern das gewisse Extra brauchen.

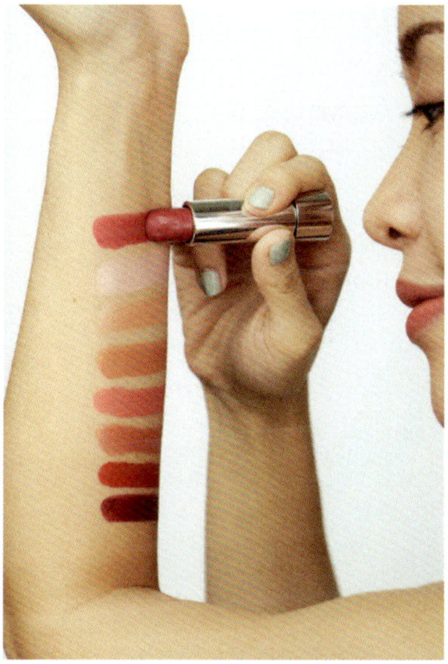

LIPPENSTIFT, LIP-LINER UND GLOSS

Wie viel Lippenstifte und Liglosse ich besitze, verrate ich besser nicht. Sagen wir einfach: viele! Aber was macht schon mehr Spaß und ist weiblicher als diese beiden Dinge? Klar ist Nagellack klasse, obwohl es Übung braucht, um ihn aufzutragen. Dasselbe gilt für Lidschatten. Aber Lippenstift oder Lipgloss? Mit denen kann man wunderbar spielen und sie sind leicht aufzutragen. Überlegt nur, wie leicht ihr euren Look allein damit verändern könnt. Ein roter Lippenstift spricht Bände –ganz ohne Worte! Und ein Nude-Ton führt euch in die entgegengesetzte Richtung, zum natürlichen Auftritt. Orange macht gute Laune und Pink ist frisch, während Mauve sehr elegant sein kann.

WIE MAN SEINE LIPPEN UMRAHMT

Lipliner ist unglaublich nützlich, aber man ganz schön viel falsch machen. Wir haben wohl alle schon mal Frauen gesehen, die ihn eingesetzt haben, um ihren Mund unnatürlich zu vergrößern. So nicht! Um die Illusion voller Lippen zu schaffen, muss man nicht das, was man hat, gnadenlos übertreiben. Am besten unaufdringlich bleiben und Farben verwenden, die eurer Lippenfarbe nahe kommen. Wenn ihr eure Lippen voller und größer wirken lassen wollt, dann verwendet Lipliner, Lippenstift oder Gloss in neutralen Farben. Sonst wirkt ihr wie ein Clown.

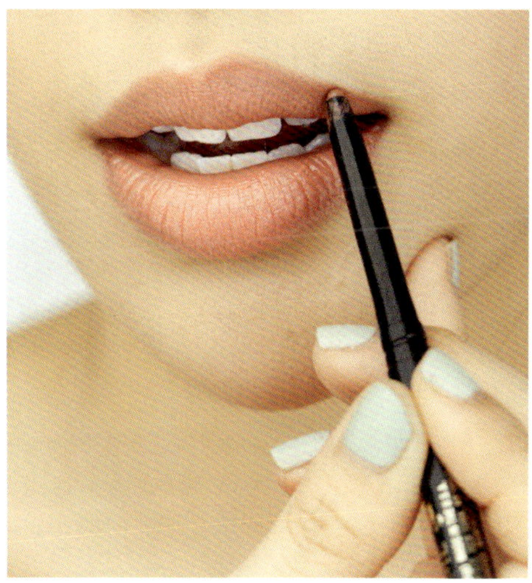

Lipliner hilft außerdem, Unebenheiten in der Lippenkontur auszugleichen. Verwendet einen Konturenstift in eurer natürlichen Lippenfarbe und gleicht damit Unregelmäßigkeiten aus. Füllt den Rest der Lippen, wie ihr wollt. Ihr könnt nur das tragen oder noch einen Lippenstift und/oder Gloss auflegen. Habt ihr auf den Lippen Pigmentstörungen (das passiert manchmal bei Rauchern), dann verwendet den Stift, um die Farbe wieder aufzufüllen.

Wollt ihr rote, dunkle oder gewagte Lippen? Lipliner kann als Grundierung für diese Farben fungieren. Wählt einen Lipliner, der die Farbe des Lippenstifts aufgreift und umrahmt eure Lippen. Malt die Lippen mit dem Stift aus. Da der Lipliner trockener und weniger fettig ist, bildet er eine Barriere, so dass der Lippenstift nicht ausfranst und an den Mundwinkeln verläuft. (Bei dunklen Farben gibt es das Problem häufiger.) Wenn ihr die gesamten Lippen bemalt habt, tragt den Lippenstift darüber auf.

TIPP: *Wenn ihr schmale Lippen habt, betonen helle oder gewagte Farben das zusätzlich. Verwendet stattdessen einen natürlichen, glänzenden Lipgloss. Damit sehen eure Lippen voller aus.*

NICHT RAUCHEN!

Schlimm genug, dass wir tagtäglich mit Umweltverschmutzung zu tun haben. Wenn ihr raucht oder anfangen wollt, dann denkt daran, dass Rauchen richtig ungesund ist, schlecht für die Haut und besonders für die Lippen. Es trocknet sie aus und trägt zu Entfärbungen bei. Außerdem kann es zu Falten um die Mundwinkel führen, und die sind echt nicht schön.

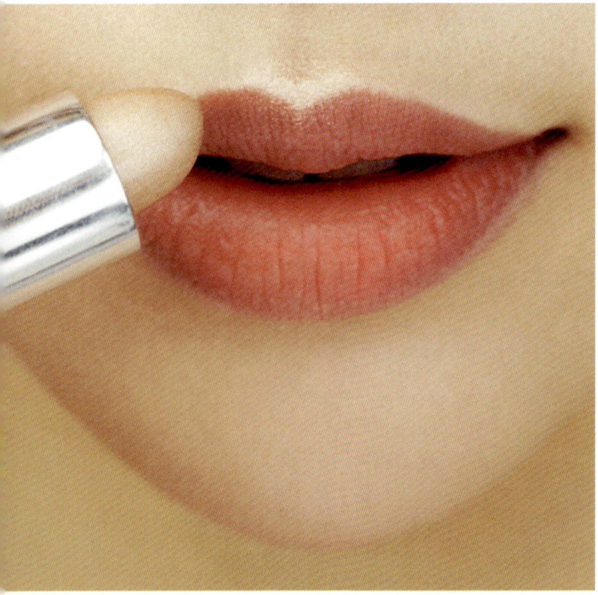

WAS IST DER AMORBOGEN?

Das ist das kleine V direkt oberhalb der Lippenmitte. Mein Lieblingstrick, um vollere Lippen vorzutäuschen, ist, diesen Amorbogen zu betonen. Das ist wie ein 3-D-Effekt. Ihr könnt dafür schimmernden weißen Lidschatten und einen dünnen Pinsel oder einen Stift in Weiß oder Nude verwenden. Fahrt das V nach, nachdem ihr den Liner und/oder Lippenstift aufgetragen habt und verblendet oder softet das V ab. Ihr wollt ja nicht mit einem unverkennbar weißen V über der Lippe herumlaufen! Lipgloss drüber und fertig!

Ihr könnt dem V noch ein bisschen nachhelfen, indem ihr dieses Gebiet zunächst grundiert. Gebt einfach einen Tupfer Make-up-Grundierung oder Lidgrundierung auf den Fleck und dann geht's weiter wie oben beschrieben.

ROUGE-BASICS

Während man mit den Lippen Stellung bezieht, legt Rouge den Ton fest. Natürlich könnt ihr mit verschiedenen Rouge-Looks experimentieren, aber so lange ihr nicht in die Disco geht, in einem Musikvideo mitwirkt oder das Leben eines Rockstars führt, sollt ihr mit Rouge vorsichtig umgehen. Wenn Leuten euer Lidschatten oder der Lippenstift auffällt, ist das ja noch in Ordnung. Aber Rouge sollte wirklich nur die anderen Dinge begleiten.

WAS FÜR EINE GESICHTSFORM HABE ICH?

Wenn es darum geht, Rouge aufzutragen, dann solltet ihr eure Gesichtsform im Auge haben und wissen, wo das Rouge hingehört.

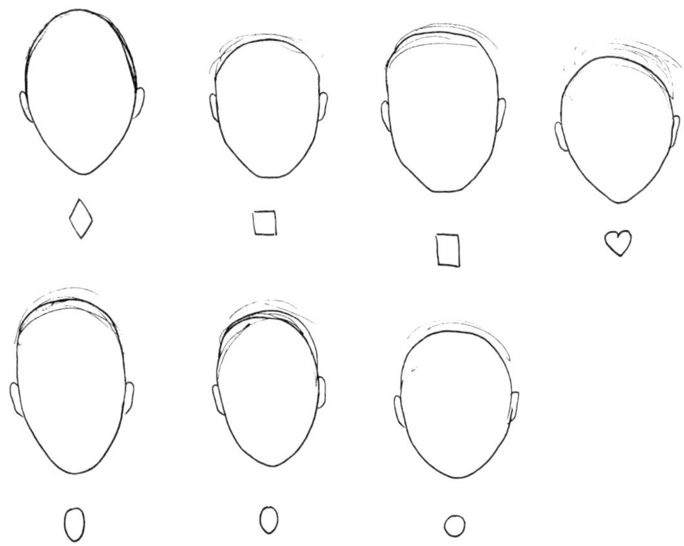

WIE MAN SEINE WANGENKNOCHEN FINDET

Nicht sicher, wo eure Wangenknochen sind? Befühlt einfach mal euer Gesicht! Legt die Finger in die Mitte der Wangen und spürt die knochigen Teile. Von dort ausgehend führen Knochen bis hinter die Ohren. Und das sind eure Wangenknochen.

DIE BESTE ROUGEFARBE

Woher weiß ich, was zu mir passt? Für mich ist das Rouge mehr ein Ton als eine Farbe. Ich bin kein Fan von auffälligen Rougefarben, ich bevorzuge natürliche Töne.

VERBLENDET!

Der größte Fehler, den ihr bei Rouge machen könnt, ist, es nicht zu verblenden. Geht nicht aus der Tür, wenn ihr noch unverkennbare Rouge»flecken« im Gesicht habt, wie einen Kreis oder ein Dreieck. Gebt Acht, dass ihr die Farbe mit Pinsel, Quaste oder Schwamm angeglichen habt. Die Übergänge sollen sanft sein. Geht aber nicht zu heftig ran, denn sonst reibt ihr alles wieder weg!

KONTURIEREN UND BETONEN

Konturieren und Betonen gehören zu den Make-up-Zaubereien, die Schauspielerinnen, Models und alle, die im Rampenlicht stehen und von denen Fotos geschossen werden, lieben. Damit spielt ihr mit Licht und Schatten, um bestimmte Partien des Gesichts zu betonen oder andere zurückzunehmen. Das ist fortgeschrittene Make-up-Kunst.

Einfach gesagt, spielt das Konturieren mit Schatten, um bestimmte Gesichtspartien zurückzunehmen, damit andere wiederum hervorstehen. Beim Betonen oder Highlighten fängt man Licht ein, um die Illusion von Fülle zu vermitteln oder eine bestimmte Partie in den Fokus zu stellen.

Fangen wir mit dem Konturieren an. Wie genau funktioniert das? Zuallererst müsst ihr euch für ein Arbeitsmaterial entscheiden. Ihr könnt alle Arten von matten Puderprodukten – Bronzer, Lidschatten, Kompaktpuder – oder speziell dafür entwickelte Konturen-Cremes verwenden. Wählt einen neutralen Ton bzw. einen etwas dunkleren als eure Hautfarbe. Bei mir funktionieren Bronze- oder Taupe-Farben am besten. Zum Auftragen könnt ihr einen Foundation-Pinsel oder die Finger verwenden. Dann müsst ihr euch entscheiden, was ihr verändern möchtet. Ihr könnt eure Nase schmaler und/oder dünner erscheinen lassen, indem ihr das Konturen-Make-up an den Nasenseiten und an der Spitze auftragt. Eure Wangenpartie könnt ihr hervorheben, indem ihr den Wangenknochen dunkler konturiert. Die Wangenknochen betont ihr, indem ihr den Bereich unterhalb der Knochen dunkler konturiert und auf die so nun hervorgehobene Partie Rouge auftragt. Passt auf, dass man die Übergänge nicht sieht, sonst lauft ihr mit dunklen Streifen im Gesicht herum!

Eine kleine Warnung: Nicht allen steht ein konturiertes Gesicht! Ist es zuviel des Guten, sieht man damit schnell älter aus. Und nicht jeder hat es nötig. In Asien zum Beispiel wird nicht konturiert, da sich viele ein runderes Gesicht wünschen, um jünger auszusehen. In den Staaten ist es genau umgekehrt – Wangenknochen und gemeißelte Gesichtszüge sind angesagt. Mir persönlich gefällt das Vollere, weshalb ich das Highlighten liebe. Außerdem stehen Highlights jedem.

Ihr könnt die Wangen betonen, die Mitte der Lider oder den Brauenbogen. (Die Tipps, die ich euch im Bezug auf das Betonen der Außenränder des Tränenkanals und des Amorbogens gegeben habe, sind gute Beispiele fürs Hervorheben.) Betont aber auf keinen Fall die Stirn. Wenn ihr diese Partie hervorhebt, dann wirkt eure Stirn nur größer.

Um etwas zu betonen, braucht ihr Produkte in Nude, ein cremefarben schimmerndes oder mattierendes. Ihr könnt entweder spezielle Puder und Cremes oder Lidschatten verwenden. Auch hier gilt: Passt auf, dass man die Übergänge nicht sieht.

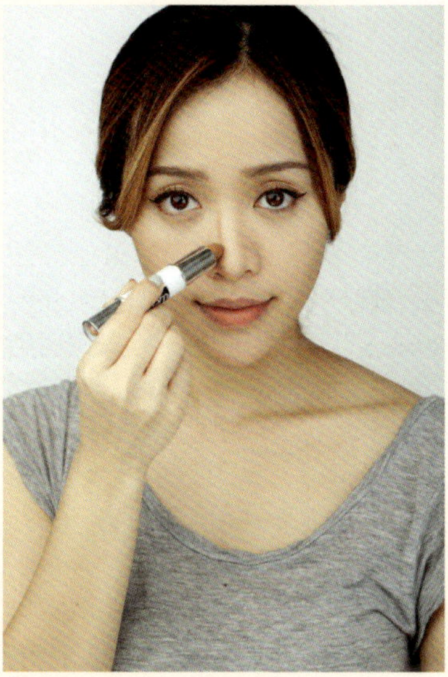
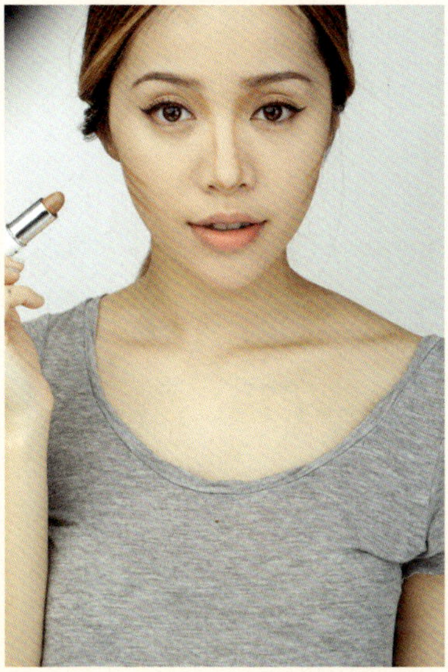
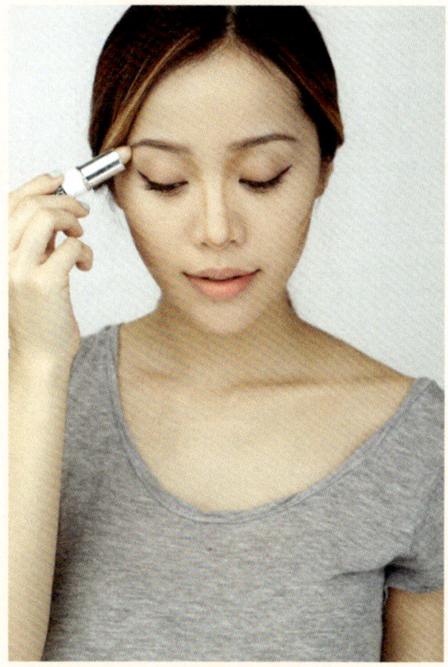
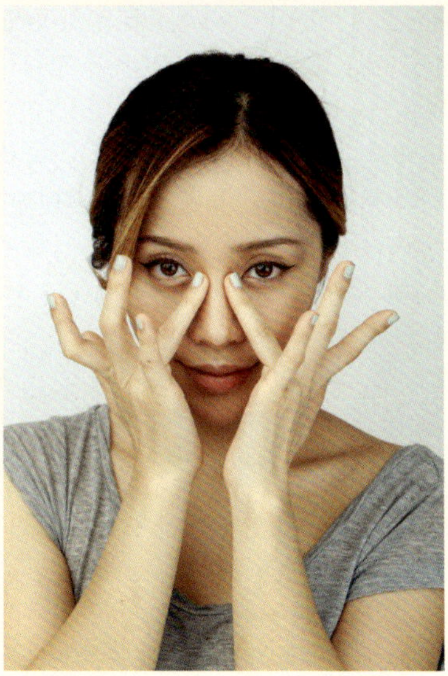
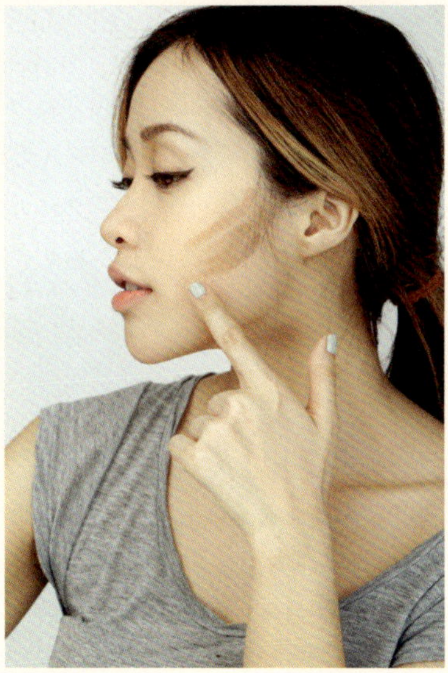
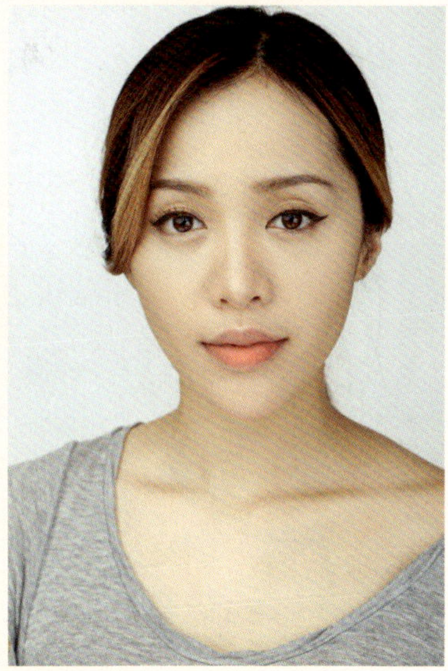

Um das Konturieren und Highlighten zu beherrschen, braucht ihr Zeit zum Üben und Spielen. Ausprobieren ist angesagt! Setzt euch vor einen Spiegel und verändert das Licht, um zu sehen, wie sich euer Gesicht mit Licht und Schatten verändert. Wenn möglich, dimmt das Licht und schießt ein Foto. Setzt euch wieder vor den Spiegel und ahmt die Schatten und Hervorhebungen aus dem Bild nach, aber übertreibt nicht. Tragt immer nur eine Schicht auf. So sieht es natürlich aus.

MAKE-UP AUFRÄUMEN

Euer Schminkzeug ordentlich und übersichtlich aufzuräumen, hilft ungemein. Wenn ihr wisst, wo alles ist, verliert ihr keine Zeit mit der Suche nach dem Teil, von dem ihr hättet schwören können, dass ihr es letzte Woche noch gesehen habt. Wenn ihr es eilig habt und alles durcheinander fliegt, geht auch leicht etwas kaputt. Habt ihr euch schon mal fast überschlagen, um euch fertigzumachen und dann sind Kompaktpuder oder Lidschatten runtergeflogen? Wenn ja, wisst ihr, was passiert. Das Produkt zerbröckelt und wird unbrauchbar. Schminke ist zerbrechlich, also muss man sie ordentlich behandeln. Sonst verschleudert ihr Zeit und Geld.

Bevor ihr aufräumt, überlegt kurz, wie eure Abläufe sind und was am besten für euch ist. Sitzt ihr am Schminktisch und nehmt euch Zeit, das Make-up aufzutragen? Rennt ihr mit dem Kosmetikbeutel in der Hand ins Bad und genauso wieder raus? Ich sitze am liebsten auf dem Boden, wenn ich Make-up auftrage. Ich habe einen mannshohen Spiegel von Ikea, der an der Wand lehnt und nah am Fenster positioniert ist, damit das Licht schön hereinfällt. Natürliches Licht ist klasse, weil es nichts vergibt. So könnt ihr wirklich erkennen, was ihr tut!

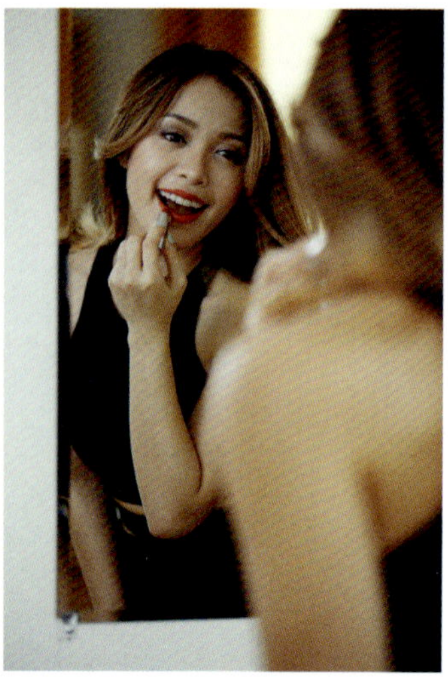

Denkt auch darüber nach, wie ihr eure Kleidung und Accessoires sortiert. Vielleicht gibt es ja eine Ordnung, die euch einfach zufällt, so dass ihr diese nur übertragen müsst. Sortiert ihr nach Farben, nach Jahreszeiten oder nach Anlass? Haltet es mit eurem Make-up genauso.

Wenn euch das Ordnen nicht so leicht fällt, dann fragt euch Folgendes: Muss alles praktisch, transportabel oder weggeräumt sein? Vielleicht braucht ihr eine Schachtel, die ihr von einem Zimmer ins nächste tragen und im Schrank verstauen könnt. Investiert in einen Make-up-Koffer oder kauft einen Werkzeugkoffer aus dem Baumarkt. Schließlich sind das ja eure Werkzeuge! Oder wollt ihr alles im Blickfeld haben, praktisch und schön arrangiert? Schaut nach schönen Tassen, Gläsern oder dekorativen Schachteln, die ihr auf eurer Kommode platzieren könnt. Soll euer Zimmer wie eine Boutique aussehen? Platziert eure Produkte auf einer Magnettafel, damit ihr sie einfach schnappen und loslegen könnt. Das ist ein schönes DIY-Projekt. Ihr braucht nur eine Magnettafel, ein paar kleine Magnete und Kleber. Ein Magnet am Boden oder an der Seite von jedem Gegenstand hält ihn an der Tafel. Bringt einen Spiegel in der Nähe an und schon habt ihr euren eigenen Schönheitssalon.

Besitzt ihr richtig viel Schminkzeug, dann verwendet durchsichtige Schuhschachteln. Ihr könnt hier alles nach Farben oder Rubriken sortieren, wie Profis es tun. Etikettiert die Vorderseite der Boxen und stapelt alles im Schrank oder stellt es offen hin.

EURE KOSMETIKTASCHE FÜR UNTERWEGS

Ihr solltet immer eine Kosmetiktasche für unterwegs dabei haben, in die ihr alle wesentlichen Sachen einpackt und die ihr nur in die Handtasche, den Rucksack oder Ranzen werfen müsst. Findet heraus, welche Sachen ihr tagsüber benötigt – und denkt auch an Notfälle! Ein Kompaktpuder, eine kleine Handcreme, Lippenbalsam, Lippenstift und Lipgloss, antibakterielles Gel, Pflaster, Hygieneartikel, Papiertaschentücher, eine Sicherheitsnadel oder zwei, und ein paar Haargummis dürften euch in den meisten Situationen helfen. Werft alles in einen Kosmetikbeutel und ihr seid bereit für das, was da kommt. Packt nicht mehr ein, sonst wird die Tasche zu schwer.

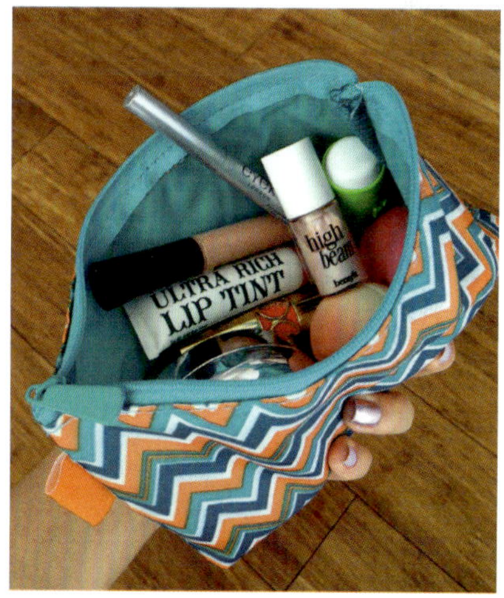

Wenn ihr es euch leisten könnt, dann kauft euch die Produkte doppelt, die ihr am häufigsten benutzt. So habt ihr einen Satz zu Hause und einen für die Kosmetiktasche unterwegs. Damit kommt ihr schneller los, denn ihr könnt euch ja sicher sein, dass ihr alles Wichtige dabei habt..

DAS WICHTIGSTE VON ALLEM

Make-up stärkt das Selbstbewusstsein und macht Spaß. Hoffentlich nehmt ihr das aus diesem Kapitels mit und eignet euch außerdem ein paar meiner Lieblingstricks an. Denkt daran, dass ihr mit und ohne Make-up schön seid. Ich weiß, dass ein paar von euch jetzt den Kopf schütteln. Ihr mögt mir das vielleicht nicht glauben, aber eines Tages werdet ihr begreifen, dass es wahr ist.

Und innere Schönheit? Diesem Thema würde ich am liebsten ein ganzes Buch widmen. Was in euren Herzen, in eurem Kopf und euer Seele ist, zählt mehr als alles Äußerliche. Vergesst Lotionen, Cremes und die neuesten Must-haves in Sachen Make-up. Was ist richtig heiß und lässt jeden gut aussehen? Freundlichkeit. Hab ich schon erwähnt, dass es die ganz umsonst und in Einheitsgröße gibt?

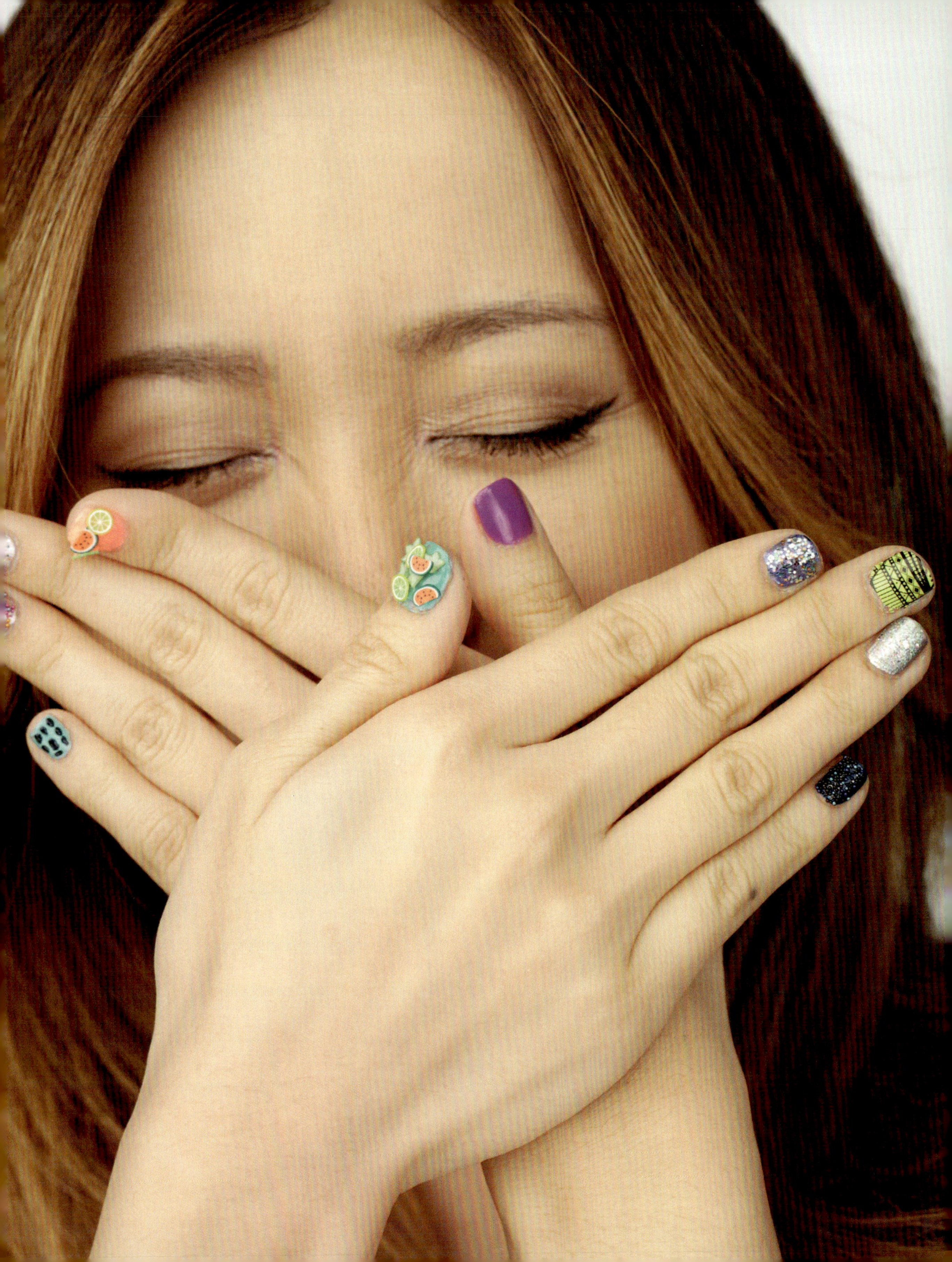

HAAR- UND NÄGEL-KNOW-HOW

Ist ja klar, dass ich ein Make-up-Girl bin, aber ich achte auch auf Haare und Nägel. Es zählt schließlich das Gesamtpaket. Warum sollte man ein klasse Make-up auftragen und alle anderen Aspekte des gepflegten Aussehens ignorieren. Meine Obsession mit Nägeln geht eindeutig auf den Salon meiner Mutter zurück. Während ich da abgehangen bzw. gearbeitet habe, habe ich etliches an Lebenserfahrung gesammelt, aber auch Praktisches gelernt. Was zum Beispiel? Manchmal könnt ihr mich zwar mit abgeplatztem Nagellack erwischen, aber wenn's drauf ankommt, kann ich mir eine gute Maniküre verpassen!

Und was die Haare betrifft, da hat mein Interesse vor allem damit zu tun, mit welchem Haar ich geboren wurde – schwarz, dick und drahtig! Das ist gar nicht einfach zu stylen! Da ich mich nicht bis an mein Lebensende mit einem Pferdeschwanz zufrieden geben wollte, musste ich lernen damit umzugehen.

Ich teile gerne ein paar Dinge mit euch, die ich über die Jahre gelernt habe, ein paar Tipps und Tricks, die euch dabei helfen, mehr Selbstbewusstsein in Sachen Haar und Nägel zu bekommen. Mit ein bisschen Übung und Hintergrundwissen könnt ihr richtig klasse Haarstylisten und Maniküre-Expertinnen werden – versprochen!

DEIN HAARTYP

Euer Haar ist in Typ und Beschaffenheit so einmalig wie euer Fingerabdruck. Das seht ihr schon, wenn ihr euch gegenseitig anschaut. Von der Beschaffenheit her ist mein Haar hinten leicht gewellt und vorne glatt. Außerdem ist mein Haar schwer und strohig. Statt es also jeden Tag für ein einheitliches Aussehen zu glätten oder zu locken, habe ich gelernt, damit zu leben. Früher wollte ich immer komplett glatte oder gelockte Haare, aber leider hat sich das nie erfüllt. Man wünscht sich immer das, was man nicht haben kann – besonders wenn es um Haare geht. Das Gras ist immer grüner auf der anderen Seite. Oder das Haar haariger! Ihr wisst schon, was ich meine.

Also, was für Haare habt ihr? Dünn, mittel oder drahtig? Vielleicht sind sie glatt, gewellt, lockig, kraus oder eine Mischung davon? Ihr könnt auch fettiges, trockenes oder normales Haar haben.

Wenn ihr eure Haarbeschaffenheit kennt, dann hilft euch das dabei, den besten Look oder Schnitt für euch zu ermitteln. Und das wiederum ist hilfreich, wenn ihr mit eurem Friseur besprecht, was genau ihr möchtet (dazu kommen wir später noch).

DER BESTE HAARSCHNITT FÜR DICH

Bevor auch nur eine einzige Strähne fällt, solltet ihr eure Hausaufgaben machen. Ihr könnt natürlich zum Friseur gehen und ihr oder ihm überlassen, was er tut, aber das Ergebnis kann dann auch eine echte Katastrophe sein. (Das ist mir schon passiert!) Da ist es besser, wenn man vorher schon ein bisschen recherchiert hat und mit Zeitschriftenseiten, Fotos und Fragen bewaffnet im Salon auftaucht.

Geht online oder durchblättert Zeitschriften und findet Stars, die Haare wie ihr haben. Konzentriert euch nicht auf Fotos vom roten Teppich. Diese sind irreführend, da die Berühmtheiten dafür eine ganze Armee von Top-Haarstylisten anheuern. Schaut stattdessen Fotos an, auf denen Stars und Models außer Dienst sind und ihren echten Haartyp offenbaren.

Wenn ihr eure Lieblingsfotos heraussucht, bleibt realistisch. Vielleicht gefällt euch ein bestimmter Look, aber wie viel Styling braucht ihr dafür? Wie viel Zeit möchtet ihr morgens investieren? Denkt über euren Tagesablauf nach. Wenn ihr euch morgens aus dem Bett rollt und euer Haar schnell in einem Pferdeschwanz bändigt, dann werdet ihr einen Schnitt mit kurzen Stufen bereuen. Oder ihr denkt über einen Kurzhaarschnitt nach. Seid euch sicher, dass ihr emotional auf so eine drastische Veränderung eingestellt seid. Ihr wollt schließlich nicht in Tränen aufgelöst aus dem Salon herauskommen! Wie sieht's mit Pony aus? Ein Pony bindet mit Sicherheit Zeit und Geld, da er regelmäßig nachgeschnitten werden muss.

Dann müsst ihr einen Friseur finden, der euch zusagt. Spaziert nicht in einen x-beliebigen Laden und lasst euch nicht einen x-beliebigen Friseur zuteilen. Dann ist das Desaster fast schon vorprogrammiert. Findet stattdessen die beste Person für euren Haartyp vor Ort. Fragt herum, lest Online-Bewertungen – ihr könnt sogar Fremde fragen. Diese werden sich geschmeichelt fühlen, dass ihr ihre Frisur mögt!

Bevor ihr einen Termin vereinbart, fragt nach dem Preis des Friseurs. Ein guter Stylist kann richtig teuer sein, und ihr wollt schließlich keine Überraschung am Tag eures Haarschnitts erleben. Wenn ihr euch jemanden nicht leisten könnt und ihr niemanden in eurem Preisrahmen findet, dann fragt, ob dieser Stylist einen Assistenten hat, bei dem ihr einen Termin vereinbaren könnt.

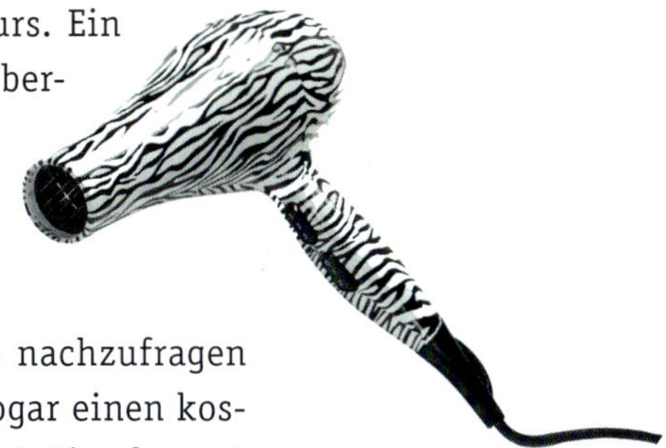

Eine weitere Möglichkeit ist, bei Ausbildungszentren für Friseure nachzufragen oder auf eine Übungsnacht im Salon vor Ort zu warten. So könnt ihr sogar einen kostenlosen oder zumindest sehr günstigen Haarschnitt bekommen. Diese Option kommt aber nur für die eher Abenteuerlichen unter uns infrage, denn ihr könntet mit einem Look enden, mit dem ihr ganz und gar nicht gerechnet habt!

SALON-ETIKETTE UND TRINKGELD

Es ist extrem wichtig, dass ihr euch mit eurem Friseur austauschen könnt. Ansonsten lauft ihr mit einer Frisur rum, die ihr nicht wolltet. Scheut euch nicht, den Mund aufzumachen. Ihr kränkt euren Friseur nicht damit. Er oder sie ist schließlich ein Profi. Ein guter Friseur kann nachvollziehen, wie viele Emotionen mit im Spiel sind, und außerdem sind es schließlich eure Haare und ihr zahlt für den Schnitt.

Ich erinnere mich lebhaft an die schlimmste Frisur, die ich jemals hatte. Ich war 15. Eigentlich wollte ich die Haare nur nachgeschnitten haben, aber sie waren danach so kurz wie nie. Schon beim Schneiden war mir aufgefallen, dass die Friseurin viel schnitt, aber ich dachte, sie würde Stufen schneiden. Es sah schrecklich aus, und es war solch eine Verschwendung, weil ich das Haar auch hätte spenden können. Ich bin in Tränen aufgelöst raus. Also: Mund auf, wenn ihr auf dem Stuhl sitzt!

Redet am besten vor dem Schnitt mit dem Friseur. Bittet ihn, euch zu erklären, was er vorhat. Nur so könnt ihr wissen, was euch erwartet. Und dann könnt ihr während des Schneidens entspannen statt euch verrückt zu machen.

Auch total wichtig ist: Passt auf, wie euer Friseur euer Haar stylt und scheut euch nicht, Fragen zu stellen. Merkt euch die Produkte und Werkzeuge, die benutzt werden, und macht Bilder, wenn ihr glaubt, sie könnten euch helfen. (Fragt vorher, wenn ihr Fotos machen wollt.)

EIN HINWEIS IN SACHEN TRINKGELD

Viele Friseure verdienen nicht viel, weshalb Trinkgeld eine gute Sache ist. Manchmal gibt es in den Salons vorne an der Kasse extra eine Spardose, in die ihr für alle Angestellten »Kaffeegeld« werfen könnt. Trinkgeld fällt flach, wenn euch der Chef oder die Chefin persönlich bedient!

WASCHEN UND PFLEGEN

Lasst uns mal übers Haarewaschen reden. Shampooniert ihr zu viel? Viele machen das, weil es einfach eine Angewohnheit ist, über die man nicht nachdenkt. Man wäscht einfach, stimmt's? Obwohl auf manchen Flaschen »waschen, ausspülen, wiederholen« steht, müsst ihr die Haare nicht zweimal waschen. Das ist zu viel des Guten. Einmal Shampoo pro Duschen genügt vollkommen, es sei denn, euer Haar ist richtig fettig oder ihr habt es schon eine Weile nicht mehr gewaschen.

Meine nächste Frage: Wascht ihr eure Haare täglich? Das braucht ihr nicht unbedingt. Für manche von uns ist das einfach eine Gewohnheit, weil wir es nicht anders kennen oder es erwartet wird. Wenn ihr trockenes oder koloriertes Haar habt, dann setzt vielleicht einen Tag aus. Euer Haar wird euch diese Pause danken.

Wie wascht ihr das Haar? Bündelt ihr es und schrubbt ein paar Mal, um alles von den Wurzeln zu den Spitzen herauszuwaschen? Die Haarspitzen sind am trockensten, also braucht ihr da nicht so viel Shampoo. Und gerade an den Spitzen wollt ihr soviel natürliche Öle wie möglich bewahren. Konzentriert euch stattdessen auf die Kopfhaut.

Wenn ihr das Shampoo ausspült, läuft das schaumige Wasser das Haar hinunter. Damit wird der Rest eures Haares sauber genug.

Wenn es um die Auswahl des Shampoos geht, schaut nach einem Produkt, das zu eurem Haartyp passt. Ihr braucht nicht unbedingt viel Geld dafür auszugeben, da es wirklich eine Menge toller Eigenmarken in Drogerien gibt.

Wisst ihr, dass es spezielle Shampoos für koloriertes Haar gibt? Ich bin ein Riesenfan davon. Ich meine, sie sind sanfter zum Haar als herkömmliche Produkte und helfen dabei, die Farben zum Leuchten zu bringen, besonders wenn man blond gefärbte Haare oder Strähnchen hat. Manche Friseursalons bieten ein lila – ja, lila! – Shampoo an, das verhindert, dass blondes Haar orange wird und das Aschblonde erhalten bleibt, was netter und natürlicher aussieht. Das Shampoo mag ein bisschen furchteinflößend aussehen, also seid gewarnt! Es sieht wie zerriebene lila Kreide aus. Aber das Pigment darin verhindert die Verfärbungen. Haltet euch aber auf jeden Fall an die Anweisungen und/oder besprecht das mit eurem Friseur, bevor ihr es verwendet.

SPÜLUNG

»Je mehr desto besser«, ist meine Devise, wenn's um Spülungen geht. Mein Haar ist strohig, also brauche ich zwei Handvoll, bevor ich aus der Dusche steige. Ich arbeite die Spülung in mein Haar ein und lasse sie ein paar Minuten einwirken, bevor ich sie ausspüle.

Wenn's nach mir ginge, sollte jeder Spülung verwenden, aber was für eine hängt wiederum vom Haar ab. Bei fettigen Haaren braucht ihr eine leichtere Spülung; bei trockenen Haaren darf's schwerer sein. Bei dünnem Haar müsst ihr vorsichtig sein. Zu viel Spülung belastet das Haar.

Wie sieht's mit Spülung aus, die man im Haar lässt? Diese Produkte tragt ihr in der Dusche nach dem Shampoonieren auf, wascht sie aber nicht mehr heraus. Manche Leute mit Kraushaar oder struppigen Haaren schwören auf diese Form von Pflege, da sie die Locken bändigt. (Aber auch hier ist Vorsicht angesagt, bestimmte Haartypen hängen dann nur noch traurig rum.) Und dann gibt's noch tiefenwirksame Kuren – eine großartige Sache bei trockenen oder angegriffenen Haaren. Tragt sie nach der Haarwäsche auf und lasst sie so lange wie nötig drin. Wenn ihr wollt, könnt ihr aus der Dusche hüpfen und eine Zeitschrift lesen, damit das Produkt einziehen kann. Nach zwanzig Minuten geht's dann ans Ausspülen.

HAARE TROCKNEN

Wenn ihr aus der Dusche kommt, dann trocknet euer Haar sanft mit dem Handtuch und wickelt es ein. Obwohl das echt verlockend ist: Rubbelt es nicht mit dem Handtuch trocken. Das beschädigt euer Haar. Wenn ihr die Haare abends wascht, dann geht nicht mit nassen Haaren ins Bett. Ihr wacht morgens nämlich mit Knicken auf, die ihr nicht wieder rausbekommt. Föhnt es stattdessen noch am Abend. Ihr müsst es nicht ganz trocken föhnen, aber zu feucht sollte es nicht mehr sein.

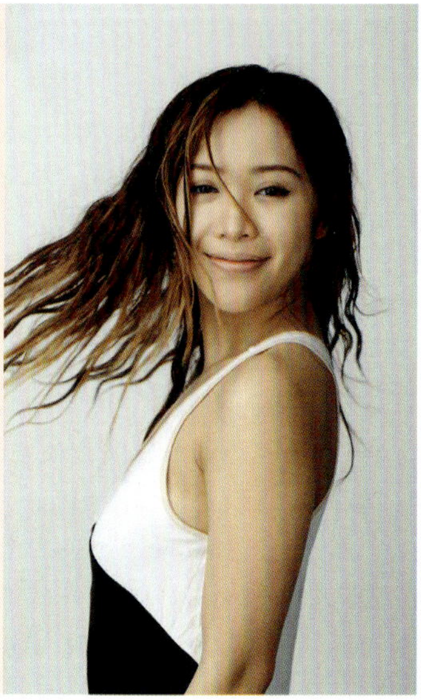

HAARFARBEN

Die Wahrscheinlichkeit, dass ihr irgendwann im Leben mal eure Haare färbt, ist ziemlich groß. Vielleicht macht ihr das ja schon; schließlich spielen wir Menschen gerne mit den Haaren, die uns die Natur geschenkt hat. Warum auch nicht? Es macht Spaß, die Farbe zu wechseln. Wer möchte nicht gern mal wissen, wie es ist, als Blondine, Brünette oder Rothaarige durchs Leben zu gehen – oder mit blauen oder purpurroten Haaren? Heute verwendet vom Star bis zum Typ von Nebenan fast jeder die ganze Palette an Farben, sodass man mit schrägen Haarfarben garantiert niemanden mehr schocken kann. Die meisten zucken nicht mal mehr mit den Wimpern, wenn sie einer unglaublichen Farbe begegnen.

Die Haarfarbe zu verändern, kann richtig Spaß machen, das Selbstbewusstsein stärken und manchmal sogar das Leben verändern. Ich hab schon sehr viele Dinge ausprobiert, sowohl Tönungen als auch dauerhafte Farbe. Meine Haare haben ein dunkles, sehr dunkles Braun, aber in den letzten Jahren bin ich immer heller geworden. Während ich das hier schreibe, habe ich mit einem rosig-goldenen Farbton experimentiert, den ich liebe. Wer weiß? Vielleicht wache ich morgen auf und versuche etwas ganz anderes.

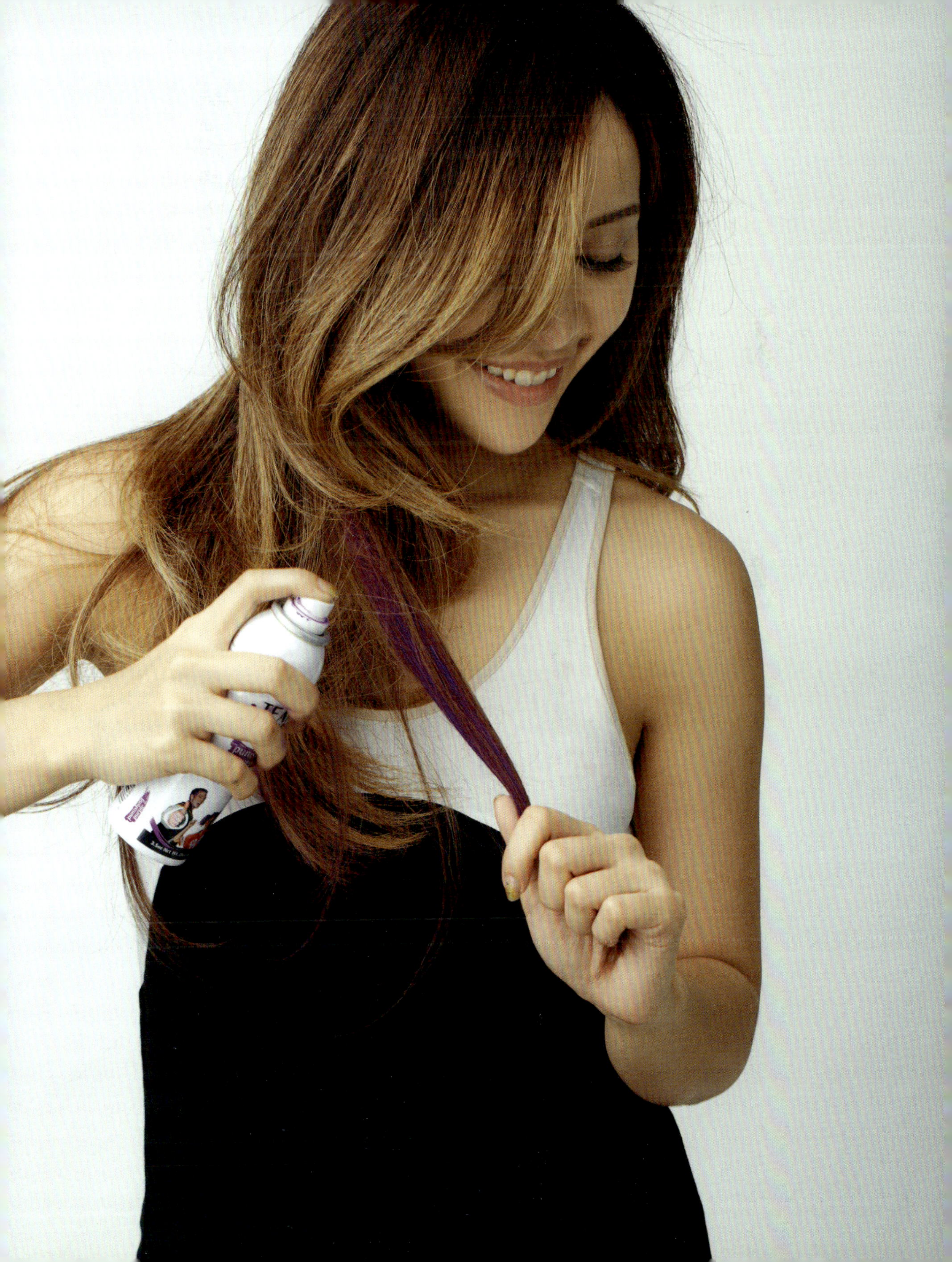

TÖNUNGEN

Wenn ihr beim Färben oder Blondieren, also bei der Anwendung einer dauerhaften Haarfarbe, einen Fehler macht, ist das bitter. In vielen Fällen kann man noch überfärben oder man lässt einen Profi den Schaden ausbügeln, aber manchmal kann man nur noch alles abschneiden. Besser gar nicht erst in diese Situation kommen!

Reden wir also über Optionen, die nicht so dauerhaft sind. Diese eignen sich besonders, wenn ihr eure natürliche Haarfarbe mögt und nur ein bisschen herumspielen wollt. Vielleicht entscheidet ihr euch später für eine dauerhafte Farbe oder eben nicht.

Großartig ist zum Beispiel ein koloriertes Haarspray, das die Haare mit Farbe überzieht. Das kann ganz schön heftig aussehen, da diese Farben sehr lebendig ausfallen, aber wenn ihr eine neon-pinke Strähne, einen blauen Pferdeschwanz oder einen Farbtupfer wollt, ist das eine großartige Sache, und ihr legt euch vor allem nicht dauerhaft fest. Diese Sprays findet ihr in Läden für Friseurbedarf oder im Drogeriemarkt. Haltet euch an die Anweisungen und schaut euch YouTube-Tutorials dazu an. Wenn ihr das Produkt verwendet, kann es ein paar Wäschen dauern, bis die Farbe wieder draußen ist. Und seid bei hellen Haaren vorsichtig, da diese leicht fleckig werden.

INTENSIVTÖNUNGEN

Zwischen den »schwachen Varianten« und einer richtig dauerhaften Farbe gibt es noch eine Tönung, die sich »intensiv« oder »semipermanent« nennt. Damit könnt ihr die Zehen mal kurz ins Wasser stippen, ohne euch länger festzulegen. Macht in der nächsten Drogerie am Regal für Haarfarben Halt und schaut nach Verpackungen, auf denen »semipermanent« oder »Intensivtönung« steht. Diese Produkte kann man ganz gut auch zu Hause anwenden und die Farbe wäscht sich nach und nach über die kommenden Wochen heraus (je nachdem, wie oft ihr die Haare wascht).

Wir kommen gleich zum Färben zu Hause. Wenn ihr Färbemittel kauft, dann haltet euch an eingeführte Marken. Denn diese haben alle Kunden-Hotlines, falls ihr Fragen habt oder etwas schiefläuft. Damit das gar nicht erst passiert, lest vorher gründlich die Anleitung.

OMBRÉ

Dieser Look ist vor ein paar Jahren quasi aus dem Nichts aufgetaucht und hat sich zum heißesten Haarfarben-Look gemausert. Als ich mir Ombré machte, dachte ich noch, dass es ein vorübergehender Trend wäre, doch der Trend blieb. Im Grunde ist es ein Farbverlauf: Die dunkelste Farbe ist an den Wurzeln und die hellste an den Spitzen. Das sieht ziemlich gut aus, besonders bei langen Haaren, und ist eine schöne Abwechslung zu einzelnen Farben oder den traditionellen Strähnchen.

Mit Ombré entscheidet ihr euch nicht für den gesamten Schopf für eine Farbe, sondern nur für Teile! Es gibt großartige Ombré-Sets, die man zu Hause testen kann, oder ihr lasst es bei einem Profi machen. Die Chancen stehen richtig gut, dass euch der Look gefällt – aber falls nicht, könnt ihr einfach drüberfärben.

DAUERHAFT FÄRBEN ODER BLONDIEREN

Das ist natürlich das Nonplusultra. Wenn ihr euer Haar aufhellen, dunkler färben oder mit Strähnchen versehen wollt und keine Zweifel habt, dann ist die Variante genau das Richtige. Wie bei Ombré auch, könnt ihr das Ganze zu Hause machen oder einem Profi überlassen. Wenn ihr zum Friseur geht, dann besprecht die Farbe mit ihr oder ihm. Recherchiert vorab und sucht eine Haarfarbe heraus, von der ihr glaubt, dass sie euch steht. Bringt Fotos mit. Diese helfen dem Profi herauszufinden, was ihr wollt.

SELBER HAARE FÄRBEN

Meine Mutter färbt sich bis heute die Haare selbst, so wie Millionen andere Frauen auch. Die besten Marken bieten einfach und sicher anwendbare Produkte für zu Hause an, weshalb ihr euch nicht scheuen solltet, sie zu benutzen.

Hier ein paar Tipps für das perfekte Farbergebnis:

- Lest und befolgt die Anweisungen! Die Packungen heutzutage sind das Ergebnis jahrzehntelanger Forschung – also versucht nicht, das Ganze irgendwie und auf gut Glück zu testen.
- Bereitet alles vor, was ihr braucht: Handtücher, Eieruhr, etwas zum Lesen. Ihr müsst mindestens zehn Minuten totschlagen, nachdem ihr die Farbe aufgetragen habt.
- Tragt die Handschuhe! Sie sind aus gutem Grund in der Packung! Ihr wollt keine verfärbten Nägel und Finger.
- Stellt sicher, dass ihr eine ebene Arbeitsfläche habt, auf der ihr die Farben anmischen könnt.
- Tragt ein altes T-Shirt oder ein altes Handtuch über der Schulter. Ihr wollt die Farbe nicht auf etwas Schönem haben.
- Und wenn wir schon von Handtüchern reden: Nehmt nicht die neuen, weißen. Verwendet alte, dunkle.
- Es kann gut sein, dass ihr Farbe auf euch selbst, an die Wand oder aufs Waschbecken spritzt. Ihr werdet überrascht sein, wohin sonst noch. Haltet einen Schwamm oder ein feuchtes Handtuch bereit und wischt die Spritzer rasch weg.
- Nehmt euch Zeit. Das ist kein Wettrennen. Plant genug Zeit ein, damit ihr jeden Schritt gewissenhaft umsetzen könnt, besonders wenn ihr es zum ersten Mal versucht.

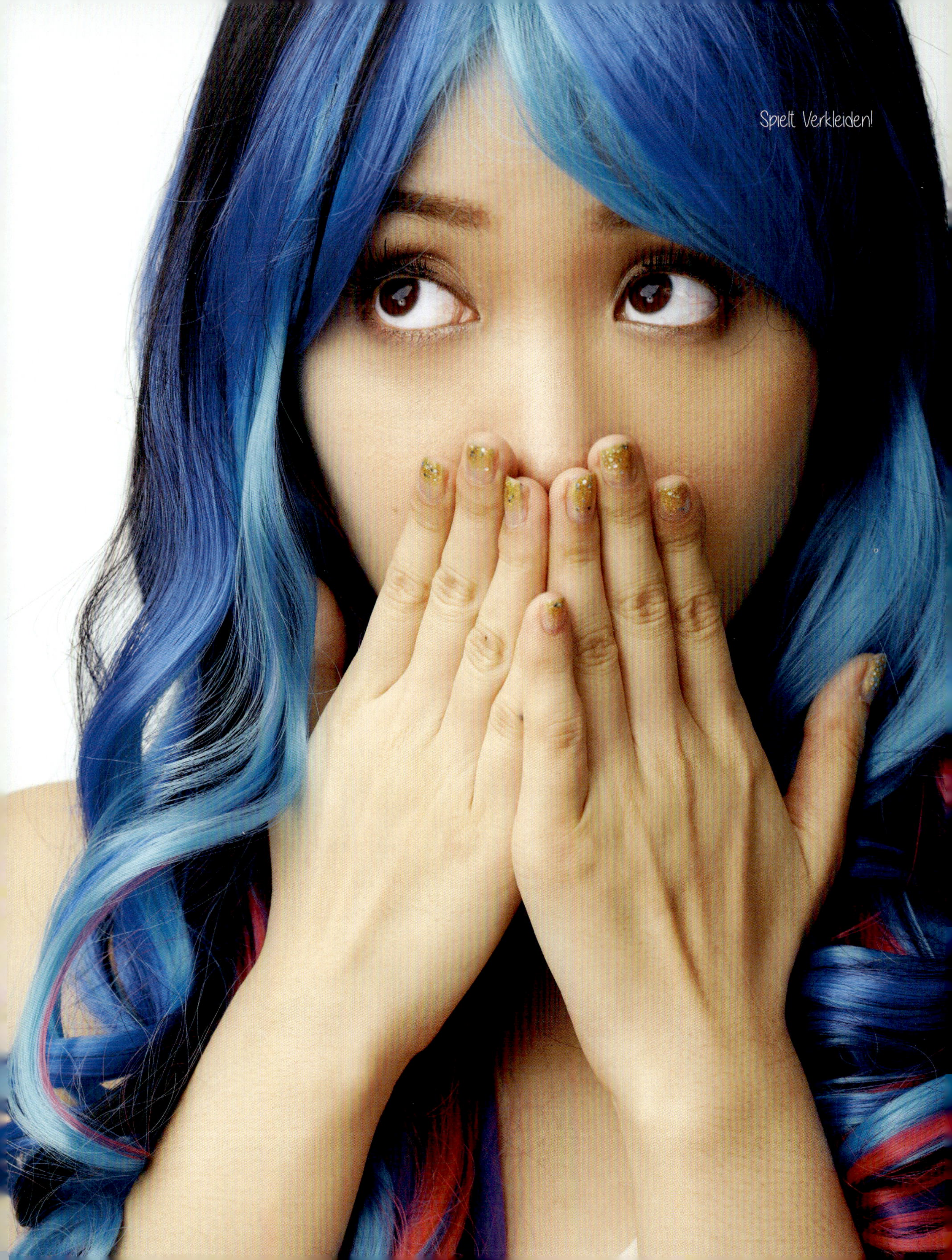

Und mein letzter Rat: Übertreibt es nicht. Wenn ihr euer Haar selbst färbt, färbt oder tönt es maximal zwei Stufen heller oder dunkler als eure eigene Haarfarbe. Alles, was extremer ist, wie zum Beispiel von blond zu schwarz oder von brünett zu kirschrot, bedarf in der Regel professioneller Hilfe.

PERÜCKEN UND HAARTEILE

Wenn ihr euch verkleiden wollt, dann gibt es heutzutage jede Menge Möglichkeiten und zwar in allen Preissegmenten und Farben. Neben Perücken gibt es eine ganze Reihe von Haarteilen zum Anklipsen – Strähnchen, Locken, Pferdeschwänze, Zöpfe oder Ponys. Wenn ihr meine Videos gesehen habt, wisst ihr, wie sehr ich Perücken liebe. Ich erinnere mich noch genau, wie ich zum ersten Mal eine getragen habe. Ich hatte vergessen, mir eine Perücken-Kappe zu besorgen, diese eng sitzende Kappe, die das eigene Haar abdeckt. (Dank ihr sitzt die Perücke gut und verrutscht nicht.) Also habe ich mir eine Strumpfhose über den Kopf gezogen! Ich sah wie ein Bankräuber aus, aber es hat funktioniert. Wenn ihr eine Perücke tragen wollt, dann wickelt eure nassen Haare um den Kopf, befestigt sie mit Haarklemmen und setzt die Kappe auf. Eure Haare sollten so flach wie möglich anliegen.

Mein gesamtes Aussehen veränderte sich mit der Perücke. Ihr solltet auf jeden Fall einmal im Leben eine tragen, ganz gleich, ob sie verrückt ausfällt oder echt wirkt, einfach um zu sehen, wie sich eure ganze Erscheinung verändert. Ihr werdet erstaunt sein. Meine derzeitige Lieblingsperücke? Eine regenbogenfarbene, mit der ich wie eine galaktische Meerjungfrau aussehe. Sie zu tragen, macht einen Heidenspaß.

Die realistischsten und teuersten Perücken oder Haarteile werden aus Echthaar angefertigt. Sie sind so perfekt, dass man selbst beim Tragen fast darauf hereinfällt. Auch manches Kunsthaar sieht überraschend echt aus. Andere dagegen täuschen wirklich niemanden! Sie wirken eher wie Haare von Barbie – aber das ist auch in Ordnung. Manchmal macht es einfach Spaß, sich zu verkleiden.

Schaut in Läden für Beautybedarf vor Ort oder online nach einer Auswahl an Haarteilen. Wenn ihr versucht, eure eigene Haarfarbe perfekt zu treffen, dann solltet ihr das vor Ort tun. Geht mit dem Haarteil nach draußen (selbstverständlich mit Erlaubnis!) und schaut nach, ob es sich im Tageslicht gut in euer Haar einfügt.

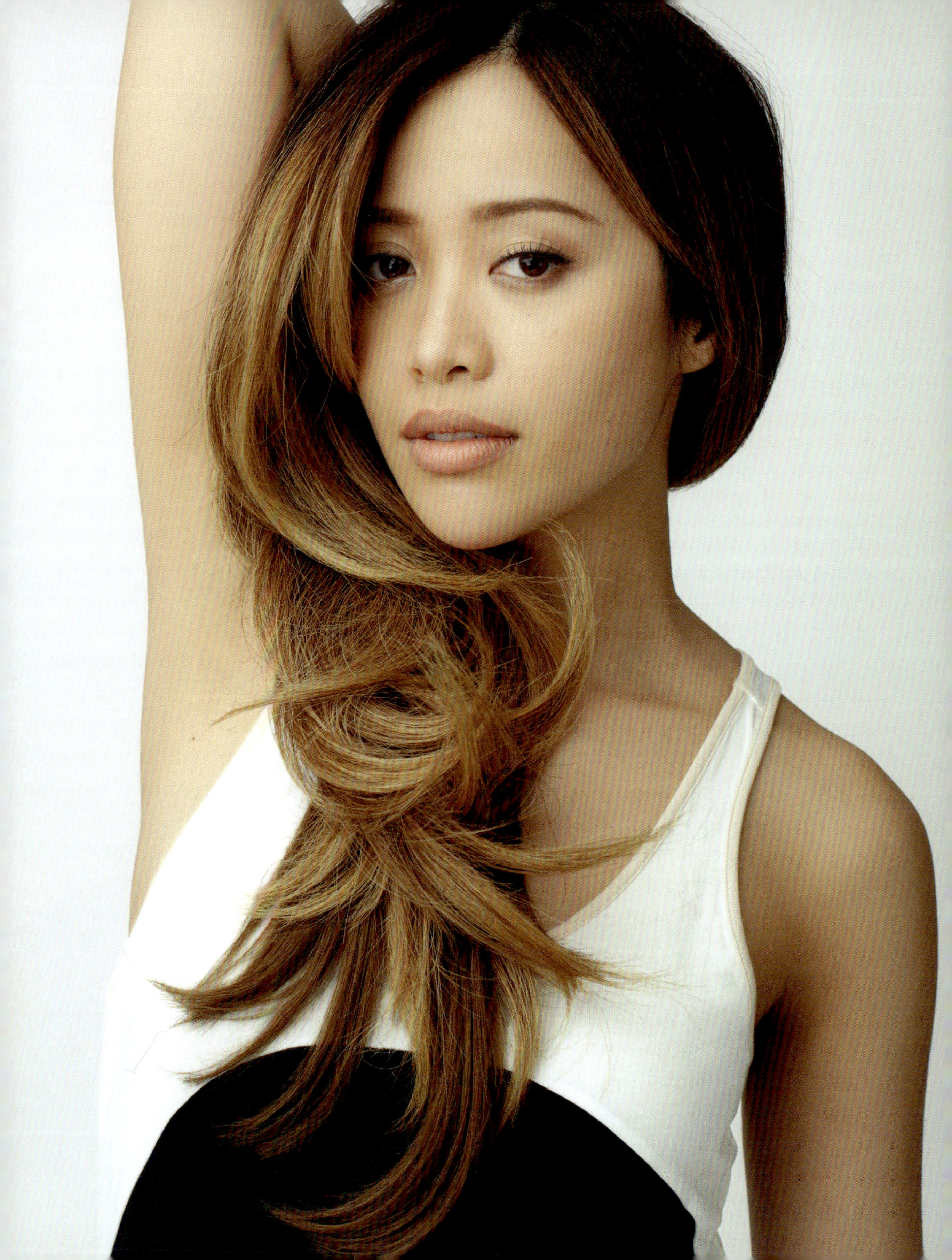

NATÜRLICHE HAARPFLEGE

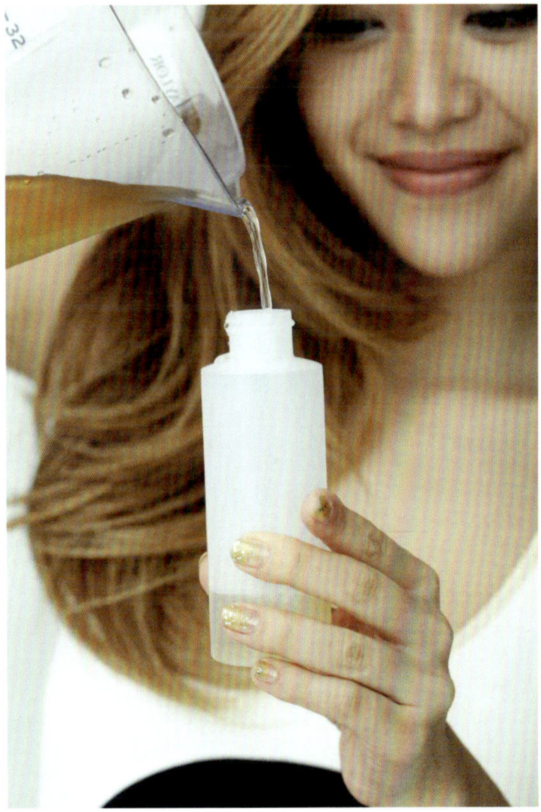

Mutter Natur ist einfach unschlagbar, wenn es um Schönheitspflege geht. Einige meiner Lieblingshaarpflegeprodukte kommen deshalb aus dem Lebensmittelladen. Zum Beispiel Kokosöl. Das trage ich auf meine Haarspitzen auf, da wo sie am trockensten sind. Vergesst aber nicht, es am nächsten Morgen auszuwaschen!

Habt ihr schon mal Essig als Spülung verwendet? Damit spült ihr überschüssige Haarprodukte aus dem Haar und es strahlt richtig. Und keine Bange: Euer Haar riecht danach nicht nach Essig! Nehmt weißen Essig oder Apfelessig und füllt eine halbe bis ganze Tasse in eine Plastikflasche oder alte Shampooflasche. Verdünnt es mit der gleichen Menge an Wasser. (Wie viel ihr braucht, hängt von eurer Haarlänge ab.) Wascht die Haare und übergießt sie dann mit der Essig-Mischung. Arbeitet diese ins Haar ein und spült mit warmem Wasser aus. Danach noch ein bisschen Spülung. So einfach ist das.

MACHT ES SELBST!

Wünscht ihr euch nicht auch, dass morgens ein Stylist auf der Matte stünde und euch die Haare macht? Damit würde ein Traum wahr werden. Bis dahin müssen wir unsere eigenen Stylisten sein. Aber das ist okay. Schließlich gibt's jede Menge Werkzeuge, Tricks und Produkte, die dabei helfen, den Profis nachzueifern.

SCHNELLE VERÄNDERUNG: SCHEITELWECHSEL

So erreicht ihr am einfachsten einen neuen Look. Ihr müsst euch nicht auf ewig festlegen und braucht keine Produkte oder zusätzliche Hilfe. Höchsten einen Kamm. Wie scheitelt ihr im Moment euer Haar? Der Mittelscheitel sieht süß und unschuldig aus. Stellt euch Alice im Wunderland oder Schneewittchen vor. Oder er kann auf eine schicke, hippe Art sehr cool wirken. Seitenscheitel können eine ganze Palette an Looks erzeugen. Ein extremer Seitenscheitel kann sexy oder retro aussehen – denkt etwa an Jessica Rabbit. Ich bin kein großer Fan von Zickzack-Scheiteln. Irgendwie sieht es ein bisschen merkwürdig aus, wenn man einen exakten Zickzack-Scheitel gezogen hat. Ein bisschen zerzaust sieht er schon besser aus. Ein unordentlicher Scheitel, der aus der Mitte gerückt ist, ist übrigens gerade der angesagte Look!

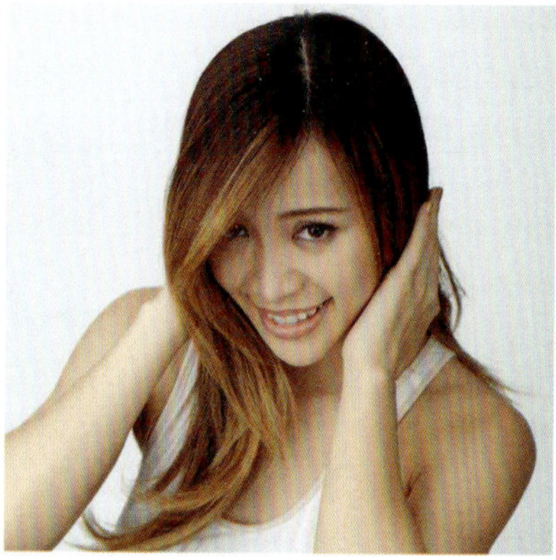

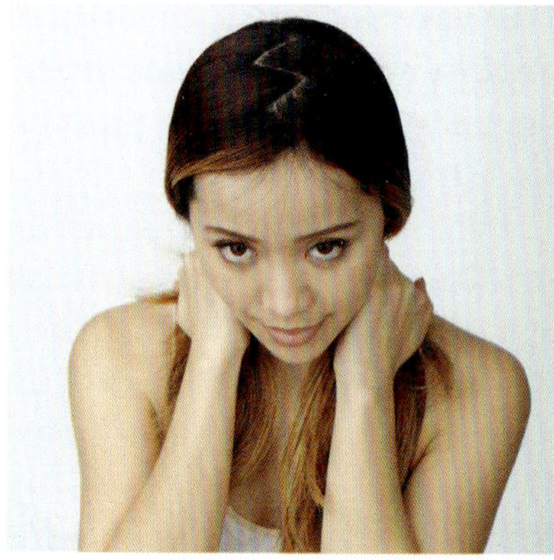

WERKZEUG-CHECK

Das sind meine Werkzeuge:

- Lockenstab
- Paddelbürste
- Föhn
- Rundbürste
- Glätteisen

Lockenstab

Ihn setze ich am häufigsten ein. Mit ein bisschen Übung ist er ziemlich leicht zu bedienen.

Zuerst müsst ihr den richtigen Durchmesser für den Teil des Stabs, der sich erhitzt und die Locken formt, herausfinden. Lockenstäbe gibt es in verschiedenen Größen; kleinere Durchmesser für engere Locken, größere für lockere Locken.

Wenn ihr Neulinge in Sachen Lockenstab seid, dann schaut euch vor dem Kauf ein paar Tutorials an, um herauszufinden, welcher Durchmesser am besten zu dem Look, den ihr kreieren wollt, passt. Habt ihr dann einen Lockenstab, reserviert euch ein Wochenende, um weitere Tutorials anzuschauen, setzt euch vor einen Spiegel und probiert aus. Ihr solltet unbedingt Videos von Leuten, die sich selbst die Haare eindrehen, heraussuchen und nicht von Stylisten, die das Ganze an Models vormachen. Die Bewegungen und Techniken sind ganz anders, wenn ihr mit euren eigenen Haaren arbeitet.

Wenn ihr euch bei YouTube umschaut, landet ihr garantiert auch bei dem berühmten Video mit dem Mädchen, dessen Haare direkt mit dem Lockenstab ausgefallen sind! Ja, das kann mit einem Lockenstab passieren. Um das zu vermeiden, solltet ihr Folgendes beachten: Erstens sollte euer Haar komplett trocken sein, wenn ihr Lockenstab oder Glätteisen verwendet. Zweitens solltet ihr die Einstellung des Hitzegrads überprüfen. Überlasst die höchste Stufe den Profis. Wenn ihr zum ersten Mal den Lockenstab zückt, fangt mit der niedrigsten Stufe an. Braucht ihr mehr Hitze, dann könnt ihr hochdrehen. Drittens lasst das Haar nie zu lange eingedreht. Bei Lockenstäben sind fünf bis sieben Sekunden pro Strähne genug. Reicht das nicht, habt ihr vielleicht zu viele Haare auf einmal eingedreht. Versucht es mit weniger.

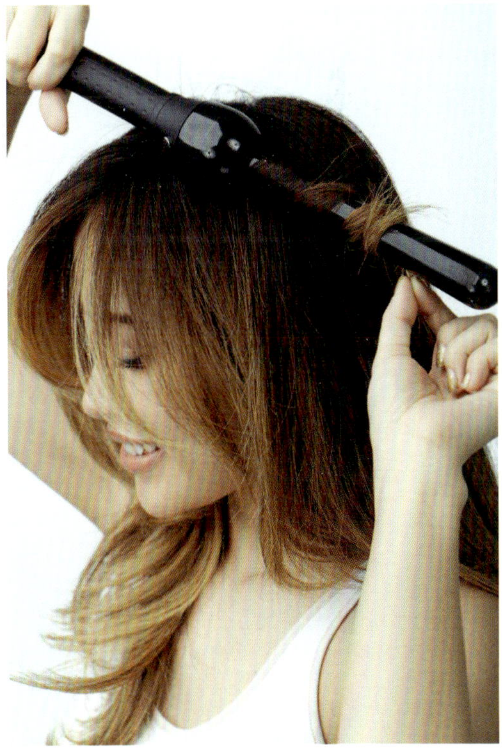

Den letzten Tipp muss man eigentlich nicht geben: Lest vor Gebrauch unbedingt die Anleitung!

Wie verwende *ich* den Lockenstab? Ich benutze tatsächlich zwei verschiedene mit unterschiedlichen Durchmessern. Die verschiedenen Größen geben meinen Locken ein natürlicheres Aussehen. Ich teile Haare ab (ihr könnt dafür Klemmen verwenden, wenn euer Haar richtig dick ist), und nehme eine 2,5 Zentimeter breite Strähne, die ich um den ersten Stab wickele. Die nächste Strähne wickele ich um den zweiten Stab und im Wechsel so weiter. Nachdem ich mit dem kompletten Kopf fertig bin, bürste ich die Locken sanft von den Wurzeln zur Spitze einmal mit der Paddelbürste aus. (Wenn man von unten anfängt und jeden Abschnitt bis zur Kopfhaut einzeln bearbeitet, bürstet man zu viele Locken wieder heraus.)

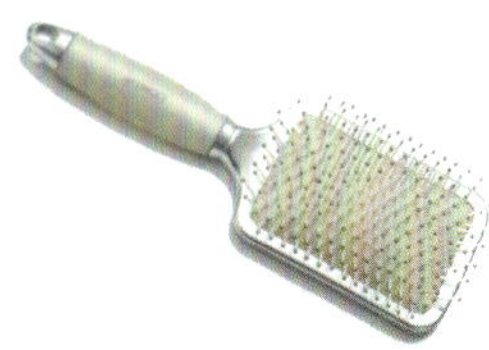

Föhn

Sieht nach einem Basiswerkzeug aus, aber man kann mit ihm etliche Looks erzeugen. Benutzt ihn ganz normal zum Trocknen für einen natürlichen Look. Setzt einen Diffusor auf und ihr bekommt lockige Haare hin. (Der Diffusor verteilt die warme Luft regelrecht, so dass lockige Haare weniger kraus sind und die Locken nicht so zerfallen wie beim normalen Föhnen.) Und natürlich kann man ihn fürs Haarglätten einsetzen.

Ich muss zugeben, dass das nicht meine Stärke ist. Ich habe zu viel Haar, weshalb ich zum Glätten unglaublich lange brauche. Deshalb liebe ich professionelle Haarglättung und bin immer schwer beeindruckt, wenn jemand das Glätten alleine hinkriegt.

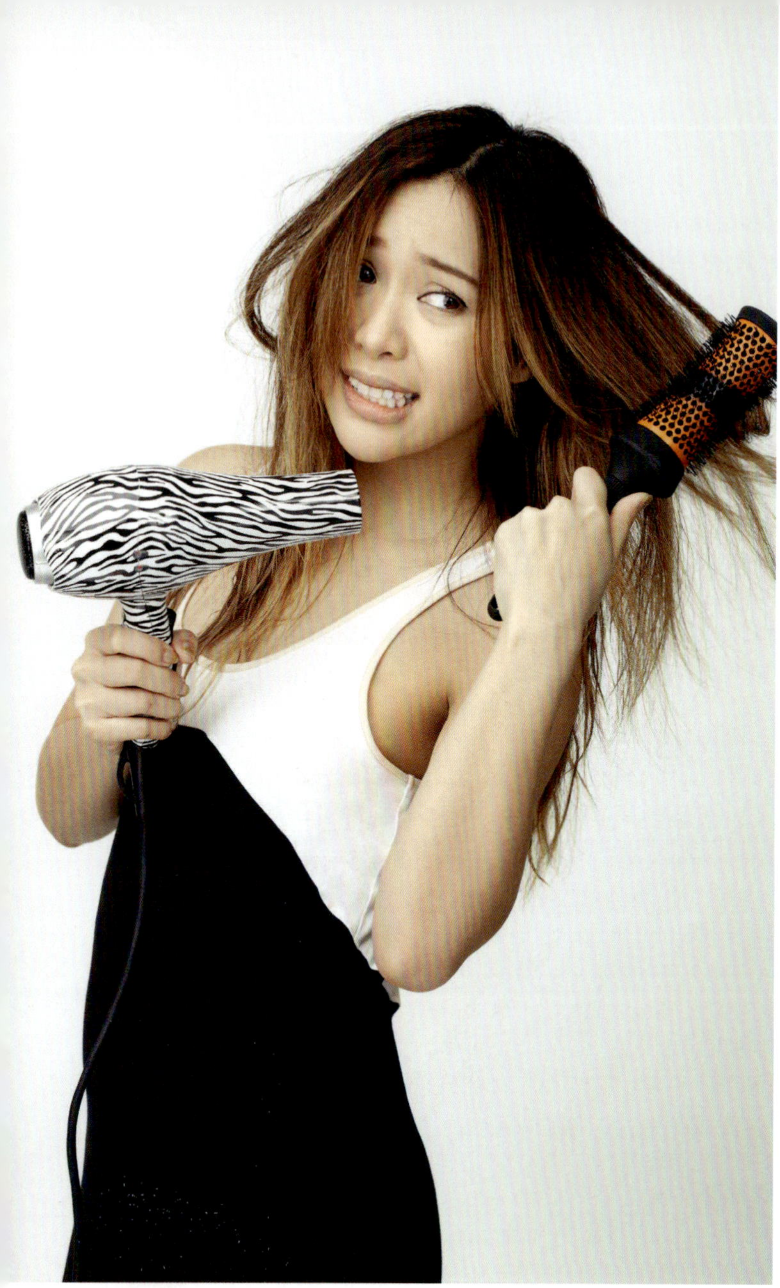

Wenn euch der glatte Look gefällt, solltet ihr unbedingt lernen, wie er funktioniert. Teilt euer Haar und klemmt die oberste Lage auf dem Kopf fest. Haltet dann den Föhn und die Rundbürste griffbereit. Fangt mit der untersten Schicht an und arbeitet euch strähnchenweise vor, indem ihr die Haare auf die Bürste dreht und den Föhn nah dran haltet. (Berührt nicht mit dem Föhn die Haare!) Bewegt Bürste und Föhn zusammen von der Wurzel zu den Spitzen. Zieht ein bisschen an den Haaren, um sie gerade zu bekommen. Aber reißt sie euch nicht aus! Ihr braucht nur ein bisschen Spannung. Nehmt die Klammern raus und geht an die obere Schicht, wenn ihr mit der unteren fertig seid.

Kurz vor dem Abschluss könnt ihr ganz unterschiedliche Looks erzeugen. Wollt ihr es glatt und flach oder wollt ihr ein bisschen Bewegung in die Spitzen? Da ist ein bisschen Übung nötig, denn man braucht etwas Zeit, um das richtige Ergebnis hinzubekommen. Aber ihr habt euer ganzes Leben lang Zeit dafür, denn eure Haare werdet ihr euch schließlich immer machen!

DAMIT DAS GLÄTTEN HÄLT Ihr könnt das Glättergebnis mit einem guten Trockenshampoo über mehrere Tage hinweg bewahren. Diesen Lebensretter gibt's in Puder- oder Sprühform. Haltet die Flasche oder Dose etwa 25 Zentimeter von den Wurzeln weg, sprüht es auf und bürstet es dann aus. Das Trockenshampoo saugt Fett auf und duftet, so dass das geglättete Haar frisch riecht und aussieht. Aber das kann man nicht unbegrenzt machen! Wenn ihr es nicht irgendwann wascht, wird euer Haar riechen, egal wie viel Trockenshampoo ihr benutzt.

Glätteisen

Ein Glätteisen ist perfekt, wenn ihr einen glatten, geradlinigen Look wollt. Wenn ihr mit glatten Haaren geboren wurdet und wollt, dass es sich nicht kräuselt, dann gleitet mit dem Glätteisen drüber. Habt ihr es vorher mit dem Föhn geglättet, kann das Glätteisen für den letzten Schliff sorgen.

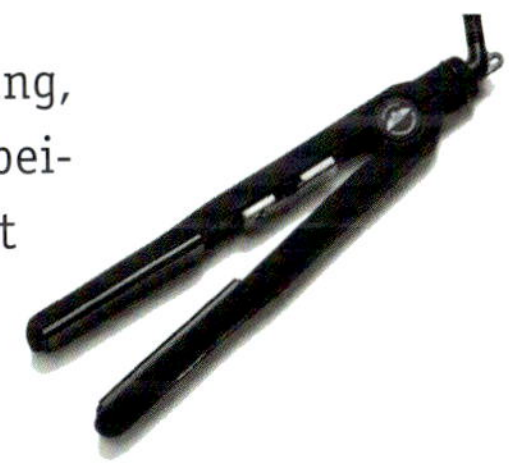

Befolgt die gleichen Regeln wie beim Lockenstab. Lest zuerst die Anleitung, verwendet es nur bei trockenem Haar, benutzt nicht die höchste Stufe, arbeitet immer nur mit einzelnen Strähnen und haltet das Eisen nie still. Lasst es nicht auf einer Stelle ruhen. Ihr könnt euch sonst die Haare abfackeln! Ich weiß, dass ich das schon mal gesagt habe, aber es ist eine Wiederholung wert.

DIE ZOPFPARADE

Zöpfe sind eine großartige Abwechslung zu langweiligen Alltagsfrisuren. Besonders zwei Arten von Zöpfen – französische und Fischgrätenzöpfe – sehen wunderschön aus und sind einfach zu flechten.

Der französische Zopf ist viel einfacher als er aussieht. Wenn ihr den einfachen geflochtenen Zopf im Griff habt, dann schafft ihr auch den französischen. Zuerst müsst ihr euch entscheiden, wo ihr den Zopf haben möchtet. Danach nehmt ihr einen Teil der Haare von oben oder von dort, wo der Zopf anfangen soll, und teilt ihn in drei Teile. Fangt an zu flechten. Ihr kennt das Muster: oben, unten, oben, unten, oben, unten. Nun, jedes Mal, wenn ihr die obere Bewegung ausführt, nehmt ihr zusätzliche Haare von der Seite mit in die Strähne. Denkt daran, dass es fest sitzt. Wenn ihr am Ende der Haare angekommen seid, fixiert den Zopf mit einem Haargummi. Übt, damit ihr einen perfekten französischen Zopf hinbekommt. Ich kenne Leute, die sich selbst, ohne in den Spiegel zu schauen, die Haare flechten können, also übt vor dem Fernseher. Im Anschluss daran könnt ihr euch an unterschiedlichen französischen Zöpfen versuchen. Ihr könnt entweder einen dicken den Kopf hinunter flechten oder auf beiden Seiten je kleinere, die sich hinten treffen. Es gibt unzählige Varianten.

Der Fischgrätenzopf ist ein wunderschöner Zopf, der dem Fischgrätmuster ähnelt. Fangt damit an, das Haar in zwei Partien zu teilen. Wir nehmen sie einfach mal Partie #1 und #2. Nehmt einen kleinen Teil von ganz außen von Partie #1, zieht sie über Partie #1 und nehmt diesen kleinen Teil in Partie #2 auf. Nehmt jetzt einen kleinen Teil von ganz außen von Partie #2, zieht sie über Partie #2 und nehmt diesen Teil in Partie #1 auf. Wiederholt das Ganze und macht so lange weiter, bis ihr an den Haarspitzen landet. Wenn ihr die einzelnen Strähnen flechtet, fasst sie immer straff zusammen. Und am Ende hält alles ein Haargummi.

Und jetzt, da wir ein paar Tricks fürs Haar gelernt habt, können wir uns den Fingern und Zehen widmen!

WUNDERSCHÖNE HÄNDE UND FÜSSE

Wenn man gut gepflegte Hände und Füße hat, vermittelt man der Welt, dass man Wert auf gepflegtes Äußeres legt. Aber was viel wichtiger ist: Man fühlt sich selbst richtig gut. Ungelogen! Wenn die eigenen Nägel oder Zehen rissig aussehen, dann zieht das echt runter. Schöne Zehen oder Fingernägel zaubern ein Lächeln hervor. Besonders die Hände. Die seht ihr schließlich den ganzen Tag, wenn ihr am Rechner arbeitet, schreibt, Auto fahrt oder bei anderen Aktivitäten.

In diesem Teil reden wir darüber, wie ihr schön anzusehende Hände und Füße bekommt. Ihr braucht ein paar Werkzeuge und müsst euch Zeit dafür nehmen, aber es ist die Sache wirklich wert. Schließlich investiert ihr damit in euch selbst!

NÄGEL: DIE ULTIMATIVEN ACCESSOIRES

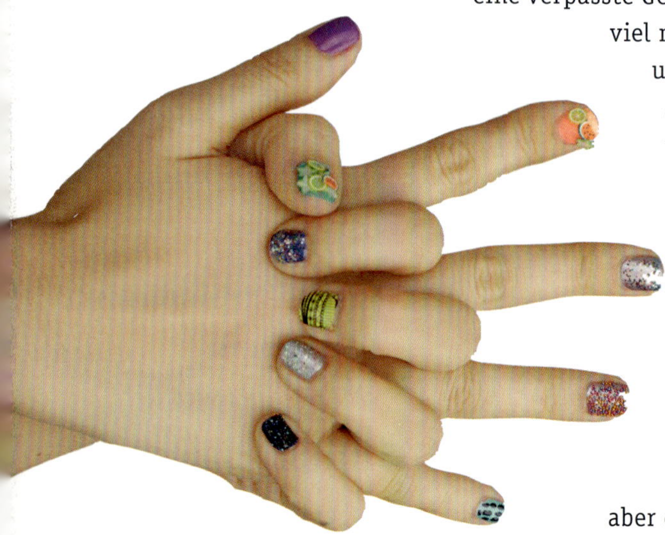

Immer wenn ich jemanden mit unbehandelten Nägeln sehe, denke ich: »Was für eine verpasste Gelegenheit!« Man kann mit Nägeln heutzutage doch so viel machen. Als ich jünger war, gab es keine Nagelsticker und Nagel-Kunst war noch keine große Sache. Dabei sind Nägel echt Probierflächen für eure Kreativität, und Veränderungen an ihnen sind weniger dauerhaft als Experimente mit Haaren oder Kleidern. Einen Nagel zu piercen, um einen Charm-Anhänger dranzuhängen, ist definitiv nicht dasselbe wie ein Nasen- oder Augenbrauenpiercing, oder? Das eine kannst du morgen schon ändern, mit dem anderen musst du quasi leben! Das Gleiche gilt für Nagellack und Haarfarbe. Ihr könnt einen klasse Ombré-Regenbogen über alle zehn Fingernägel pinseln, aber in euren Haaren? Könnt ihr auch, aber es ist tausendmal mehr Arbeit und es bleibt länger.

Ich weiß gar nicht so genau, warum ich Nagel-Kunst so grandios finde. Vielleicht, weil ich so viel Zeit bei meiner Mutter im Studio verbracht, den Kundinnen zugehört und mitgeholfen habe. Oder weil ich Kunst und Malen so liebe. Schließlich ist jeder Nagel eine tragbare Minileinwand.

FINDE DEINEN NAGELTYP

Wie bei Haar und Haut hat jeder einen ganz speziellen Nageltyp. Manche haben lange, kräftige Fingernägel, andere haben weiche Nägel, die kaum wachsen, oder spröde, die leicht abbrechen. Wie bei den Haaren können bestimmte Vitamine und Mineralien die Nägel stärken oder das Wachstum beschleunigen. Lasst euch z. B. in einer Drogerie, im Reformhaus oder in der Apotheke beraten.

MANIKÜRE SELBSTGEMACHT

Nagelpflege kann jeder meistern, versprochen! Mit ein bisschen Übung werdet ihr richtig gut darin. Ich erkläre euch, wie's geht.

Kleine Anmerkung: Plant für eine richtige Maniküre genügend Zeit ein. Das ist wirklich keine Aktivität, die man mal schnell durchziehen sollte. Außerdem solltet ihr das Trocknen des Nagellacks miteinkalkulieren. Wenn man alles richtig macht, sollte die Maniküre die gesamte Woche halten. Denkt nur daran, Handschuhe bei der Hausarbeit zu tragen, besonders beim Spülen. Das ist der Nagellack-Killer schlechthin!

Die Nagelform

Bevor ihr die Nägel schneidet, füllt oder lackiert, solltet ihr wissen, welche Nagelform ihr haben möchtet. Die Optionen sind: spitz, rund, oval, eckig oder eine Kombination aus eckig und oval, also eine eckige Grundform mit abgerundeten Ecken. Und ihr müsst euch für eine Länge – kurz, mittel oder lang – entscheiden.

Ich bin kein Fan von superlangen Nägeln. Seid ihr allerdings eine Berühmtheit und eine professionelle Maniküre ist jederzeit möglich, dann sehen lange Nägel toll aus, und auf Fotos oder in Musikvideos machen sie sich richtig gut. Aber im Alltag sind sie im Weg, mal abgesehen von dem Dreck und den Bakterien, die sich daruntersetzen. Igitt.

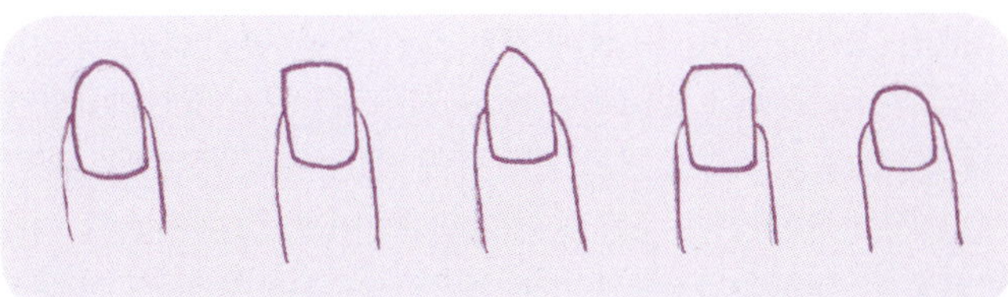

Diese Werkzeuge braucht ihr!

Hier sind die wichtigsten Gegenstände, die ihr für eine Maniküre zur Hand haben solltet:

- Nagellackentferner
- Wattebällchen oder Wattepads
- Nagelknipser oder Nagelschere
- Nagelfeile
- Nagelpolierer
- Nagelhautschere
- Nagelhautöl
- Manikürestäbchen
- Klarer Unter- und Überlack (kauft ein Kombi-Produkt anstatt Geld für zwei verschiedene auszugeben)
- Nagellack

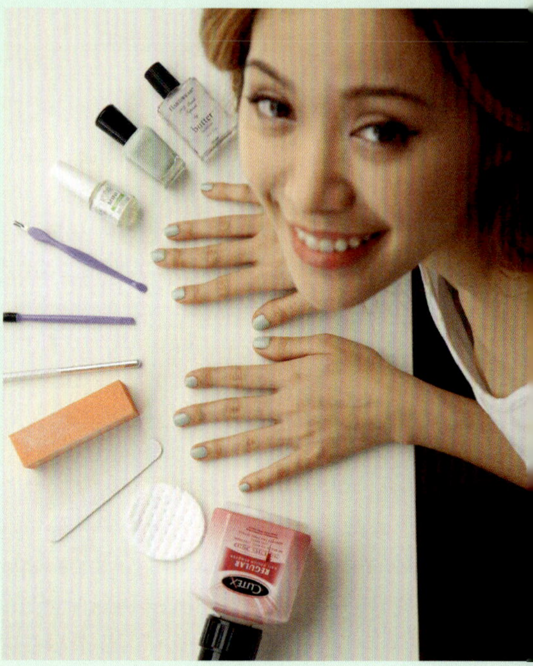

WEG MIT DEM NAGELKNIPSER!

Schneidet eure Nägel nicht in der Öffentlichkeit oder im Büro! Das tun viele und ich begreife nicht warum. Ernsthafte Pflege sollte in Ruhe zu Hause stattfinden.

Formt und glättet eure Nägel

Fangt immer mit einer Handwäsche an. Danach solltet ihr alten Nagellack mit Nagellackentferner und Wattepads oder -bällchen entfernen. Benutzt dann den Nagelknipser oder eine Nagelschere, um die Nägel in die gewünschte Form und Länge zu schneiden. Ich bevorzuge Knipser und schneide die Nägel trocken. Nasse Nägel sind zu weich und können beim Knipsen beschädigt werden. Beim Knipsen und Schneiden entstehen scharfe Kanten, benutzt die Feile, um diese Stellen zu glätten. Gleichzeitig bringt ihr die Nägel schon in die richtige Form. Seid beim Feilen sanft; raspelt nicht drauflos, als wäre euer Nagel ein Stück Holz.

Poliert nun die Enden, Seiten und Kanten jedes Nagels. Ihr kennt Polieren nicht? Mit dieser Technik glättet man die Nägel, wobei eine leicht schimmernde Oberfläche entsteht. Ihr könnt Polierfeilen in jeder Drogerie oder Parfümerie erwerben. Poliert mit leichtem Druck, aber zugleich sanft! Wir sprechen hier von euren Nägeln und nicht von einem Möbelstück oder Auto!

Das Polieren bereitet eure Nägel gut auf den Lack vor, da es die Oberfläche schön glättet. Wenn ihr es lieber natürlich mögt, könnt ihr es einfach beim Polieren belassen. Egal ob natürlich oder nicht: Lest weiter! Wir haben noch einiges zu tun.

Die Nagelhaut

Jetzt geht es an die Nagelhaut. Das ist die Haut, die entlang des unteren Rands und der Nagelseiten verläuft. Regelmäßige Pflege reduziert nervige Niednägel, also ausgefranste Nagelbetten. (Wenn ihr doch einen habt, dann spielt nicht daran herum! Versucht ihn zu ignorieren, bis ihr zu Hause seid und ihn ordentlich beschneiden könnt.) Die Vorstellung, die eigene Nagelhaut zu schneiden, kann etwas beängstigend sein, aber ihr schneidet nicht die gesamte Nagelhaut weg. Wir kümmern uns nur um raue Stellen, Fitzelchen oder jene Stückchen, die sich in Niednägel verwandeln können.

Denkt beim Schneiden daran, langsam vorzugehen und immer nur winzig kleine Partien zu bearbeiten. Schneidet nie größere Bereiche auf einmal.

Bevor ihr aber überhaupt irgendetwas schneidet, nehmt Nagelhautöl und massiert es in die Nagelhaut ein. Verwendet dann ein Manikürstäbchen, um die Nagelhaut vorsichtig zurückzuschieben. Danach erkennt man gut, welche Stellen beschnitten werden müssen. Wenn ihr euch das nicht zutraut, überlasst es besser zuerst einer guten Nagelstylistin und schaut zu. Dann fällt es euch leichter, das zu Hause nachzumachen.

TROCKENE HAUT = MEHR NIEDNÄGEL

Wenn ihr trockene Nagelhaut habt, denkt nach dem Händewaschen an die Feuchtigkeitscreme und tragt vorm Ins-Bett-Gehen Nagelhautöl oder spezielle Nagelhautcreme auf. Das sollte helfen, die Trockenheit zu lindern und Niednägel zu vermeiden. Und tragt bei der Hausarbeit am besten Handschuhe. Reinigungsprodukte sind besonders heftig und können die Haut weiter austrocknen.

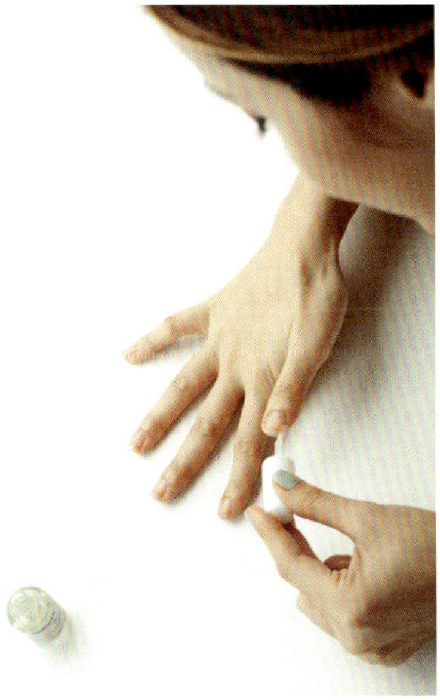

Unterlack

Nachdem die Nagelhaut schön versorgt ist, benutzt den Nagellackentferner und wischt mit einem Wattepad an jedem Nagel das Nagelbett aus. So entfernt ihr alle Überreste des Nagelhautöls und der Nagellack hält länger. Nehmt euren Unterlack und tragt auf jeden Nagel eine dünne Schicht auf. Diese schützt den Nagel vor Verfärbungen und verlängert die Haltbarkeit des Lackes.

Wenn ihr weiche Nägel habt, könnt ihr sie mit Nagelhärter stärken statt den Unterlack zu verwenden. Was auch immer ihr verwendet, lasst diese Schicht gut trocknen, bevor ihr mit dem nächsten Schritt weitermacht. Klarer Nagellack braucht meist etwa eine Minute zum Trocknen.

DER PERFEKTE LACK

Das Geheimnis des perfekten Lacks heißt üben, üben, üben. Ihr könnt es zwar bei jemand anders ausprobieren, aber das ist nicht dasselbe wie mit den eigenen Nägeln. Seid ihr zum Beispiel Rechtshänder, dann könnt ihr bei jemand anderem problemlos alles mit Rechts auftragen. Aber bei euch selbst müsst ihr beidhändig sein. Das bedarf einiger Versuche und ausdauernder Übung.

Vielleicht denkt ihr, dass Nagellack gleich Nagellack ist, aber das stimmt nicht. Die Zusammensetzungen können sich unterscheiden. Manche sind dünnflüssig und dafür vorgesehen, in dünnen Schichten mehrfach aufgetragen zu werden. Andere sind dickflüssig und man braucht nur eine Lage. Manche halten länger, andere platzen leicht ab. Hier sind ein paar verschiedene Vorteile und Texturen:

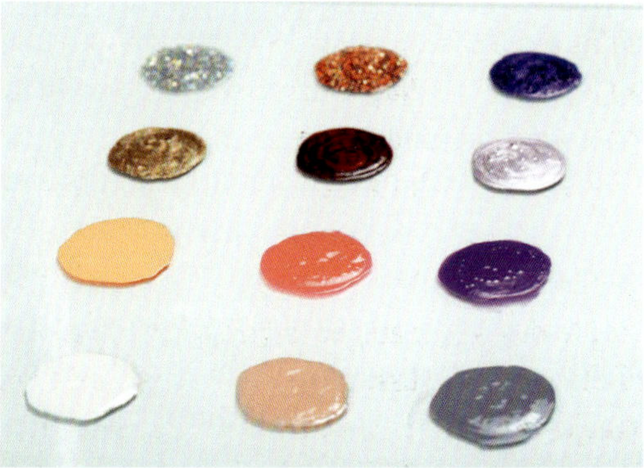

- Sheer-Nagellack ist nur leicht getönt und liefert den natürlichsten Look. Er kann anders ausfallen, als er in der Flasche aussieht, deshalb unbedingt die Farbe vor dem Kauf testen. Wenn eine Sheer-Farbe splittert, fällt das meist nicht weiter auf, weshalb ihr die Lebensdauer eines Sheer-Lackes eher verlängern könnt als bei anderen Nagellack-Sorten.
- Opaque-Nagellack ist eine blickdichte Farbe und die beste Wahl, wenn ihre eine Statement-Farbe tragen möchtet.
- Glitter-Nagellack enthält tatsächlich Glitzeranteile.
- Frosted/Shimmer- oder Pearl-Nagellacke haben zusätzliche Glimmer-Bestandteile, die ein besonderes Aussehen garantieren.
- Hochglanz-Nagellacke stellen ein glänzendes Ergebnis sicher.
- Matte Nagellacke glänzen nicht. Statt eine ganze Flasche zu kaufen könnt ihr auch ganz leicht einen normalen Lack in ein Matt-Produkt verwandeln. Bringt Wasser zum Kochen. Lackiert die Nägel und schwenkt sie noch während der Lack feucht ist ein paar Mal über dem Wasserdampf hin und her. (Aber schnell: Haltet die Hände nicht zu lange darüber, sonst verbrüht ihr euch!) Der Wasserdampf auf feuchtem Nagellack bewirkt, dass der Lack matt erscheint. Überlegt mal: Ihr könnt euch Instantnudelsuppe machen und dabei die Nägel mattieren!

Was ich über die Zusammensetzung von Lacken gesagt habe, gilt auch für Nagellackpinsel. Manche Pinsel sind dick und flach, andere dünn, wieder andere leicht gebogen. Probiert verschiedene Marken aus und testet, mit welchen ihr am besten klarkommt.

Wenn ihr Neulinge in der Welt des Nagellacks seid, fragt einfach herum, lest Bewertungen oder checkt Maniküre-Blogs, um herauszufinden, welche Lacke gut sind. Es gibt wirklich viele gute, ihr könnt euch stundenlang damit beschäftigen.

Abgesplitterter Nagellack

Heutzutage entscheiden sich etliche Leute für diesen sehr speziellen Look – Supermodels, Filmstars, Herausgeber von Modezeitschriften. Früher war es ein sehr ausgefallener Look, heute gehört es fast zum Mainstream. In der Vergangenheit war abgesplitterter Nagellack ein richtiges No-Go, aber heute sieht man das entspannter. Aber auch wenn dem so ist: Zwischen cool und nachlässig ist ein ganz schmaler Grad. Überschreitet ihn nicht mit super-bröckeligen Nägeln.

Nagellack auftragen

Wählt den Lack aus und tragt eine Schicht auf, weder zu dick noch zu dünn. Lasst diese trocknen und tragt die nächste auf. Trocknen lassen. Wenn ihr Fehler macht, nehmt ein bisschen Watte oder Stoff, wickelt ihn um das Manikürestäbchen und stippt es in Nagellackentferner. Reibt die Spitze des Stäbchens über die Stellen, an denen der Lack entfernt oder bereinigt werden muss.

Im letzten Schritt tragt ihr den Überlack auf. Wenn er gut getrocknet ist, seid ihr fertig. Und wie klasse sehen eure Nägel jetzt aus?

VERFÄRBTE NÄGEL

Eine kurze Anmerkung zu Verfärbungen: Selbst wenn ihr Unterlack verwendet, können sich bei dunklen Lacken wie Schwarz oder Lila und bei längerem Tragen die Nägel gelblich verfärben. Das ist nicht gefährlich, es sieht einfach nur nicht schön aus. Was könnt ihr dagegen unternehmen? Entweder verzichtet ihr auf dunkle Lacke und lasst die Nägel nachwachsen, oder ihr lernt damit zu leben.

BESONDERE NÄGEL

French Manicure

Zur traditionellen French Manicure gehören die weiße Spitze und eine Basis in Sheer-Rosa oder Natur. Niemand kann so genau sagen, warum es French Manicure, also Französische Maniküre, heißt. In Frankreich nennt es nämlich niemand so, da es eine amerikanische Erfindung ist.

Die Rosa/Weiß-Variante ist ein bisschen abgegriffen, aber ich liebe French mit verschiedenen Farbkombinationen. Ihr könnt herumspielen und eure Lieblingsfarben ins Spiel bringen: heißes Pink mit Schwarz, Rot und Himmelblau, oder zum Beispiel Flieder und Grau. Oder probiert mal Folgendes: Wählt eine Basisfarbe und pinselt dann alle Spitzen unterschiedlich. Es gibt keinen Grund, am Original kleben zu bleiben – viel Spaß beim Experimentieren!

Die Halbmond-Maniküre

Wisst ihr, was der Halbmond eures Nagels ist? Schaut euch den Daumen an und richtet euren Blick auf das obere Drittel oder Viertel. Seht ihr, wie die Fläche leicht gebogen und heller als der Rest ist? Diesen Teil nennt man Halbmond. Er kann bei allen Nägel deutlich erkennbar sein oder nur auf einigen.

Er inspiriert zu einer besonders coolen Art von Maniküre, bei der der Halbmond in einer Farbe (oder mit einem klaren Lack) und der Rest des Nagels in einer anderen Farbe lackiert wird. Das sieht richtig romantisch aus und täuscht lange Nägel und Finger vor. Ob ihr's glaubt oder nicht: Die Halbmond-Maniküre geht auf die 1930er- und 40er-Jahre zurück.

Nail Art

Ihr könnt mit der Kunst am Nagel so weit gehen, wie ihr möchtet: Ihr könnt mit einem Nagelstift Schnörkel und Punkte auftragen, Aufkleber anbringen oder es wie die Japaner ganz bunt mit 3-D-Kunst treiben. Was die Japaner in dieser Kategorie leisten, ist wirklich unglaublich! Googelt mal »3-D Japanese nail art« – es ist echt unfassbar: Hello Kitty, Schleifen, Kirschblüten, Cupcakes, die alle wie kleine Miniskulpturen aus dem Nagel aufsteigen.

Nagelaufkleber

Die machen all jenen besonderen Spaß, die mehr als nur einen einfachen Lack wollen. Ich verwende häufig Sticker, weil ich ständig neue Videos drehe, manchmal bis zu drei Stück am Tag, und meine Nägel jeweils unterschiedlich aussehen sollen. Unmöglich, die Nägel jedes Mal neu zu lackieren! Ganz abgesehen davon, dass eine so häufige Anwendung von Nagellackentferner für die Nägel richtig übel wäre (Nagellackentferner kann die Nägel austrocknen.)

Es gibt Sticker, die wie normale Nagellacke aussehen. Wenn ihr es eilig habt oder nicht gut im Lackieren seid, dann werdet ihr diese Sorte lieben.

Bevor ihr die Sticker aufklebt, tragt einen Unterlack auf und lasst ihn gut trocknen. Ihr solltet immer eine Schutzschicht zwischen Nagelbett und Nagelfarbe, Nail Art oder Nagelsticker haben.

Greift jetzt zu eurer Stickerpackung. Fangt mit dem kleinen Finger eurer linken Hand an und arbeitet euch dann weiter vor. Findet den Aufkleber, der in Form und Größe eurem kleinen Finger am nächsten kommt. Beschneidet, wenn nötig, die Seiten, damit er perfekt sitzt. (Über die Reste am vorderen Rand reden wir gleich!) Zieht die Rückseite ab und klebt ihn auf den Nagel auf, zieht ihn dabei leicht, damit er den gesamten Nagel bedeckt. Euer Daumen eignet sich dafür perfekt. Benutzt dann eine Nagelschere oder Nagelfeile, um überstehende Stickerteile zu entfernen. Manche Sticker-Sets haben sogar schon spezielle Feilen dabei. Wiederholt das für alle Nägel.

Beim ersten Mal wird es euch vielleicht nicht so leicht fallen, aber mit etwas Übung wird es leichter. Ihr bringt die neuen Sticker bald schon in weniger als zehn Minuten auf – also deutlich kürzer als Lacke zum Trocknen brauchen.

Gel- und Acrylnägel

Diese beiden Arten künstlicher Nägel werden quasi auf eure Nägel aufmodelliert. Sie eignen sich hervorragend für all jene, die ihre eigenen Nägel nicht wachsen lassen können oder eine Maniküre benötigen, die über ein paar Wochen bombensicher sitzt. Ich hatte einmal Gelnägel. Ich sollte für Lancôme um die Welt touren und wollte etwas, das diese Reise übersteht, weshalb ich mich für purpurne Gelnägel entschieden hatte. Ich war echt überrascht, was ich damit alles machen konnte, ohne mir Gedanken übers Splittern oder Brechen machen zu müssen.

Der Aufbau braucht Zeit und ist teuer – sucht euch unbedingt eine gute Nagelstylistin. Wenn ihr künstliche Nägel habt, dann ist die Arbeit damit allerdings längst nicht getan. Da Nägel ständig nachwachsen, sieht man die Übergangsstellen. Sie müssen im Nagelstudio mit Acryl oder einer Gelzusammensetzung ausgefüllt werden. Wenn ihr euch für eine natürliche Nagellackfarbe entschieden habt, fällt es nicht ganz so schnell auf. Bei auffälligen oder dunklen Farben dagegen springt es richtig ins Auge.

Der größte Unterschied zwischen Gel- und Acrylnägel besteht im Aussehen. Acrylnägel sind dick und weniger biegsam, während Gelnägel dünner und biegsamer sind. Mich sprechen daher Gelnägel mehr an, aber jede Variante hat ihre Anhänger.

SCHÖNE FÜSSE VORAUS

Ich liebe schöne Zehen. Schön gepflegte Füße sind einfach etwas Wunderbares und man fühlt man sich gleich insgesamt besser. Im Ernst!

Und nichts ist entspannender als eine schöne professionelle Pediküre in einem Studio, aber ich bin inzwischen auch richtig gut darin, mich daheim selbst zu pediküren. Es macht Spaß und entspannt! Und so geht's!

PEDIKÜRE SELBST GEMACHT

Wie beim Maniküren braucht man dafür Zeit. Eine ordentliche Pediküre dauert mindestens eine Stunde, also plant genug Zeit ein.

Diese Werkzeuge braucht ihr

Die folgenden Werkzeuge solltet ihr für eine Pediküre zur Hand haben:

- Nagellackentferner
- Wattebälle oder Wattepads
- Nagelknipser oder Nagelschere
- Nagelfeile
- Große Schüssel mit warmem Wasser
- Eine halbierte Limette. Legt eine Hälfte beiseite und schneidet die andere in Scheiben.
- Nagelhautöl
- Manikürestäbchen
- Hornhautknipser
- Fußfeile
- Handtuch
- Bodylotion
- Zehenspreizer
- Klarer Unter- und Überlack
- Nagellack
- Nail polish

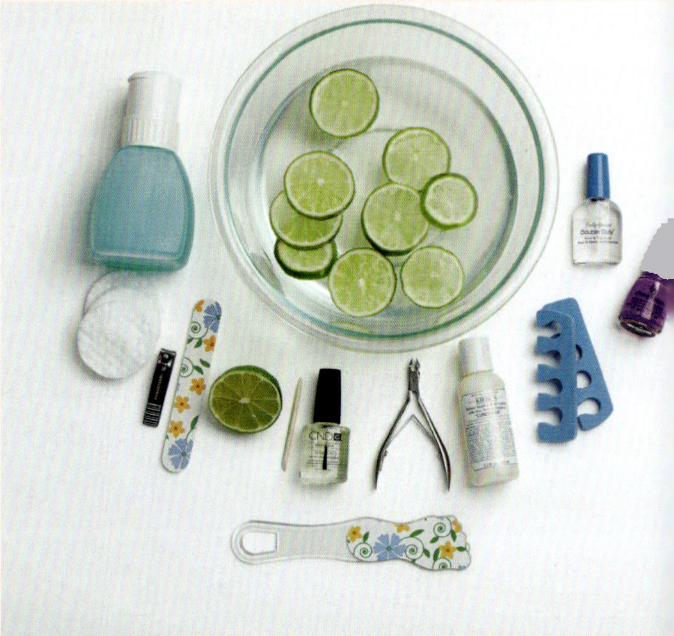

Der erste Schritt ist, den alten Nagellack mit Nagellackentferner und Wattepads zu entfernen. Dann schneidet und feilt ihr die Zehennägel. Die beste Form dafür ist eckig; wobei ihr der natürlichen Form folgt. Vielleicht müsst ihr scharfe Ecken leicht feilen, aber rundet sie nicht ab.

Danach füllt ihr eine Schüssel mit warmem Wasser und den Limettenscheiben. Ihr werdet den Duft lieben. Taucht die Füße in die Schüssel und lasst sie einweichen – mindestens fünf Minuten –, dann nehmt ihr die andere Limettenhälfte und schrubbt eure Füße damit ab. Lasst weder Zehen noch andere Teile aus. Das erfrischt und säubert die Füße wirklich klasse. Tunkt die Füße wieder ins Wasser. Wenn die Haut nun etwas aufgeweicht ist, dann schiebt mit den Manikürestäbchen die Nagelhaut vorsichtig zurück. Brauchen sie ein bisschen Extrapflege, tragt Nagelhautöl auf und schneidet dann die rauen und rissigen Stellen.

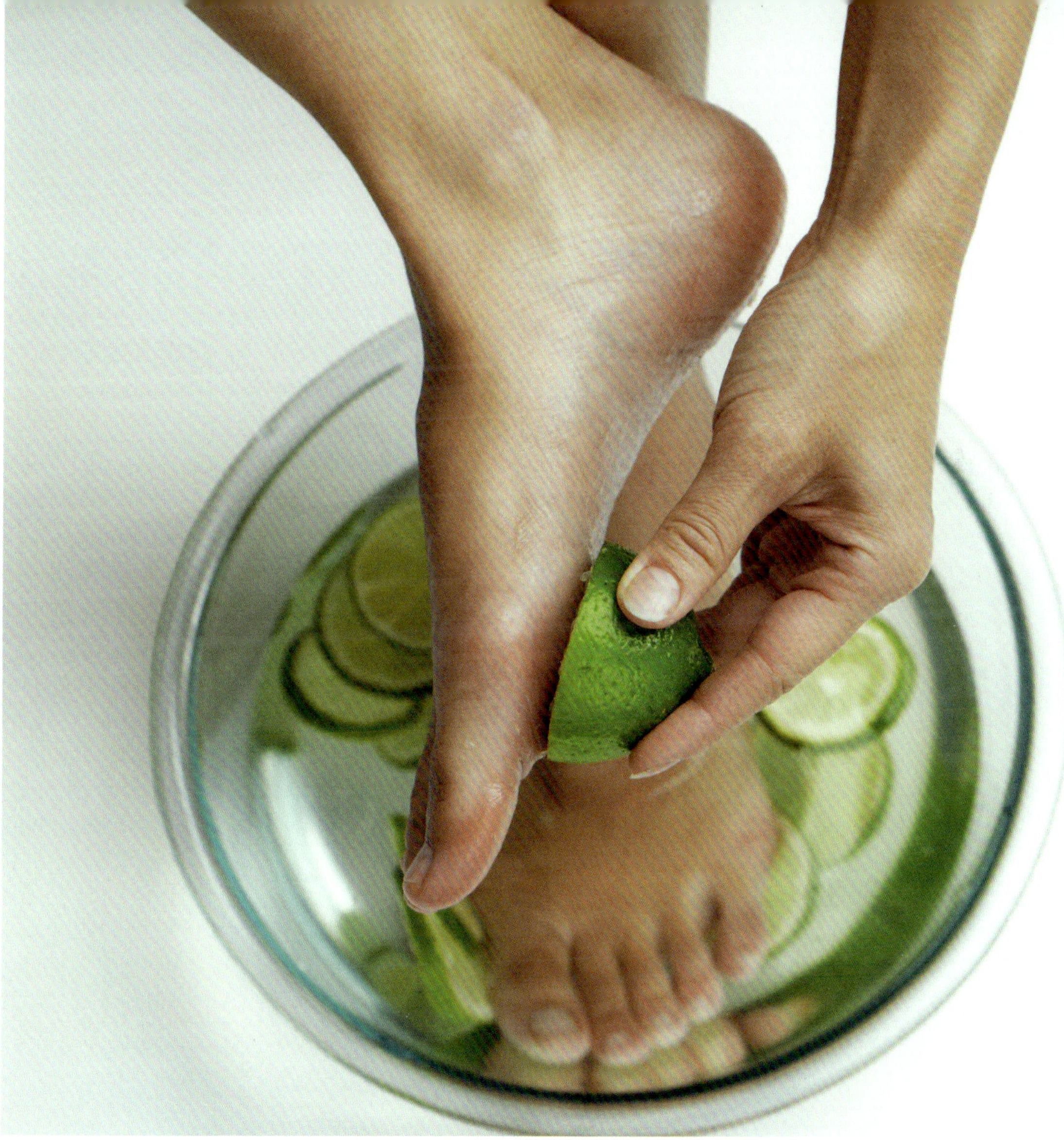

Hornhaut

Reden wir kurz über Hornhaut. Das sind jene Hautbereiche, die verdickt sind und auftreten, weil High Heels oder schlecht sitzende Schuhe drücken. Hornhaut kann an den Ballen, den Seiten, der Ferse und sogar an den Zehen auftreten. Was könnt ihr dagegen tun? Nun ja, ihr könnt sie beschneiden, aber ich rate euch dringend, das Experten wie einem Fußpfleger oder einer Maniküre zu überlassen. Investiert stattdessen in eine Fußfeile, jene Teile, die manchmal wie Käseraspeln aussehen, aber für die Füße sind. Lasst sie in der Dusche und benutzt sie alle paar Tage. Seid sanft, wenn ihr sie einsetzt. Schabt eure Füße nicht wund.

Wenn ihr Hornhaut habt, feilt die Füße ganz sanft während eurer Pediküre, nachdem ihr die Nagelhaut behandelt habt.

Bereit für den Lack

Spült eure Füße ein letztes Mal ab und trocknet sie dann mit dem Handtuch ab. Nehmt Bodylotion oder Creme und führt eurer Haut Feuchtigkeit zu. Massiert das Produkt richtig in die Fersen, Zehen, einfach überall ein. Verwendet dann Nagellackentferner und wischt das Nagelbett aus. Ist nämlich noch Fett auf den Nägeln, hält der Lack nicht.

Nehmt eure Zehenspreizer (die sehen echt witzig aus, oder?) und klemmt sie euch zwischen die Zehen. Ihr könnt auch Papiertücher verwenden, die ihr in Streifen faltet. Es geht einfach darum, die Zehen auseinander zu spreizen, damit der Lack nicht verschmiert. Steckt die Streifen zwischen eure Zehen, so dass sie sich nicht berühren.

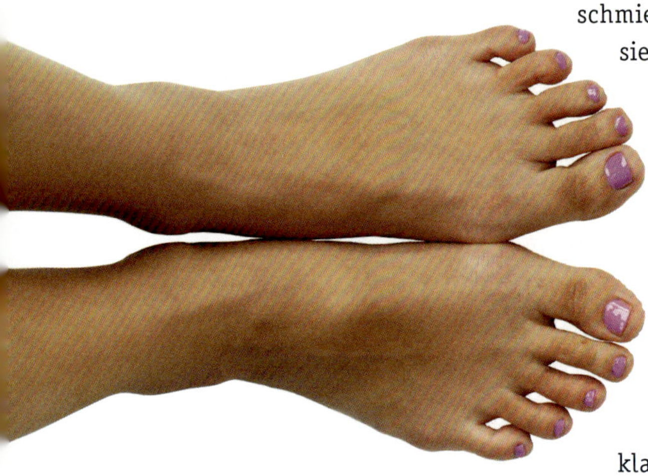

Danach befolgt ihr die Anleitung im Maniküre-Kapitel. Ihr braucht Unterlack, zwei Schichten Lack und Überlack.

Was die Lackauswahl betrifft: Ich liebe für meine Zehennägel leuchtende Farben. Wenn ich nach unten schaue und eine fröhliche Farbe sehe, habe ich einfach gute Laune. Aber auch mit einem schönen Nude-Ton liegt ihr richtig. Lasst jede Schicht gut trocknen, bevor ihr die nächste auftragt. Wenn alles trocken ist, seid ihr fertig! Sehen eure Füße nicht klasse aus?

BABYWEICHE FÜSSE

Eure Füße brauchen unbedingt Aufmerksamkeit, Zeit und Liebe. Wenn ihr das nächste Mal vor dem Fernseher sitzt, dann schnappt euch eine Fettcreme oder eine dickflüssige Bodylotion und cremt euch die Füße ein. Zieht dicke Baumwollsocken über und lasst sie für ein bis zwei Stunden an. Ihr könnt auch damit schlafen. Am nächsten Tag werden sich eure Füße ganz weich anfühlen, wie bei einem Baby. Ihr solltet das mindestens einmal pro Woche machen.

Macht das aber nicht direkt im Anschluss an die Pediküre. Ihr wollt schließlich nicht, dass der Lack verschmiert. Außerdem sollten die Zehennägel komplett getrocknet sein, bevor ihr Socken oder Schuhe anzieht.

WEG MIT RAUBVOGELKRALLEN!

Ich habe nicht viele richtig feste Schönheitsregeln. Gefällt euch etwas oder ein Look, werde ich niemanden davon abhalten. Außer es geht um Zehennägel. Da bin ich eigen. Lange Zehennägel haben rein gar nichts Schönes an sich, besonders nicht in Schuhen, die vorne offen sind, oder in Sandalen. Sie sehen wie Raubvogelkrallen aus. Weg damit!

Außerdem solltet ihr eure Zehennägel nie so lang wachsen lassen, dass sie sich eingraben. Schneidet sie vorher. Das kommt euch nur zugute!

AUF ZUR FUSSPFLEGE!

Nagelstudios sind großartig, wenn ihr sie euch leisten könnt oder euch die Pflegeeinheiten einfach gönnt. Andererseits gibt es nichts Schlimmeres, als aus einem Studio mit einer Infektion oder einem anderen Problem zurückzukommen. Bei der Wahl des Studios müsst ihr also umsichtig sein. Nicht alle sind gleich gut.

Zuallererst solltet ihr auf Sauberkeit achten. Ist alles sauber? Wie werden die Werkzeuge gepflegt? Wird alles sterilisiert? Steht der Sterilisator draußen, so dass man ihn sieht? (Wenn ihr auf Nummer sicher gehen wollt, könnt ihr natürlich eure eigenen Werkzeuge mitbringen. Viele Frauen tun das.) Wenn nicht, fragt nach, wie alles sterilisiert wird. Wenn das Studio merkwürdig oder dreckig aussieht, verlasst den Laden wieder. Das ist die Sache nicht wert. Ihr könnt euch auch die Toilette anschauen Das ist übrigens mein Test für Studios und Restaurants. Wenn die Toiletten sauber sind, stehen die Chancen gut, dass der Rest auch sauber ist. Sind die Toiletten nicht sauber, naja ...

Wie sehen zum Beispiel die Hände der Maniküre aus? Sind ihre oder seine Nägel kurz und sauber? Das ist ein gutes Zeichen. Schmutzige, ungepflegte Nägel dagegen sind ein schlechtes Zeichen. Wenn ihr das entdeckt, entschuldigt euch und geht wieder.

Und zu guter Letzt: Seid bei Sonderangeboten vorsichtig. Manchmal ist etwas aus gutem Grund billig. Ihr bekommt das, wofür ihr bezahlt.

Wenn ihr Zweifel habt, dann geht wieder. Oder lasst euch einfach die Nägel lackieren. Lasst sie nicht feilen, kürzen oder schneiden. Denkt daran, dass es entspannend sein soll. Wenn ihr euch stattdessen die ganze Zeit darum sorgt, was für Probleme es geben könnte, dann ist das nichts!

IHR HABT'S GESCHAFFT!

Fühlt ihr euch, als hättet ihr die Kosmektikschule besucht? Ich hoffe, ihr seid im Umgang mit euren Haaren und Nägeln selbstbewusster und sicherer geworden. Die richtige Haarpflege kann schon ihre Zeit brauchen. Aber investiert sie ruhig, um eure Mähne zu bändigen. Übt, probiert aus, schaut euch Tutorials an. Natürlich gibt es Bad Hair Days – wir alle kennen sie –, doch vergesst nicht, es gibt schon einen Grund, warum Hüte erfunden wurden!

MODETIPPS UND -TRICKS

Mode ist eine unglaublich persönliche Angelegenheit. Was wir tragen, zeigt, wer wir sind, was wir mögen und wie kreativ wir sind. Es sagt sich so leicht: »Lasst euch nicht von Äußerlichkeiten beeinflussen«, aber Kleider machen nun mal Leute. Wir sind quasi darauf programmiert, die Dinge so zu sehen. Schaut euch in der Natur um! Eine Hummel besucht nur bestimmte Blumen. Männliche Vögel sind auffälliger als weibliche, um Gefährtinnen anzulocken. Wenn ihr einen Apfel aussucht, greift ihr auch eher zu einem glänzenden. Ihr wählt keinen angegammelten.

Nichtsdestoweniger denke ich nicht, dass die Schuhe an euren Füßen oder die Kleidung, die ihr tragt, etwas mit euch als Person zu tun haben. Ich wünsche mir, dass Menschen nach Wichtigerem beurteilt werden – danach, ob sie freundlich sind und was sie zur Menschheit beisteuern zum Beispiel. Aber ich glaube schon, dass die Art, wie man sich kleidet, eine Art von Respekt – oder Missachtung – anderen gegenüber ausdrücken kann. Und ihr wisst ja, dass mir Respekt echt wichtig ist! In diesem Kapitel teile ich deshalb ein paar Leitsätze, die euch dabei helfen, das Beste aus euch herauszuholen und sicher durch die schwierige Welt der Mode zu steuern.

Glücklicherweise liebe ich Mode und glaube fest daran, dass sie eine wunderbare Form ist, um sich selbst auszudrücken, deshalb reden wir jetzt auch über das Gespür für Stil und was das überhaupt bedeutet. Ihr habt kein Gespür für Stil? Ganz sicher? In diesem Fall helfe ich euch, euren Stil zu finden.

Ich denke wirklich, dass jeder stylish sein kann. Das hat nichts damit zu tun, wo man wohnt, wie viel Geld man hat oder wie angesagt die Klamotten sind. Es geht vielmehr darum, das Beste aus sich selbst herauszuholen und gut auszusehen auf eine zeitlose, stilvolle Art, die das wahre Ich widerspiegelt.

WAS IST STIL?

Das ist eine gute Frage. Laut Wörterbuch ist Stil die Art, wie man etwas tut. In diesem Fall also, wie man Kleidung trägt und welches Bild man vermittelt. Es ist das, was ihr als Person darstellt. Zieht ihr an, was ihr euch am Abend vorher rausgelegt habt? Oder quält ihr euch aus dem Bett und werft das nächstbeste Sweat- oder T-Shirt über? Seht ihr elegant, sexy, locker oder gemütlich aus? Dazu kommt noch die Körpersprache. Steht ihr gerade und mit erhobenem Kopf? Oder sackt ihr zusammen und versucht ihr, euch zu verstecken? Körpersprache plus Kleiderwahl ergeben Stil.

Und um noch einen Schritt weiter zu gehen: Ist euer Stil persönlich oder unpersönlich? Geht ihr in einen Laden und kauft, was die Schaufensterpuppe trägt, dann wurdet ihr von dieser Marke gestylt. Es stecken wenig eigene Gedanken dahinter. Es mag toll zusammengestellt sein und wahrscheinlich seht ihr gut darin aus, aber was sagt es über euch aus? Wenn ihr nur das tragt, was eure Freunde tragen, dann ist das auch unpersönlich. Ihr erzählt mit euren Kleidungsstücken eure Geschichte. Was sagen eure Kleider über euch aus?

WENN ES UM MODE GEHT, GIBT ES VIER PERSÖNLICHKEITS-TYPEN. WELCHER BIST DU?

1. Bequemlichkeit steht an erster Stelle. Dir ist so ziemlich egal, was du trägst.
2. Du willst gut aussehen, ohne allzu großen Aufwand zu betreiben.
3. Dir sind deine Outfits wichtig, und du planst sie richtig.
4. Du bist ein Individuum, das im eigenen Modetakt tanzt.

DIE WAHRHEIT ÜBER TRENDS

Heutzutage ist es leicht, »angesagt« mit »stylisch« zu verwechseln. Dabei ist es nicht dasselbe. Trendy oder angesagt zu sein bedeutet, nur die neuesten Sachen zu tragen – eine bestimmte Schuhform, einen Kleiderschnitt, Designer, eine Jeans-Sorte, eine Farbe, Muster, einen Schnitt. Ihr wisst schon, wovon ich rede. Stylisch zu sein bedeutet andererseits, toll auszusehen, aber nicht auf eine bestimmte Art. Jemand, der stylisch ist, strahlt Selbstbewusstsein aus. Ihr könnt stylische Punkrocker oder superadrett sein oder irgendwas dazwischen.

Wenn ihr trendig seid, fällt anderen wohl an euch zuallererst die Kleidung auf. Wenn ihr stylisch seid, dann nehmen sie *euch* wahr.

Versteht mich nicht falsch: Ich will echt keine Trends vermiesen, dafür machen sie viel zu viel Spaß. Schließlich sind Trends wie eine frische Brise, neu und aufregend, und bringen die Mode voran. Wer weiß, wie wir ohne Trends heute herumlaufen würden? Es ist aber ein Riesenunterschied zwischen Trendsettern und Trendbefolgern. Ersteres zu sein ist viel spannender!

Wenn ihr mit ein paar angesagten Stücken in eurer Garderobe arbeiten wollt, nur zu! Aber verschwendet keine Unsummen darauf. Geht lieber in einen günstigeren Laden, der sich auf diese Art von Klamotten spezialisiert hat.

MARKENWAHN

Wo wir gerade bei trendy sind: Ich weiß, dass einige von euch Marken lieben. Ihr tragt ihre Logos auf Taschen, Kleidern, Schuhen – ihr könnt gar nicht genug davon bekommen. Wenn ihr also etwas mit Markenlogo tragen wollt, dann ist das absolut in Ordnung. Aber übertreibt es nicht. Von Kopf bis Fuß mit Logos zugepflastert zu sein, ist ein No-Go. Ein Markenlogo pro Outfit reicht voll und ganz.

WIE MAN SICH EINE GARDEROBE AUFBAUT

Ihr braucht keine riesige Kleidersammlung, um eine »Garderobe« zu besitzen. Und es ist auch nicht allein Filmstars oder Mode-Redakteurinnen mit begehbarem Kleiderschrank vorbehalten. Die Idee hinter einer Garderobe ist, dass jedes Teil seinen Zweck hat, zu den anderen Kleidern passt und ordentlich sortiert ist. Und es hat erhebliche Vorteile, wenn man seine Outfits auf diese Art und Weise angeht:

- Weniger Sucherei beim Anziehen und Fertigmachen, da man organisierter ist.
- Kein Herumstehen vor dem Kleiderschrank mit der Ansage »Ich hab gar nix anzuziehen« auf den Lippen.
- Keine Impulskäufe, bei denen ihr Geld zum Fenster hinauswerft. Wie oft habt ihr etwas gekauft und später erst begriffen, dass ihr nichts habt, was dazu passt? Das wird euch nicht mehr passieren.

BESTANDSAUFNAHME

Wir teilen diese Aktivität am besten in zwei Teile. Zuerst machen wir eine Bestandsaufnahme der Anforderungen an eure alltägliche Bekleidung. Hier ein Beispiel: Gehen wir mal davon aus, dass ihr eine Assistentin in einem Büro seid, zu dem ihr hinfahren müsst. Ihr joggt, geht mit dem Hund Gassi, am Wochenende geht ihr mit Freunden tanzen, und ihr macht ein bisschen Online-Dating. Welche Bekleidung braucht ihr für diese Aktivitäten? Und vergesst nicht die Klamotten, in die ihr euch zu Hause werft oder die ihr zum Schlafen anzieht. Nehmt Basis-Teile wie Unterwäsche und Socken mit auf. Schreibt auf, was ihr jeden Tag braucht. Fügt eine Rubrik für Kleidung für besondere Anlässe hinzu. Stehen in nächster Zeit Hochzeiten, Partys oder Familienfeste an? Ihr solltet für diese oder andere kurzfristig anberaumte Anlässe immer ein nettes Kleid oder einen schönen Anzug parat haben.

Dann geht ihr jedes Kleidungsstück, das ihr besitzt, durch. Sucht euch ein Wochenende oder einen freien Tag aus und tragt alles zusammen. Stapelt alles auf dem Bett oder an einem anderen sauberen Platz. Stellt die Schuhe auf den Boden und legt eure Accessoires auf einen Tisch oder Schreibtisch. Schaut euch jetzt die Liste für eure täglichen Anforderungen an und teilt die Kleider entsprechend auf. Macht einen Stapel für Hauptaktivitäten (Arbeit oder Schule), einen für jedes Hobby/Sport/Training, einen für besondere Anlässe, einen für Verabredungen/Dates/Abende etc. Teilt danach jeden Stapel noch einmal auf, und zwar in Kleidung, die ihr am häufigsten oder am seltensten tragt.

Wenn ihr alle Kleidungsstücke tragt, verdient ihr eine Medaille und dürft den nächsten Absatz überspringen. Wenn ihr ungetragene Stücke in eurem Kleiderschrank habt, dann lest weiter.

UNGELIEBTE KLEIDUNGSSTÜCKE

Das sind jene Kleidungsstücke, die ihr nicht tragt. Nehmt euch jedes Teil vor und fragt euch, warum ihr es nicht anzieht. Wenn es nicht passt: Was ist genau das Problem? Zu eng oder zu groß? Habt ihr es in der Hoffnung gekauft, irgendwann in diese Kleidergröße zu passen? Wenn ihr auf eine bestimmte Kleidergröße hinarbeitet, ist das okay. Behaltet das gute Stück. Hängt es an einen besonderen Platz im Schrank, bis ihr soweit seid. Wenn ihr aber kein Ziel verfolgt, dann legt das Stück auf den Tschüs-und-weg-Stapel. (Den könnt ihr später einer Organisation spenden, mit Freunden tauschen oder ihr verkauft alles auf eBay). Konzentriert euch voll und ganz auf die Kleidung für die Person, die ihr jetzt in diesem Moment seid!

Wie sieht es mit Stücken aus, die ihr nicht mögt oder die euch nicht stehen? Die wandern ebenfalls auf den Tschüs-und-weg-Stapel. Wie sieht's mit Teilen aus, die euch gefallen, aber zu nichts passen? Wir nennen sie fürs Erste »ungeliebte Stücke«. Ihr habt zwei Möglichkeiten: Wenn ihr Geld zum Einkaufen habt, kauft etwas, was dazu passt. Wenn ihr keine Kohle habt, wandern auch diese Teile auf dem Tschüs-und-weg-Stapel. Es macht keinen Sinn, sie länger aufzuheben, denn sie erinnern euch nur an all jene Dinge, die ihr in eurer Garderobe vermisst. Versucht sie zu verkaufen oder zu tauschen, so dass sie nicht komplett rausgeworfenes Geld sind.

DIE FEHLENDEN TEILE

Vielleicht habt ihr zu viele Basisteile und nicht genügend Stücke, die eine Ansage machen – oder umgekehrt. Vielleicht fehlen Accessoires oder die richtige Unterwäsche. Schaut euch genau an, was fehlt, damit alles passt. Auch hier gilt: Wenn ihr es euch leisten könnt, geht einkaufen und stopft die Löcher in euer Garderobe. Wenn ihr nicht shoppen gehen könnt, dann stellt eine Liste zusammen und zwar in der Reihenfolge der Wichtigkeit. Ihr könnt die einzelnen Stücke ergänzen, wenn ihr sie euch leisten könnt oder sie im Angebot findet.

EUER PERSÖNLICHES LOOKBOOK

Stellt jetzt ein paar Looks zusammen. Spielt Mode-Redakteurin und habt Spaß bei der Sache. Es geht um den Gesamt-Look, von Kopf bis Fuß, also vergesst auf keinen Fall Schuhe und Accessoires. Wie viele Looks könnt ihr kreieren? Vielleicht könnt ihr einige ungeliebte Teile integrieren, die ihr vorher vergessen hattet.

Schreibt euch jeden Look auf. Das spart euch enorm viel Zeit, denn ihr braucht ab jetzt nur noch diese Liste, wenn ihr euch fertigmachen wollt. Ihr könnt sogar eure Outfits für die ganze Woche im Voraus zusammenstellen.

Wenn ihr einen Schritt weiter gehen wollt, dann fotografiert jeden Look und legt euch ein Fotoalbum als Referenz an. Oder schickt das Foto einer Freundin mit gutem Geschmack und fragt sie nach ihrer Meinung.

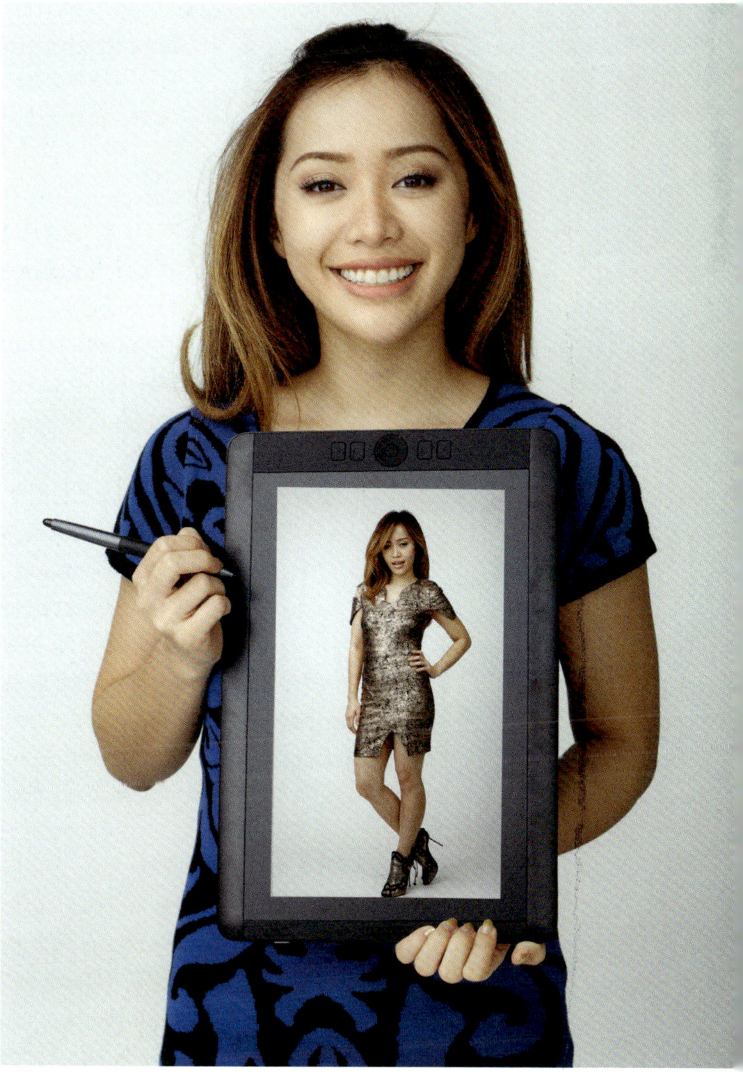

DIE BAUSTEINE

Jede gute Garderobe arbeitet mit vier Komponenten: Basisstücke (Basics), Klassiker, Investitionen und Hingucker. Wenn ihr ein Kleidungsstück kaufen möchtet, dann fragt euch, in welche dieser Kategorien es fällt. Das bewahrt euch vor Impulskäufen, die ihr nie tragen werdet. Manche Stücke gehören in mehrere Kategorien. Vielleicht habt ihr einen ziemlich teuren, schwarzen Blazer gefunden, wisst aber genau, dass er wirklich zu allem passt und ihr ihn ewig tragen werdet. Damit zählt er sowohl zu den Basics als auch zu den Investitionen.

Die Basisstücke

Die Basisstücke sind grundlegend für jede Garderobe. Hierzu gehören Stücke in neutralen Farben, um die man Looks bauen kann. Basics sind schlicht im Schnitt und Design. Ein zerfetztes pinkes T-Shirt gehört nicht dazu, es sei denn ihr seid Mitglied einer Punkrockband. Ein schmeichelndes T-Shirt in Grau, Schwarz oder Weiß? Ganz klar! Verstanden?

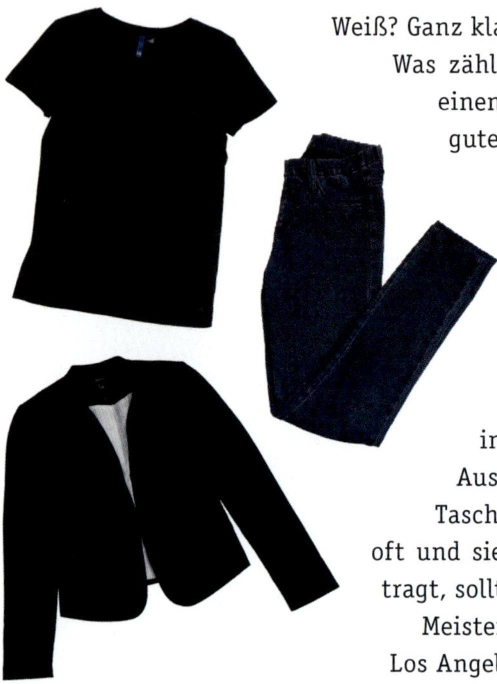

Was zähle ich zu den Must-haves bei den Basics? Einen Blazer, einen Bleistiftrock, Leggings, Strumpfhosen, eine Clutch, eine gute Tasche für jeden Tag, und alles Schwarze. Und natürlich eine Jeans, das Basisteil schlechthin!

ABNUTZUNG Beim Kauf von Basisstücken solltet ihr nicht zum Billigzeug greifen. Es muss kein 80-Euro-T-Shirt sein, aber achtet auf Qualität. Wenn ihr ein bestimmtes Kleidungsstück häufig tragt, dann solltet ihr, wenn ihr es euch leisten könnt, auch Geld in die Hand nehmen und euch für Qualität entscheiden. Aus diesem Grund macht es mir nichts aus, mehr für Jacken, Taschen, Schuhe oder Jeans auszugeben. Ich trage sie richtig oft und sie sollen lange halten. Die Dinge, die ihr am häufigsten tragt, sollten nicht auseinanderfallen.

Meistens bekommt ihr das, wofür ihr bezahlt. Am Flughafen von Los Angeles ist mir mal meine Tasche kaputtgegangen und aufgeplatzt. Es war eine billige Tasche – und ja, wahrscheinlich hatte ich sie richtig vollgestopft – aber in dem Moment habe ich begriffen, dass ich etwas Besseres brauchte. Ich wusste, dass ich dafür zwar mehr Geld ausgeben müsste, doch dann auch etwas Solides, Gutverarbeitetes hätte. Und du fühlst dich echt nie unorganisierter und chaotischer, als wenn auf einem geschäftigen Flughafen dein kompletter Tascheninhalt auf dem Boden herumfliegt.

Die Klassiker

Klassiker sind Dinge, die man in jedem Alter und zu vielen Gelegenheiten tragen kann. Denkt an Stilikonen vergangener Tage. Was haben sie getragen, was heute noch gut aussehen würde? Echte Klassiker sind ein Trenchcoat, ein dunkelblauer Blazer, ein blütenweißes Hemd oder eine Bluse, ein schwarz-weiß-gestreiftes T-Shirt und ein schwarzer Bleistiftrock oder ein kleines Schwarzes. Diese Stücke könnt ihr über

Jahre tragen, sie können aufgepeppt oder unauffällig mit anderen Stücken und Accessoires kombiniert werden. Beispiel gefällig? Ich kann eine schicke schwarze Lederjacke über ein schwarzes Kleid werfen, eine mutige Kette anlegen, in Plateauschuhe schlüpfen und eine coole Clutch schnappen – und schon bin ich bereit für den angesagten Club. Ich kann dasselbe Kleid mit einem schwarzen Blazer, vernünftigen Pumps sowie einer edlen Tasche kombinieren und zum Vorstellungsgespräch marschieren.

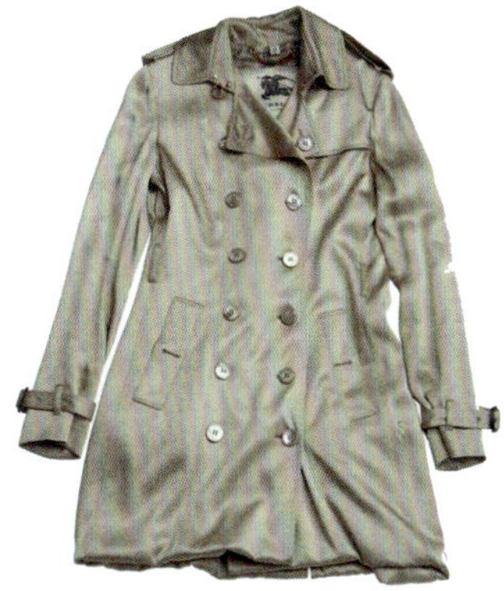

Investitionsstücke

Das sind teure Artikel, die ihr häufig tragen und/oder lange besitzen wollt. Ein teures, gerade angesagtes Teil ist keine Investition. Vielleicht habt ihr euch in eine Lederjacke verliebt. Ihr schaut auf das Preisschild und fallt beinah in Ohnmacht. Aber stopp! Wie oft werdet ihr diese Jacke tragen? Es könnte einen gute Investition sein, wenn ihr plant, sie über Jahre hinweg anzuziehen und sie richtig runter zu rocken. Dann amortisiert sie sich. Was das bedeutet? Gehen wir einmal davon aus, dass die Jacke 400 Euro kostet. Wenn ihr sie ein Jahr lang zwei Mal die Woche tragt, dann liegen die Kosten bei unter 4 Euro pro Tragen. Wenn ihr die Jacke über Jahre besitzt und nutzt, dann werden die Kosten noch günstiger. Und dann könnte sie eine bessere Investition sein als das Teil für 40 Euro aus dem Billigladen, das ihr nur ein paar Mal tragt und dann nie wieder. Das ist Modemathe, aber es ergibt echt Sinn!

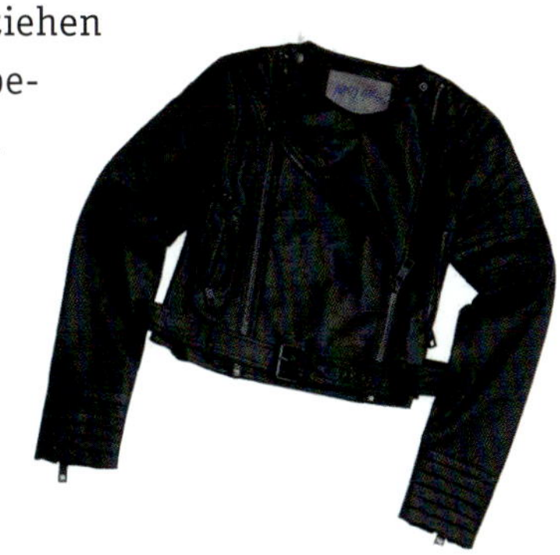

Seid bei diesen Investitionsstücken clever. Schaut euch nach Teilen um, die nicht aus der Mode kommen. Ein Designername kann euch keine Zeitlosigkeit versprechen, aber bestimmte andere Dinge können das. Ein klassischer Schnitt, zum Beispiel schmale Hosen im Gegensatz zu hüftig sitzenden Baggy-Hosen, oder ein schlichter Blazer im Gegensatz zu einem mit Rückenausschnitt. Manche Farben sind immer klassisch wie Schwarz, Dunkelblau oder Bordeaux. Pastell- und Neonfarben? Eher nicht. Creme und Weiß sind Klassiker, werden aber leicht schmutzig. Ihr wollt kein Heidengeld für einen wunderhübschen weißen Mantel verschwenden, der innerhalb weniger Monate angegraut ist.

Achtet darauf, dass die Investitionsstücke gut verarbeitet sind. Sind Knöpfe und Nähte gut verarbeitet? Ist das Stück gefüttert? Hat es einen Saum? Ein hoher Preis steht nicht immer für hohe Qualität.

Hingucker

Das sind die Stücke, die ins Auge fallen. Sie müssen nicht zwangsläufig trendy sein, können es aber. Diese Teile sind einzigartig, sei es wegen des Designers, der Farbe oder des Schnitts. Nach diesen Stücken drehen sich andere um und ihr erntet Bemerkungen wie »Wow. Klasse. Grandios.« Wahre Hingucker können ein schickes Kleid

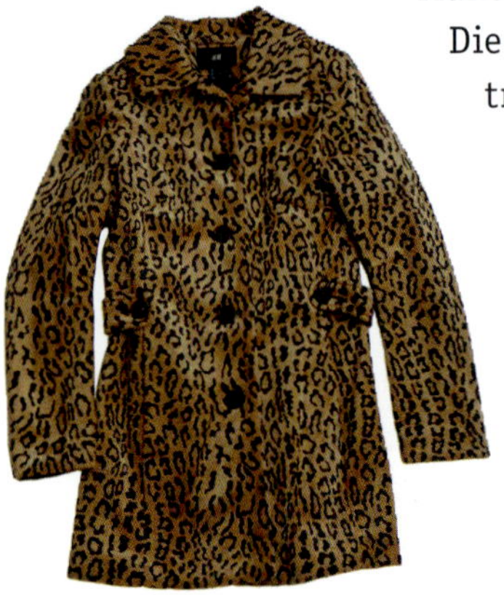

mit einem coolen Muster, ein gutsitzender Blazer in schrillem Pink oder ein Mantel im Leopardenlook sein. Alles, was nicht schlicht oder neutral ist. Die Wahrscheinlichkeit ist groß, dass ihr Hingucker nicht allzu häufig tragt, aber wer weiß? Vielleicht wollt ihr ja jeden Tag eine Ansage machen.

NACH DER FIGUR KLEIDEN

Den eigenen Körper zu kennen, ist wichtig. Das ist der eigentliche Schlüssel zum guten Aussehen. Wenn ihr wisst, was euch steht, dann ist es viel einfacher, Looks zusammenzustellen, in denen ihr selbstbewusst auftretet. Doch wo anfangen? Naja, werft mal einen Blick in den Spiegel. Es gibt ein paar grundlegende Typen, in die die meisten Menschen einsortiert werden können: klein, groß, kurvig, apfelförmig oder umgedrehtes Dreieck. (Die Typen können sich auch überschneiden, also ihr könnt zum Beispiel klein und kurvig oder ein großes, umgedrehtes Dreieck sein.)

Dann geht ihr online. Sucht nach Stars, die eurem Körpertyp entsprechen – das ist ganz einfach; googelt »kurvige« oder »kleine Stars« etc. Sucht heraus, wessen Stil euch zusagt und welche Teile an ihnen am besten aussehen. Habt ihr etwas Vergleichbares im Schrank? Vielleicht habt ihr Stücke, die ihr nochmal genauer unter die Lupe nehmen solltet. Oder ist es einfach an der Zeit, eure Garderobe noch einmal neu in Augenschein zu nehmen.

Ich habe selbst einige Modesünden in meinem Leben begangen. Ich habe gerne Jacken mit richtig fetten Schulterpolstern gekauft, aber zu meinen kleinen 1,52 m passt das überhaupt nicht. Es hat sich gezeigt, dass ich einfach zierlichere Sachen brauche, in denen meine Figur nicht versinkt. Außerdem mag ich halblange Bleistiftröcke, aber in Röcken, die an meinen Waden enden, wirke ich noch kleiner. Das Gleiche gilt für Ankle Boots. Statt meinen Beinen zu schmeicheln, sehe ich klein aus, da sie meine Beine an einer bestimmten Stelle abschneiden. Es dreht sich alles um Sitz und Proportionen. Bei Jeans habe ich gelernt, dass sich bei mir eine höhere Hüfte besser macht als niedrige Schnitte, da sie meine Beine verlängern. Und ich trage nie wieder Schlaghosen. Skinny steht mir am besten.

Andere Dinge, die für mich funktionieren? Pullis. Die sehen immer niedlich aus, wenn man klein ist. Genau wie kurze Kleider oder Röcke oder alles, was oberhalb der Knie endet. Sie funktionieren proportional. Ich mag außerdem Nude-Schuhe mit bloßen Beinen, da sie den Eindruck von Länge zaubern.

Wie ihr seht, geht es darum, auszugleichen und zu betonen, was ihr habt, egal mit welchem Körpertyp oder Kleidergröße. Unten findet ihr Tipps zu den einzelnen Typen. Versteht sie nicht als feste Regeln, sondern als Vorschläge. Schließlich gibt es etliche Stars, die sich gegen ihren Typ kleiden und damit ein ganz besonderes Auftreten kreieren. Ihr kennt sicher die kleinen Schwestern, die gern alles in Übergröße tragen, egal ob Kleider, Mäntel oder Sonnenbrillen. Und dann gibt's den kurvigen Reality-Star, der enge Sachen und alles Angesagte von aktuellen Mode-Designern mag. Wenn ihr euch gegen euren Typ anziehen wollt, dann seid mutig und tut's!

ZIERLICH

- Stimmt die Farbe von oben und unten ab. Einfarbige Kleidung (also eine Farbe von Kopf bis Fuß – wie etwa Schwarz) streckt mehr als Color-Blocking (bei dem euer Oberteil eine Farbe und Hose oder Rock eine andere haben, also z. B. Pfirsich oben und Dunkelblau unten).
- Tragt Nude-Schuhe mit bloßen Beinen und schwarze Schuhe mit schwarzen Strumpfhosen, um die Beine optisch zu verlängern.
- Probiert ein Oberteil mit vertikalen Streifen und Hosen mit Nadelstreifen.
- Wählt lieber hochsitzende Hosen und Röcke statt niedrige.
- Wenn ihr Absätze mögt, dann tragt auch, wenn ihr etwas Lässiges wollt, Wedges-Sneakers.

KURVIG

- Tragt gut sitzende Kleider und Zweiteiler statt formlose Kleidung in Übergröße.
- Versucht es mit Bleistiftröcken, die bis zum Knie gehen.
- Betont die Taille mit einem auffälligen Gürtel.
- Wählt klare Farben statt Muster.
- Lasst Oberteile mit Rüschen links liegen.

GROSS

Die meisten wollen größer aussehen, daher weiß ich nicht so genau, was ich euch raten soll, wenn ihr schon groß seid. Ich kenne Mädels, die es nicht gut finden, andere zu überragen, aber sie machen das Beste draus. Keine Scheu und hohe Absätze an! Seid stolz auf das, was die Natur euch gegeben hat, und steht gerade! Und seid nett zu euren kleineren Mitmenschen.

Wollt ihr die Aufmerksamkeit von eurer Größe ablenken, versucht es mal mit diesen Tricks:

- Tragt keine Längsstreifen. Versucht es stattdessen mit quergestreiften T-Shirts oder Kleidern.
- Wählt Color Blocking.
- Tragt flache Schuhe. Tagsüber sehen sie schick aus und sogar für festliche Anlässe machen sie sich gut.

APFELFÖRMIG

- Schaut nach Oberteilen mit V-Ausschnitt.
- Gerade geschnittene Hosen passen zu euch besser als Leggings.
- Versucht es mit Wickelkleidern und Wickelblusen, um eine Taille zu zaubern.
- Vermeidet hohe Krägen und Kleider mit A-Linie.
- Statt nur eine Farbe zu tragen, wählt am besten Color Blocking.

UMGEDREHTES DREIECK

- Tragt Oberteile und Jacken mit weichen Schulterpartien, die eure Schultern nicht zusätzlich betonen.
- Vermeidet Schulterpolster jeder Art.
- Sucht Teile, die eure Taille betonen, wie taillierte Blazer oder Gürtel.
- Schaut nach volleren Röcken, um Ober- und Unterkörper auszugleichen.
- Vermeidet Oberteile mit horizontalen Streifen.

OUTFITS FÜR VERSCHIEDENE GELEGENHEITEN

Manchmal fällt es richtig schwer, zu wissen, was man zu bestimmten Gelegenheiten anziehen soll. Ihr wollt weder zu herausgeputzt noch zu lässig wirken. Wenn ihr euch nicht sicher seid, dann ist es immer besser over- statt underdressed zu sein. Wenn ihr nicht gut genug angezogen seid, signalisiert dass, dass es euch egal ist. Seid ihr dagegen etwas zu gut angezogen, zeigt ihr, dass ihr euch Mühe gegeben und Gedanken gemacht habt. Benutzt einfach euren gesunden Menschenverstand. Ihr würdet doch auch kein Ballkleid zum Fußballspiel anziehen – es sei denn, ihr wollt einen krassen Auftritt hinlegen!

Hier ein paar Ideen, was man in bestimmten Situationen tragen kann.

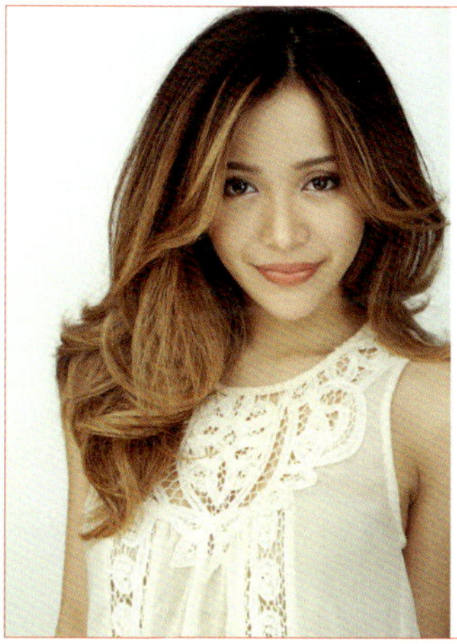

ERSTES DATE

Das Wichtigste ist, sich selbst treu zu bleiben. Zieht euch beim ersten Date nicht wie jemand anders an. Denn wann plant ihr, euer wahres Ich zu offenbaren? Bei der dritten oder vierten Verabredung? Nie?

Zieht euch auf keinen Fall an, als würdet ihr noch in die Disco weiterziehen – es sei denn, dort ist euer erstes Date. Ich würde mich für etwas Schönes und gut zusammen Passendes entscheiden.

HOCHZEIT

Zu einer Hochzeit solltet ihr immer hübsch aussehen. Kleid, Kostüm oder Anzug sind angemessen. Alles, was zerrissen oder zerfetzt ist, wirkt wenig respektvoll gegenüber dem Brautpaar. Und was auch immer ihr wählt: Tragt kein Weiß! Diese Farbe ist der Braut an ihrem Hochzeitstag vorbehalten.

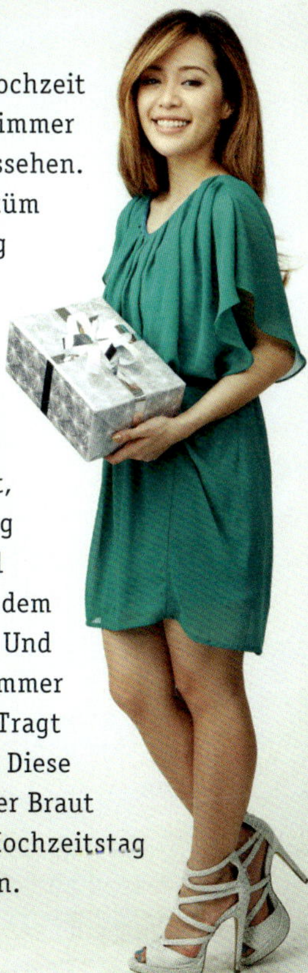

BEERDIGUNG

Auch hier dreht sich alles um Respekt. Bei einer Beerdigung oder Gedenkveranstaltung geht es darum, sich der Person zu erinnern, die man verloren hat. Zieht euch daher nie auffällig oder nachlässig an. In den meisten Ländern trägt man dunkle Farben wie Schwarz oder Dunkelblau. Meiner Meinung nach sind auch andere Farben in Ordnung, solange sie nicht zu leuchtend oder hell sind, also kein Rot, grelles Pink oder Gelb. In manchen asiatischen Kulturen trägt man Weiß.

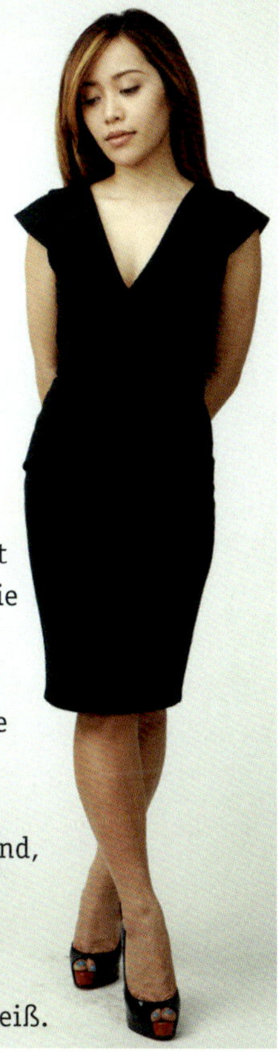

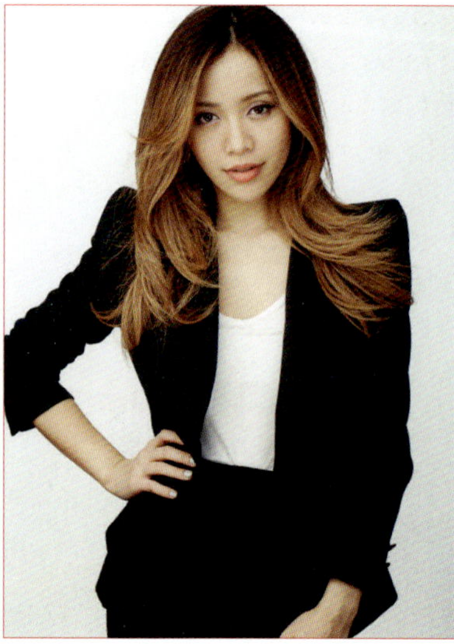

VORSTELLUNGSGESPRÄCH

Eure Kleidung kann das Hopp oder Topp für einen Job bedeuten. Darüber reden wir später auch nochmal ganz ausführlich. Macht eure Hausaufgaben vor dem Vorstellungsgespräch und findet heraus, was man an diesem Arbeitsplatz trägt. Tragt zum Vorstellungsgespräch etwas Ähnliches oder zieht euch besser an. Wenn die Angestellten zum Beispiel Sneakers, Jeans und Kapuzenpullis tragen, dann entscheidet euch für ein gutes paar Jeans, ein Shirt mit Jackett und einem paar Stiefel oder Ballerinas. Hoodies könnt ihr dann tragen, wenn ihr den Job habt! Jetzt solltet ihr erstmal einen guten Eindruck hinterlassen.

ARBEIT

Dafür brauchen wir einen eigenen Abschnitt – also los!

ARBEITSKLEIDUNG

Arbeitsplätze fallen meiner Meinung nach in zwei Kategorien. Es gibt Arbeitsstellen, wo die Leute tragen, was ihnen gefällt, und dort ist Individualität vollkommen in Ordnung. Und dann gibt es andere Arbeitsplätze, wo die Angestellten eine Art »Uniform« tragen. Damit meine ich ein bestimmtes, einheitliches Aussehen, dem sich alle irgendwie anpassen. Wenn ihr diese »Uniform« nicht tragt, werdet ihr nicht dazugehören und eventuell nicht ernst genommen. Und wenn ihr die »Uniform« hasst, habt ihr wahrscheinlich den falschen Beruf gewählt.

Werfen wir doch mal einen Blick auf die »Uniformen« der verschiedenen Berufe.

ANGESTELLT IM START-UP

Diese Arbeitsplätze halten es scheinbar am lässigsten, was Kleiderregeln betrifft, aber auch hier werden »Uniformen« geschätzt. Es fällt nur schwerer, sie als Uniformen zu identifizieren, da sie viel lässiger ausfallen. Aber ihr solltet euch nichts vormachen: Eine Uniform ist eine Uniform. Erinnert ihr euch daran, wie Steve Jobs sich kleidete, als er Apple führte? Jeans, schwarzer Rollkragenpulli, Turnschuhe? Er war einer der mächtigsten und erfolgreichsten Männer der Welt, hielt sich aber an einen ganz speziellen, sehr legeren Look. Das Gleiche gilt für Facebook-Gründer Mark Zuckerberg mit seinen grauen T-Shirts, Kapuzenpullis und Jeans. Dabei geht es darum, sich scheinbar ganz normal lässig anzuziehen, aber gleichzeitig zu signalisieren, dass man mit beharrlicher Konsequenz über Modedingen steht.

Meistens geht es aber bei der Kleidung in der Welt der Technik um Bequemlichkeit. Die Tage können ganz schön lang sein und man verbringt viel Zeit am Schreibtisch. Da denkt man eigentlich nur über Klamotten nach, wenn man sich mit Kunden oder Investoren trifft. Das sind die Gelegenheiten, bei denen man einen guten Eindruck machen sollte, also lasst dann Flip-Flops und das zerknitterte Shirt zu Hause.

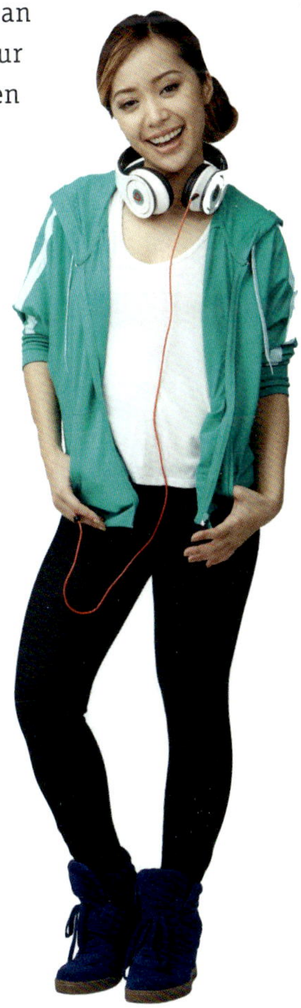

Ja

- Jeans
- Sneakers oder Flip-Flops
- Kapuzenpullis oder -jacken
- T-Shirts
- Kopfhörer

No-Gos

- Müffelnde, zerknitterte Kleidung. Wenn ihr für ein Start-up arbeitet, bleibt nicht viel Zeit fürs Wäschemachen. Wahrscheinlich stolpert ihr direkt aus dem Bett an die Arbeit. Aber denkt mal an eure Kollegen! Ein frisches T-Shirt werdet ihr doch noch finden.
- Barfuß. Ich hab schon Programmierer barfuß bei Google durchs Büro laufen sehen, aber empfehlen würde ich das nicht.

TRADITIONELLE ANGESTELLTE/ANZUGSJOBS

Wir reden hier von Jobs im Finanz- und Rechtswesen. Dort ist es zum Teil üblich, dass es intern, oft sogar schriftlich fixierte, klare Kleidervorschriften gibt. Alles, was ausgefallen oder trendy ist, kommt nicht in Frage. Vielmehr geht es darum, sich anzupassen und nicht aufzufallen. Ihr gehört schließlich zu einem Team. Die Arbeit – und die Kunden – sind das, was zählt. Aber das bedeutet noch lange nicht, dass ihr euch total langweilig oder geschlechtsneutral anziehen müsst. Es gibt wunderschön geschnittene Kleidung aus tollen Stoffen. Achtet außerdem auf Haare und Make-up. Bloß weil ihr konservative Kleidung tragt, wollt ihr doch nicht komplett unsichtbar sein.

CHEFIN

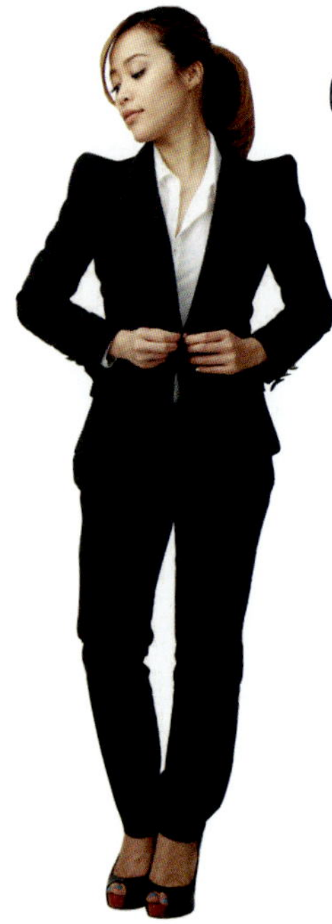

Ja

- Neutrale Farben
- Gemäßigte Konturen
- Schlichte Accessoires
- Eine stylische Laptop-Tasche
- Vernünftige Schuhe

No-Gos

- Schuhe, die beim Gehen Geräusche machen
- Schmuck, der klirrt und scheppert
- Kurze Röcke oder Kleider
- Zu tiefe Ausschnitte
- Grelle Farben

1+

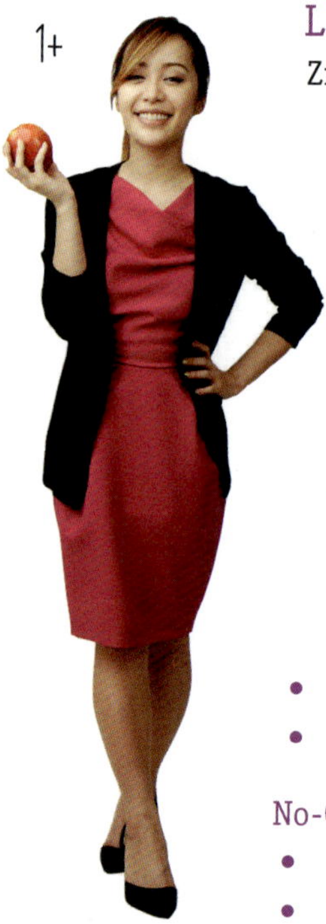

LEHRERIN

Zieht euch so an, wie eure Schüler euch sehen sollen. Ich bin der Meinung, dass sich Lehrer maßvoll und zeitlos kleiden sollten. Ihr wollt weder zu lässig rüberkommen noch aussehen, als wäre euch Mode unglaublich wichtig. Gleichzeitig wollt ihr nicht so streng auftreten, als würdet ihr bei der Bank arbeiten. Das wirkt schnell so, als wärt ihr unnahbar.

Ja

- Bequeme Schuhe (ihr steht ziemlich oft!)
- Bequeme Kleidung
- Whiteboard- und Tafel-kompatible Kleidung! Ihr wollt schließlich nicht, dass irgendwelche Körperteile rausschauen, wenn ihr euch an der Tafel streckt. Achtet darauf, dass Tops über die Hüfte, d. h. über Hosen oder Röcke, gehen.
- Edelsteintöne
- Schlichter Schmuck

No-Gos

- Miniröcke
- Weit ausgeschnittene Blusen
- Lässige Jeans (zerrissen, baggy etc.)
- Trainingshosen
- High Heels

MODEBRANCHE

Leute, die in der Modebranche arbeiten, kleiden sich sehr bewusst. Bleibt am Ball in Sachen Trends. Wenn euch egal ist, wie ihr angezogen seid, dann ist diese Branche definitiv nichts für euch. Mode-Profis legen Wert aufs Aussehen. So ist es nun mal. Findet heraus, welchen »Vibe« euer Arbeitsplatz hat und stimmt eure Kleidung darauf ab. Mit »Vibe« meine ich die Stimmung eines Ladens. Vielleicht Downtown-Chic, Uptown-Sophisticated oder unglaublich Fashion-Forward?

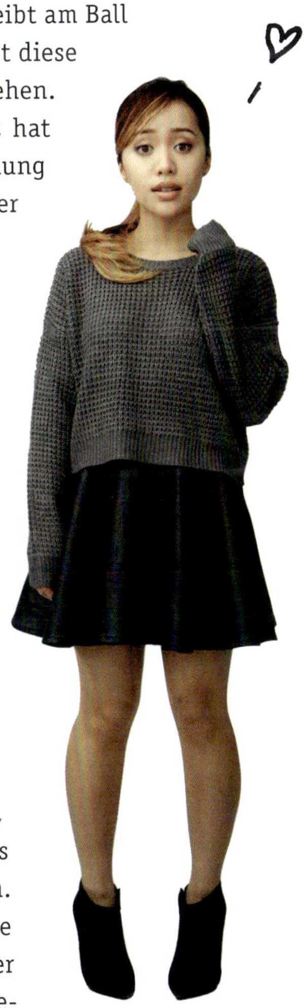

Ja

- Die Farbe Schwarz
- Designer-Klamotten
- Trends in Maßen
- Ein Hingucker (coole Schuhe, Kette, Hut etc.)

No-Gos

- Billigware oder Fälschungen
- Billige Trendklamotten
- Adretter, konservativer Look
- Boot-Cut-Jeans

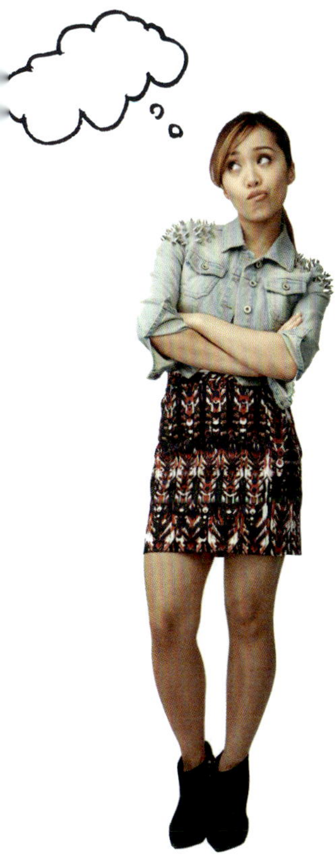

KÜNSTLERIN

Das ist wahrscheinlich der einzige Beruf, in dem ihr so ziemlich tragen könnt, was ihr wollt. Es kommt ganz auf euer Image an. Als Künstlerin ist man ein bisschen wie eine Figur in einem Roman. Worum geht es in der Geschichte? Was wollt ihr der Welt sagen? Dieser Vision sollte euer Look entsprechen. Es gibt weder Jas noch No-Gos, alles ist drin.

STREET-STYLE-STAR

Für diesen äußerst seltenen Beruf braucht ihr gute Beziehungen und jede Menge Stil. Eure Chancen, als Präsident gewählt oder in der NBA zu spielen, stehen eindeutig besser! Wenn es euer Traum ist, probiert's! Die Garderobe ist definitiv grandios, aber einige euer Freunde sollten schon Mode-Designer sein. Schließlich müsst ihr euch deren Klamotten ausborgen, sobald diese vom Laufsteg kommen. Denn wenn sie erstmal im Laden hängen, fasst ihr sie nicht mehr mit der Kneifzange an.

Ja

- Mutiger Mix aus Druck und Mustern
- Je verrückter der Schuh, desto besser
- Clutches
- Mutige Farben
- Sonnenbrillen
- Haare und Make-up kameratauglich

No-Gos

- Kleidung aus der letzten Saison
- Alles, was ein Star schon getragen hat
- Alles Schwarze
- Jahreszeitlich adäquate Bekleidung (Winterstiefel? Mantel? Kommt schon! Euer Outfit wollt ihr auf keinen Fall verstecken.)

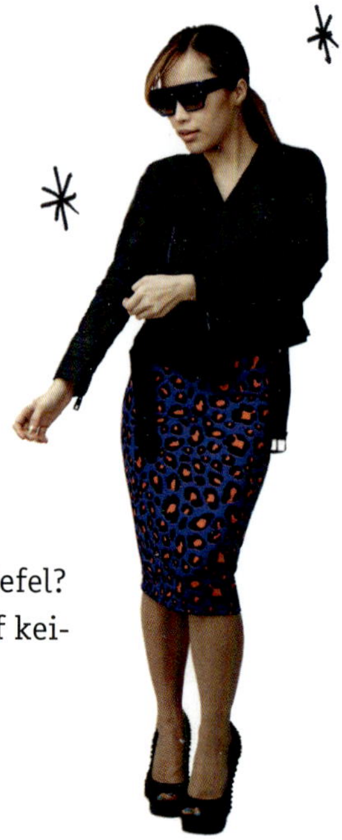

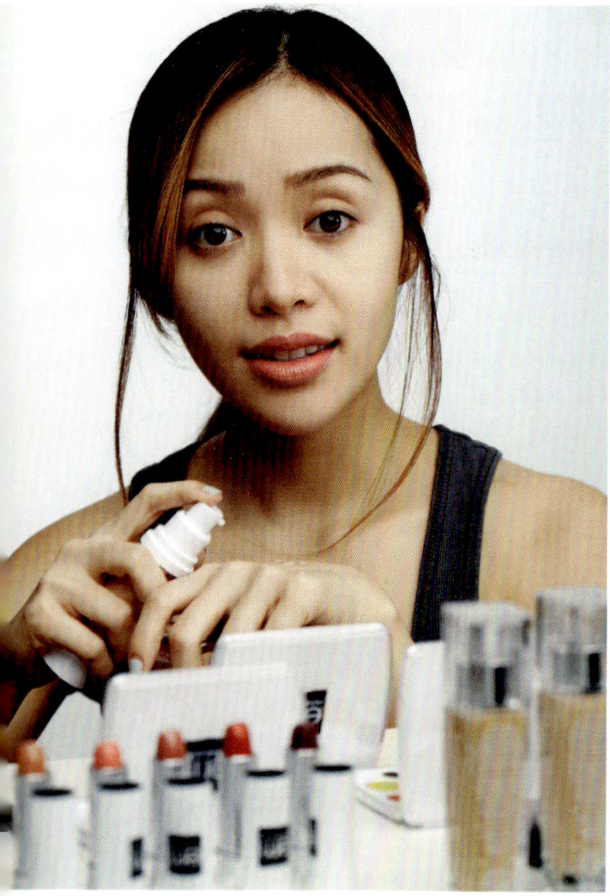

MODE-STYLISTEN/MAKE-UP-ARTISTS/ HAARSTYLISTEN

Wenn es um diese Berufe geht, dann hängt viel davon ab, wo ihr lebt. An der Westküste geht es allein ums Aussehen. L.A. ist die Welt der Stars, weshalb man sich dort ruhig auch so kleiden kann. Damit wollt ihr Reaktionen hervorrufen wie: »Wow – du musst richtig gut sein, schon allein weil du so aussiehst.« Wenn du Modestylist bist, spiegelt in L.A. dein Look deine Arbeit wieder. Wenn dein besonderer Stil romantisch ist, dann zieh dich romantisch an. Wenn exzentrisch, dann kleide dich so. Auch Make-up-Artists und Friseure ziehen sich ganz eigen an und bringen so ihre Persönlichkeit zum Ausdruck.

In New York dagegen geht es um deine Arbeit, nicht darum, wie du aussiehst. Und in Europa ist alles eher minimalistisch. Ihr mögt mir das vielleicht kaum glauben, aber viele der weiblichen Top-Make-up-Artists, die ich kenne, tragen dort kein Make-up. Ich fand es selbst unglaublich, aber es stimmt. Und wenn sie Make-up tragen, dann im No-Make-up-Look – ein bisschen Concealer, um dunkle Ringe abzudecken, ein Hauch von Rouge, und vielleicht noch ein wenig Wimperntusche.

Ja

- Alles, was Schwarz ist
- Schicke Sneakers
- Jeans
- Dreckiges Haar
- Kein Make-up
- Mischen von High und Low (Designerstück mit Schnäppchen von Handelsketten)

No-Gos

- Angesagte Klamotten
- Alles, was extravagant oder vollkommen überladen ist
- Kleidung, in der man sich nicht frei bewegen kann

BESCHEIDENHEIT

Manche denken, wenn sie Geld haben, können sie es auch richtig krachen lassen – aber ich bevorzuge einen eher moderateren Kleidungsstil, besonders wenn es um die Arbeit geht. Bescheidenheit hat etwas Geheimnisvolles und Elegantes an sich. Im Zweifel also lieber etwas bedeckt halten. Bleibt stilvoll und übertreibt es nicht mit dem Ausschnitt. Was kurze Shorts angeht: Finger weg! Eure Hinterbacken müssen nicht aus dem Stoff raushängen. Selbst wenn ihr den schönsten Po der Welt habt: Es ist einfach kein schöner Anblick.

WIEDERHOLT EUCH!

Scheut euch bloß nicht, eure Outfits zu wiederholen. Die schicksten Frauen der Welt tragen dieselben Kleider immer und immer wieder – Prinzessinnen, Chefredakteurinnen, First Ladys, sie alle halten es so. Stil hat nichts damit zu tun, einen Haufen angesagter Klamotten zu besitzen und jeden Tag ein anderes Outfit zu tragen.

Versucht gar nicht erst, euch mit irgendwelchen B-Prominenten zu vergleichen. In zehn Jahren schert sich keiner mehr um die. Ihr lebt euer Leben, kümmert euch also nicht um andere. Es ist eure Geschichte. Konzentriert euch darauf!

Accessoires richtig einsetzen

Wenn es um Accessoires geht, mag ich es schlicht. Um ehrlich zu sein, gehe ich bei den Accessoires nicht in die Vollen, weil ich das ja schon beim Make-up tue. Ich trage normalerweise ein Armband und einen Ring, und wenn ich das Haus verlasse, dann nie ohne Handtasche und Sonnenbrille. Ich bevorzuge Pilotensonnenbrillen. Ich bin kein großer Fan von übergroßen Sonnenbrillen, da sie nicht zu meinem Gesicht und meinem Körperbau passen.

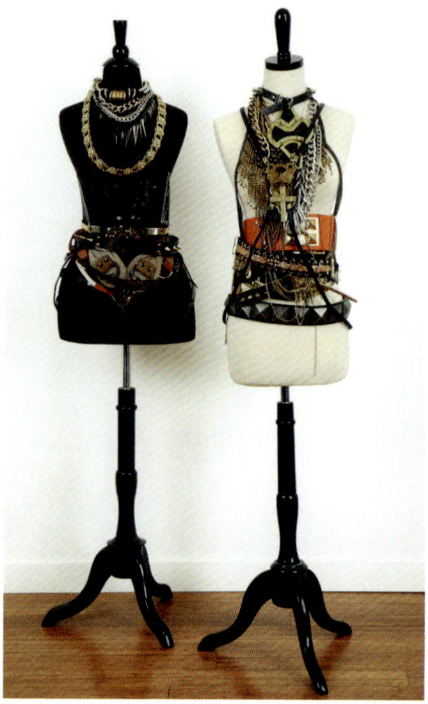

Accessoires können dabei helfen, die Garderobe zu erweitern. Mit den richtigen Stücken könnt ihr ein schlichtes Kleid, ein Oberteil oder einen Rock adrett, punkig, sexy oder konservativ aussehen lassen.

Viele denken, dass bei Accessoires eine Größe für alle passt, aber ihr müsst eure Körperform berücksichtigen. Ich würde liebend gern eine ganze Rabatte an Armreifen tragen, das volle Programm an Armschmuck zum Hingucken, aber das lässt meine Arme kürzer wirken, als sie ohnehin schon sind. Das Gleiche gilt für große Halsketten, Ohrringe, Schals, Gürtel und Handtaschen. Ich liebe große Handtaschen, aber wenn ich auch nur irgendetwas in Oversize trage, versinke ich geradezu darin. Schaut euch auch die Form eurer Accessoires an. Ein dicker, bunter Schal wirkt ganz anderes als ein dünner, schwarzer. Gleiches gilt für Geldbörsen. Etwas Eckiges, Buntes könnte die Aufmerksamkeit auf sich ziehen und kantig wirken, während etwas Glatteres, also eine klassische abgerundete Geldbörse mit weichen Seiten an einer Kette dich größer aussehen lässt.

BRILLEN

Ich sehe nicht gut, weshalb ich ab und zu eine Brille trage. Wegen meiner Nasenform rutschen viele Brillen einfach runter, und ich muss daher richtig suchen, um eine Brille zu finden, die zu meinem Gesicht passt. Wenn ihr eine Brille tragt, dann denkt bei der Auswahl an eure Gesichtsform. Ihr wollt schließlich mit und nicht gegen eure Form arbeiten. Ich weiß, dass dicke Gestelle total angesagt sind, aber ich persönlich bevorzuge dünnere Rahmen mit einem dekorativen Element, wie zum Beispiel ein Leopardenmuster oder ein bisschen Farbe an den Seiten.

Die richtige Brille für jede Gesichtsform

RUND Wenn euer Gesicht rund ist, dann habt ihr wahrscheinlich volle Wangen und eine weiche Kinn- und Stirnlinie.

Um euer Gesicht zu akzentuieren, wählt am besten sehr kantige oder rechteckige Gestelle. Damit täuscht ihr eine längere Gesichtsform vor. Rechteckige Gestelle können auch dabei helfen, die Augen zu öffnen. Vermeidet runde Brillen, wie zum Beispiel die, die Harry Potter trug. Als Faustregel gilt: Sucht ein Gestell, dass das Gegenteil euer Gesichtsform ist.

ECKIG Wenn Kiefer und Stirn stark ausgeprägt sind, seid ihr eckig … eure Gesichtsform, nicht ihr! Eure Gesichtsform ist sehr modisch!

Ein wunderschönes Gesicht mit starken Formen harmoniert mit Brillen, die weicher und runder aussehen. Wählt Brillen, die hoch auf der Nase sitzen. Das wird euer Gesicht länger wirken lassen. Sucht ein Gestell mit einer schwereren Oberlinie, damit die Aufmerksamkeit auf eure Gesichtsmitte und nicht aufs Kinn gelenkt wird. Das Gestell sollte eure Gesichtszüge mildern, nicht betonen. Es geht immer darum, ein Gleichgewicht zu schaffen und folglich solltet ihr übermäßig kastige, enge Gestelle meiden.

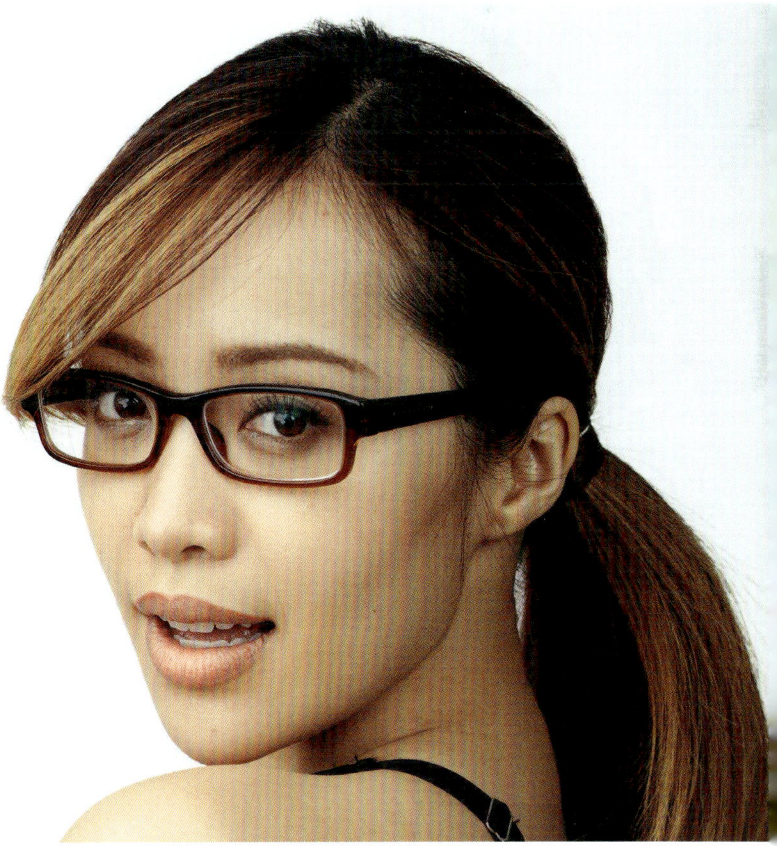

DIAMANT Wenn ihr eine enge Stirnpartie und einen schmalen Kiefer habt, dann habt ihr ein diamantenförmiges Gesicht.

Ihr könnt dieser feinen Form in die Hand spielen, indem ihr witzige ovale Formen oder Katzenaugenbrillen wählt. Modelle, die nach oben gehen, betonen die Wangenknochen. Dekoelemente am oberen Rand des Gestells helfen dabei, Abstand zwischen die Augenbrauen zu bekommen. Vermeidet kastige, gerade Gestelle, die die Weite euer Wangenkochen betonen. Haltet es fein und frech.

LÄNGLICH Wenn euer Gesicht oval ist, dann habt ihr eine längliche Gesichtsform.

Versucht es mit übergroßen Brillen, besonders mit denen, die breiter als euer Gesicht sind. Dekorative auffällige Ränder sehen klasse an euch aus.

Wie trage ich Absätze?

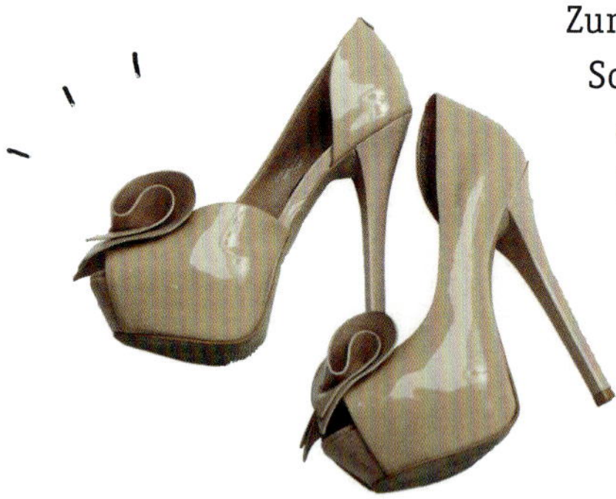

Zum allerersten Mal hohe Absätze zu tragen, kann echt heikel sein. Schließlich müsst ihr auf den Ballen laufen. Wenn ihr Anfänger seid, dann versucht es mit Kitten Heels und geht dann höher. (Kitten Heels sind ganz schmal, dafür aber nicht so hoch, etwa 4 Zentimeter oder weniger.) Wenn ihr stürzt oder stolpert, dann sollte euch das nicht peinlich sein. Ich bin so oft gefallen, als ich gelernt habe auf Absätzen zu gehen. Macht weiter und lacht drüber!

Wenn ihr Absatzschuhe kauft, denkt daran: Je dicker ein Absatz ist, desto mehr Halt bietet er. Wenn ihr also in den Schuhen weit laufen, in den Bus steigen oder in die U-Bahn springen wollt, dann denkt beim Kauf daran. Außerdem müssen Schuhe richtig gut sitzen. Absatzschuhe sind schick, aber Blasen und ein Fuß voller Pflaster sind es nicht!

Und ein letzter Tipp: Wenn ihr hohe Absätze tragt und Treppen hoch oder runter steigt, haltet euch am Geländer fest! Stufen und High Heels sind keine gute Kombination. Ich kenne ein paar Mädels, die richtig üble Stürze auf Treppen hingelegt haben: Passt auf, dass euch das nicht passiert!

Schlau einkaufen

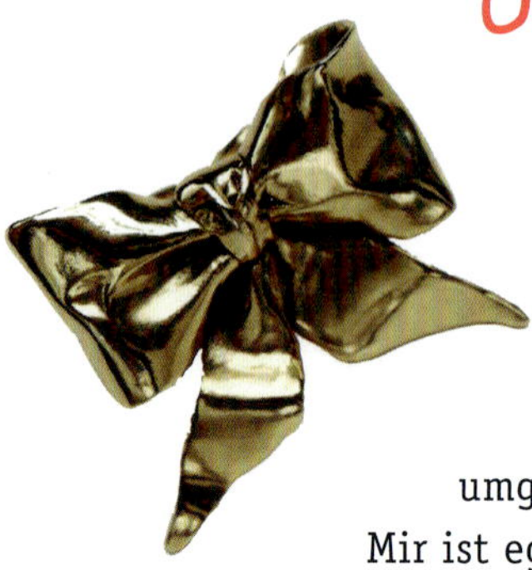

Obwohl ich mir heute viel mehr als früher leisten kann, frage ich mich immer: »Brauche ich das wirklich?« Ich war erst kürzlich online, um ein Kleid für eine Filmpremiere zu finden. Ich habe ein wunderschönes entdeckt, aber es sollte ein Vermögen kosten. Also habe ich mir gesagt: »Wenn ich so viel Geld ausgebe, muss ich es mindestens millionenfach anziehen.« Ich habe mich entsprechend nach etwas anderem umgeschaut und sogar einen Gutschein gefunden, den ich verwenden konnte.

Mir ist egal, wie arm oder reich ihr seid; wenn ihr ein gutes Angebot findet, dann ist das einfach nur klasse. Seid clevere, kompetente Käufer. Geld zu sparen, ist immer eine gute Sache.

VINTAGE-SHOPPING

Wenn ihr nicht viel Geld habt, aber einzigartig aussehen möchtet, dann schaut in Second-Hand-Läden oder Vintage-Boutiquen rein. Es gibt ziemlich viele Stars und Sternchen, die Vintage lieben. Es ist etwas ganz Besonderes, ein Stück mit Geschichte zu tragen.

Ich gehe total gerne auf Flohmärkte und in Vintage-Boutiquen, denn da findet man wunderschöne, einzigartige Dinge. Und ganz sicher wirst du niemandem über den Weg laufen, der das Gleiche trägt!

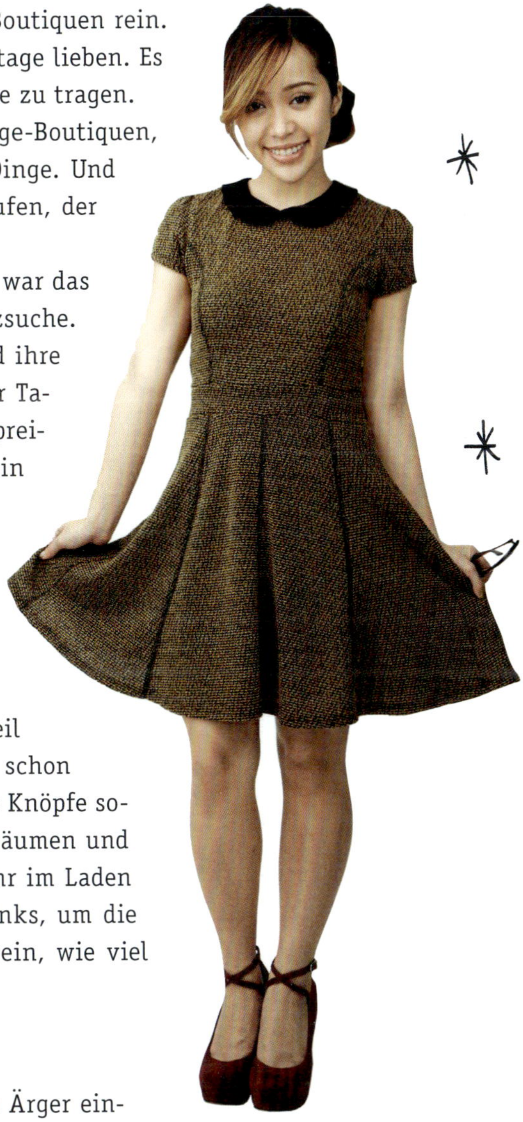

Als ich in Sarasota auf die Kunstakademie ging, war das Einkaufen im Second-Hand-Laden wie eine Schatzsuche. Viele Reiche haben sich dort zur Ruhe gesetzt und ihre Sachen gespendet. Man konnte Chanel-Jacken oder Taschen von Louis Vuitton für den Bruchteil des Neupreises finden. Allerdings brauchte man Geduld und ein gutes Auge, um ein Schnäppchen zu ergattern.

Und wie kriegt man dieses Gespür? Seht euch Modezeitschriften oder Fashion-Blogs an. Findet heraus, was out oder total angesagt ist. Schaut, was Stars auf dem roten Teppich tragen und was bei ihnen gut aussieht oder nicht. Entwickelt außerdem ein Gespür dafür, weshalb ein Teil gut gemacht ist. Darüber haben wir ja in Ansätzen schon gesprochen. Hat der Stoff Gewicht? Fühlen sich die Knöpfe solide an? Sind sie gut angenäht? Wie sieht es mit Säumen und Nähten aus? Ist das gute Stück gefüttert? Wenn ihr im Laden seid, schaut euch ein Teil an und dreht es auf Links, um die Machart zu begutachten. Ihr werdet überrascht sein, wie viel man durch Anfassen und Vergleichen lernt.

ONLINE-SHOPPING

Online Kleider einzukaufen kann euch ganz schön Ärger einhandeln. Es ist ganz einfach und macht Spaß, aber bezahlt werden muss auch. Seid vorsichtig bei Impulskäufen.
Wenn ihr etwas kauft, das nicht passt, schickt es umgehend zurück.

Fehlgriffe beim Einkauf kommen vor, aber achtet darauf, dass ihr auch euer Geld wiederbekommt. Lasst nicht euer Konto dafür bluten!

WIE MAN KLEIDUNG UND SCHUHE RICHTIG PFLEGT

Ihr solltet mit eurer Kleidung und euren Schuhen immer sorgfältig umgehen. Ganz gleich wie teuer oder billig Kleidung und Schuhe waren, sie halten einfach länger, wenn man sie ordentlich und liebevoll pflegt.

HANDWÄSCHE – ABER WIE?

Bevor ihr wascht, lest euch die Etiketten durch und macht euch mit dem Material vertraut. Einige Teile kann man in der Waschmaschine waschen, andere müssen chemisch gereinigt oder per Hand gewaschen werden. Ihr wisst nicht, wie das funktioniert? Ich benutze dafür eine große Plastikschüssel, die ich mit warmem Wasser fülle (mit kalten Wasser, wenn das Teil dunkel ist) und ein bisschen Feinwaschmittel. Dann lege ich das Stück in die Schüssel und lasse es ein bisschen einweichen. Hat es Flecken, nehme ich dieselbe Seite des Stoffs, um sanft mit einer sauberen Stelle dagegen zu reiben. Danach gut ausspülen. Im Anschluss daran lege ich das Teil auf ein Handtuch und ziehe es wieder in Form. So lasse ich es mindestens eine Stunde liegen. Das Handtuch nimmt dann schon ziemlich viel Flüssigkeit auf. (Macht das aber nicht auf einem Holzboden, der kann sich dann nämlich verziehen.)

Als letzten Schritt hänge ich das Teil zum Trocknen an der Luft auf. Wenn ihr den Schritt mit dem Handtuch auslasst, tropft das Wasser dort, wo ihr das Teil aufhängt, den Boden voll.

SCHUHPFLEGE

Früher, als ich noch eine arme College-Studentin war, besaß ich genau ein gutes Paar Schuhe. Ich habe sie mit größter Sorgfalt gepflegt, habe sie regelmäßig eingecremt und poliert, besonders wenn sie einen kleinen Stoß abbekommen hatten. Es gibt alle möglichen Schuhcremes, damit die Schuhe wie neu aussehen. Für dunkle Schuhe eignen sich Cremes oder flüssige Schuhpflege. Bei weißen Schuhen könnt ihr auf diese magischen Schwämme zurückgreifen, die Schmutz entfernen und alles polieren. Setzt bei Wildlederschuhen pinke oder weiße Radierschwämme ein, um Salz oder Schwitzspuren zu entfernen. Wenn ihr die Sohlen abgelaufen habt oder ein Absatz abbricht, dann bringt sie zum Schuster. Schuhe können jahrelang halten, wenn ihr sie pflegt.

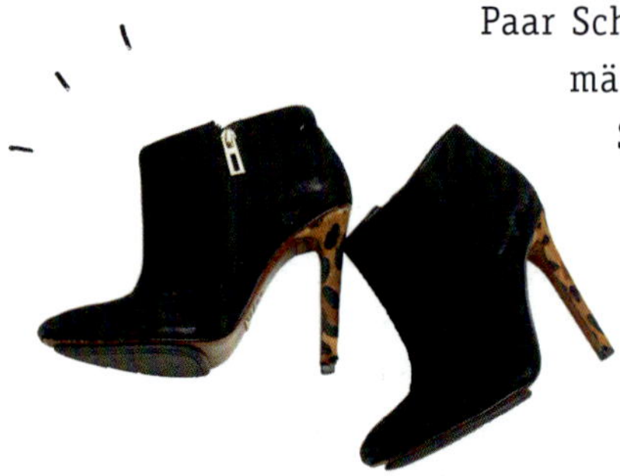

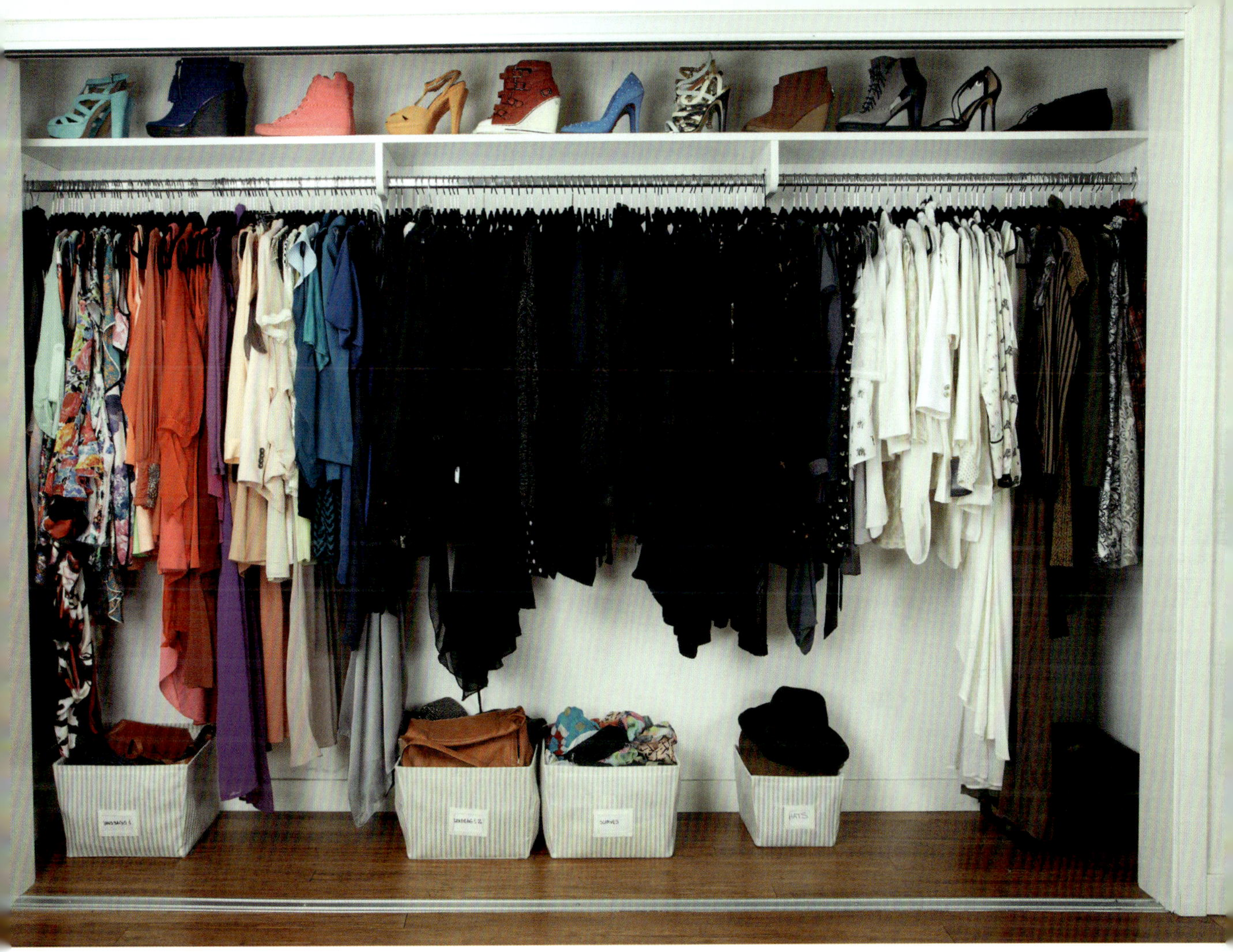

KLEIDERORDNUNG

Ich habe meine Kleidung nach Jahreszeiten sortiert. In Los Angeles unterscheiden sich die Jahreszeiten nicht so stark, in New York dagegen kann sich das Wetter täglich ändern. An einem Tag noch über 30°C und sonnig, am nächsten schüttet es bei fast 0°C wie aus Kübeln. Oder es schneit! Da muss man vorbereitet sein. Mein Hauptkleiderschrank beinhaltet die Teile, die ich für die aktuelle Jahreszeit benötige; alles andere wird eingelagert. Dabei geht es vor allem darum, jedes Fleckchen zu nutzen und so effizient wie möglich zu sein. Ich weiß, dass viele Mädels gigantische, verrückte Kleiderschränke lieben, die man nur betreten muss und alles ist griffbereit. Ich brauche das nicht. Ich muss nicht alles, was ich besitze, auf einmal sehen.

SCHUHAUFBEWAHRUNG

Wenn ihr ordentlich Geld für Schuhe ausgebt, dann wollt ihr sie nicht irgendwo verstecken. Ich setze ein Aufbewahrungssystem mit großen Stapelboxen ein, die es erleichtern, alles zu erkennen und zu entscheiden, welche ich an diesem Tag tragen möchte. Ich mag diese Schuhregale, wo man sich bücken und alles herauszerren muss, nicht sonderlich.

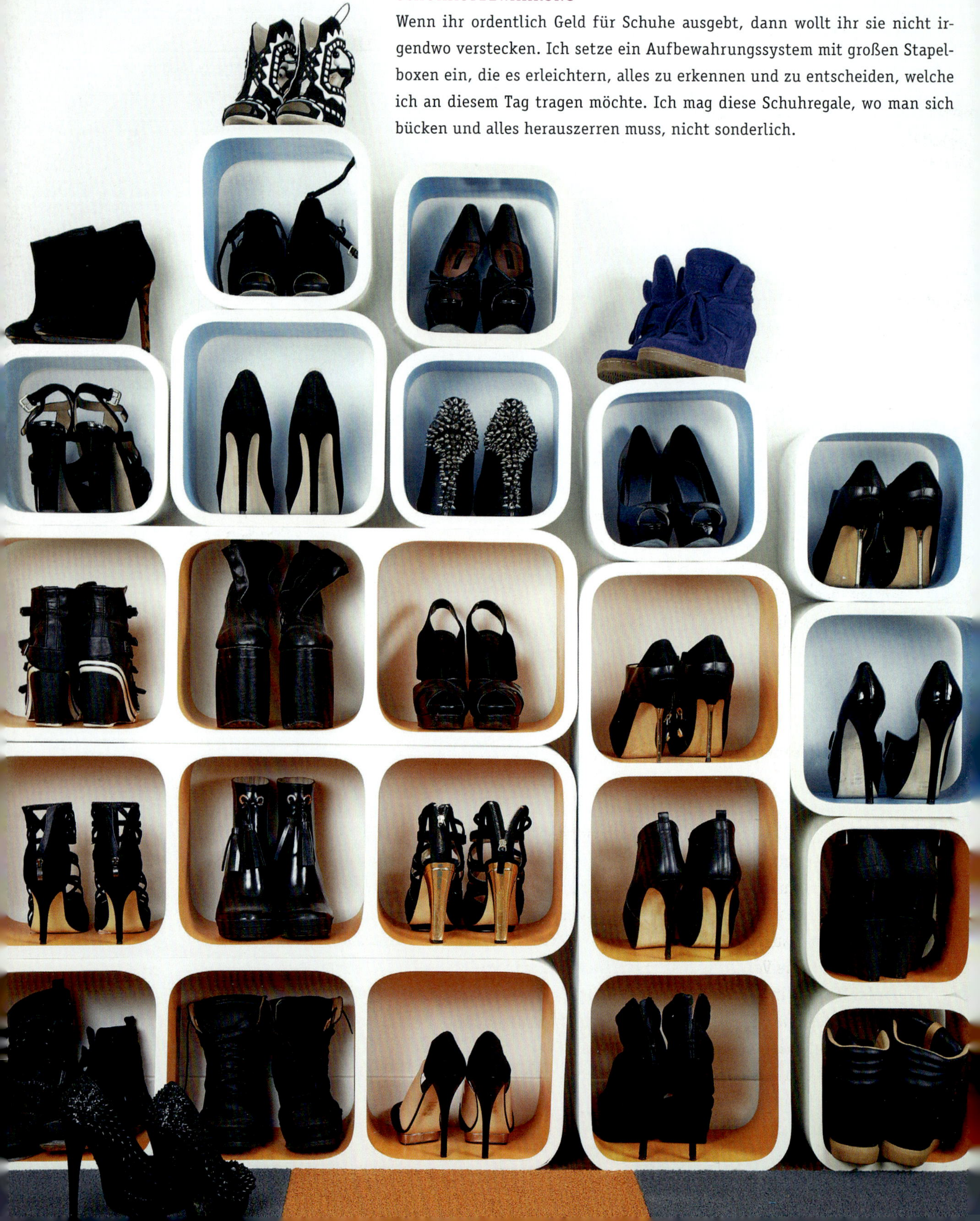

Und ich bin sehr eigen, was meine Ordnung betrifft. Ich habe alles von oben nach unten sortiert, und jede Rubrik erhält ihren eigenen Bereich: Jacken, Blusen, Leggings, Röcke etc. Jede Abteilung ist farbsortiert. Damit kann ich auf Anhieb hineingreifen und, ohne Zeit zu verschwenden, herausholen, was ich brauche. Die leeren Bügel hänge ich wieder zurück, damit ich weiß, wo ich das Teil nach dem Tragen wieder hinhängen muss. Mir ist egal, was für Bügel es sind, gern mag ich die mit Velourüberzug. Da rutschen die Klamotten nicht.

Meine Accessoires bewahre ich auf einem kleinen, extra dafür angefertigten Baum auf. Wenn ihr viele Ketten, Armbänder, Ringe und andere Dinge zu sortieren habt, könntet ihr diese Hängetaschen mit durchsichtigen Fächern nutzen. So seht ihr alles auf einen Blick und auch auf Reisen ist das ideal. Oder ihr werdet kreativ und benutzt eine Tafel an der Wand, an der ihr alles aufhängen könnt.

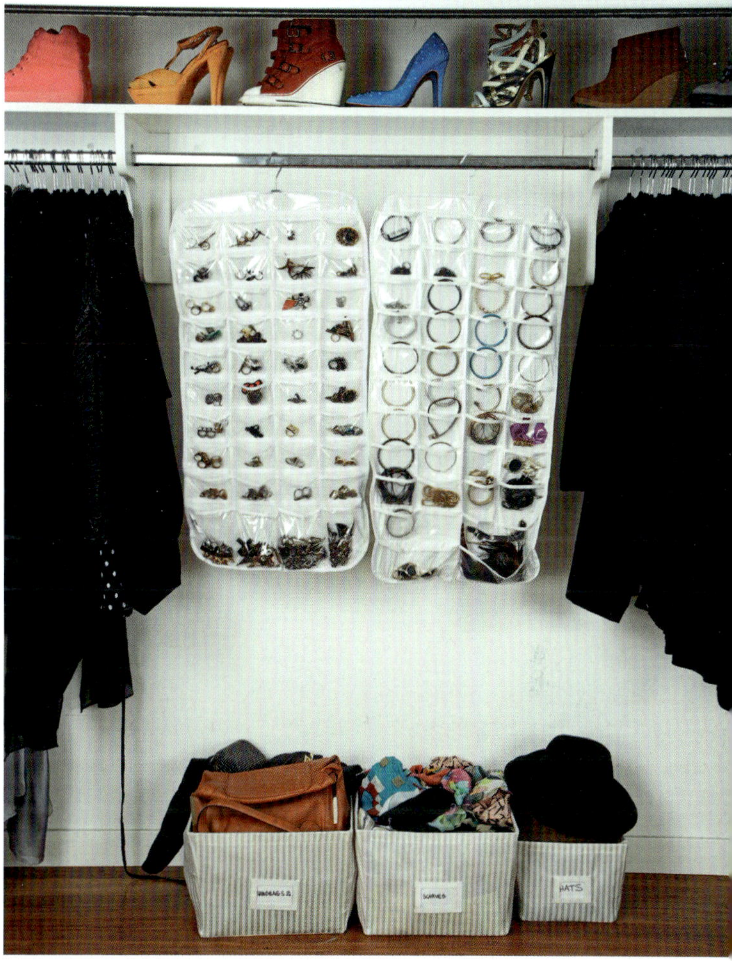

Ein letztes Wort in Sachen Mode

Lasst nicht Äußerlichkeiten euer Selbst bestimmen. Euer wahres Ich spiegelt sich in eurer Intelligenz, eurem Charakter, eurer Persönlichkeit und euerm Handeln wider. Diese Dinge kann man alle nicht kaufen und sie kommen auch nie aus der Mode.

Weiter vorne im Buch habe ich davon erzählt, wie ich während meiner Highschool-Zeit versuchte, durch verschiedene Outfits und Stile irgendwo dazu zu gehören. Ich bereue diese Versuche, herauszufinden, wer ich wirklich bin, überhaupt nicht. Ich glaube, dass wir alle verschiedene Phasen durchlaufen, in denen wir auf der Suche nach unserem wahren Ich sind und nach dem, was uns wichtig ist.

Doch nichts ist stylischer, als zu wissen, wer ihr seid. Seid eine Frau mit Substanz, nicht eine Frau mit Zeug.

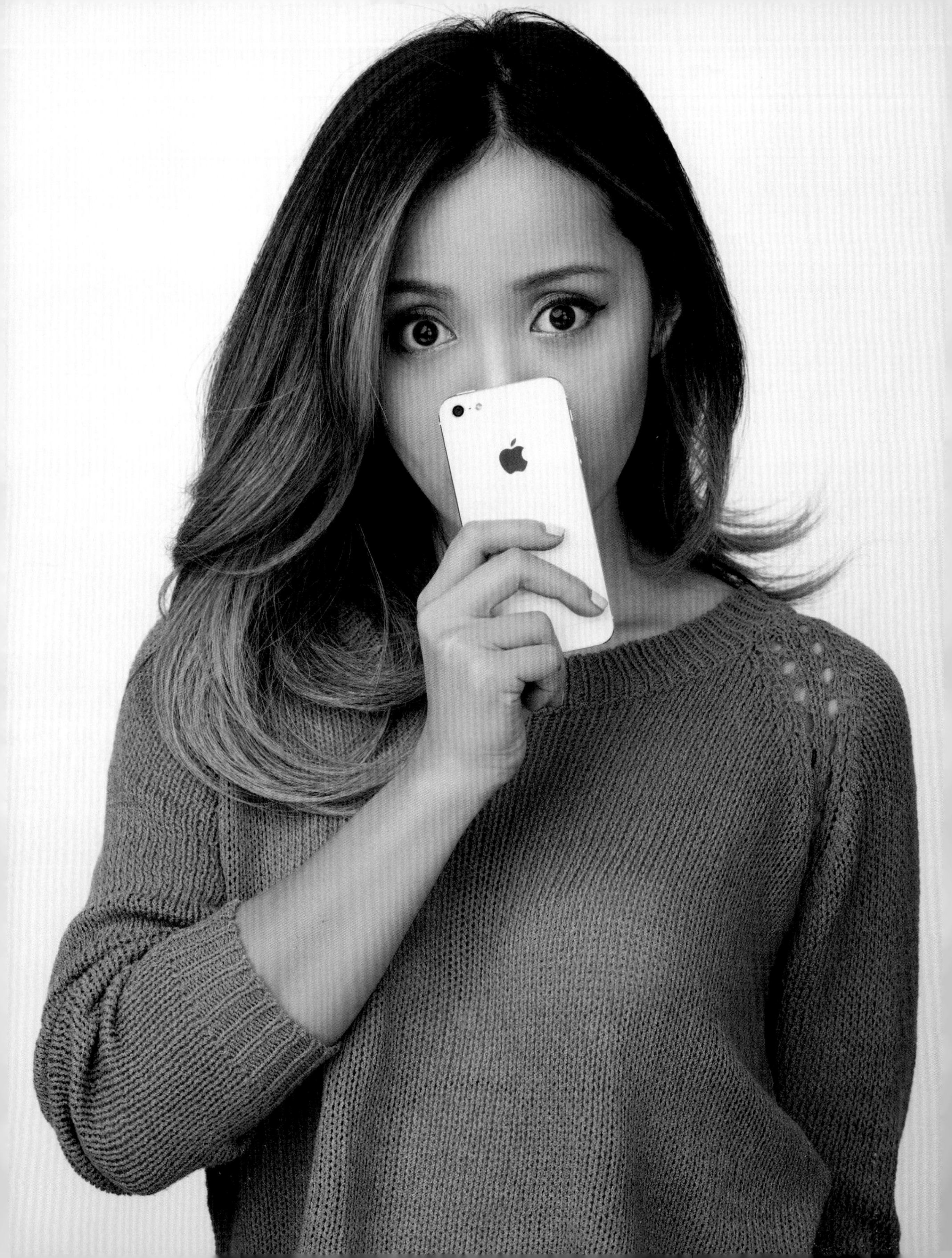

DIGITALE DOS UND DON'TS

Was auch immer andere sagen: Es ist nicht einfach, sich durch den digitalen Raum zu bewegen. Mein ganzes Leben kreist um das Netz und selbst ich finde es knifflig! Die Regeln des Miteinanders verändern sich ständig, die Technik entwickelt sich immer weiter, und wir halten schließlich diese Neuerungen in den Händen, starren darauf und fragen uns, was wir damit tun sollen und vor allem wie und warum.

Das Internet gibt es nun zwar seit Jahrzehnten, aber online erleben wir täglich Situationen, die eine neue Art zu denken und ein anderes Verhalten erfordern. Ganz schön verwirrend, oder? Und sobald wir etwas im Griff haben, folgt etwas Besseres, Cooleres, Angesagteres und Neueres. Die Unmittelbarkeit des Digitalen hat unser Leben zum Besseren verändert, und doch ist sie Fluch und Segen zugleich. In diesem Kapitel verrate ich euch alles, was ich über den Umgang mit der digitalen Welt gelernt habe – die Ethik, die Etikette, die bewährten Vorgehensweisen. Wenn ihr das digitale Leben schlau und strategisch angeht – vertraut mir! –, müsst ihr euch weniger Gedanken machen und habt mehr Zeit, die Vorteile zu genießen!

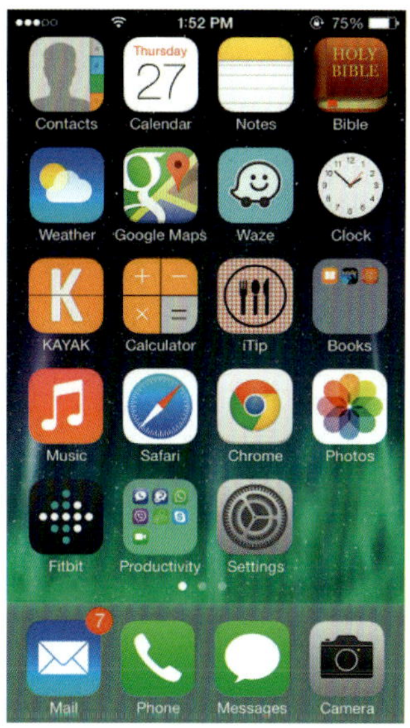

Die Kunst des Textens

Eine Nachricht zu schicken, ist so schnell und einfach. Tipp ein paar Worte und drück auf »Senden«. Viele Menschen telefonieren kaum noch und hinterlassen keine Nachrichten auf dem Anrufbeantworter, Tippen ist ja viel bequemer. Doch wie bei allen Formen geschriebener Kommunikation kann man sich leicht missverstehen.

Lasst uns ein paar Grundregeln durchgehen.

ANTWORTE ZÜGIG!

Eine Nachricht bekommen? Vor ein paar Stunden? Gestern? Worauf wartet ihr? Ihr müsst nicht alles stehen und liegen lassen, um zu antworten, aber die meisten Nachrichten sollten innerhalb eines angemessenen Zeitrahmens beantwortet werden. Tut ihr dies nicht, wird sich euer Gesprächspartner fragen, ob ihr euch überhaupt für ihn interessiert. Wenn euch z. B. eine Freundin eine Nachricht schickt, und ihr antwortet nicht, sie kann aber sehen, dass ihr inzwischen euren Facebook-Status aktualisiert oder ein neues Bild auf Instagram gepostet habt, könnte sie das verletzen. Versucht, innerhalb einer Stunde auf eine Nachricht zu reagieren. Seid ihr allerdings auf der Arbeit, bei einer Verabredung oder bei etwas anderem, was eure gesamte Aufmerksamkeit beansprucht, muss die Antwort warten.

Natürlich gibt es Ausnahmen zu dieser Regel. Vielleicht hat euch jemand eine Nachricht geschickt, die eine durchdachte Antwort erfordert. Dann nehmt euch Zeit, um genau zu überlegen, was ihr sagen wollt. Oder schickt eine Nachricht, dass ihr für eure Antwort noch etwas Zeit benötigt. Wartet ihr jedoch einen ganzen Tag, dann sendet das auch eine Botschaft.

Könnt ihr eine Nachricht einfach ignorieren? Klar! Doch ihr kommuniziert damit deutlich, dass ihr wütend oder gleichgültig seid. Ihr könnt immer behaupten, eine Nachricht nicht bekommen zu haben, aber glaubwürdig ist diese Notlüge kaum! Wahrscheinlicher ist wohl, dass ihr die Nachricht nicht gesehen habt oder sie in der Masse untergegangen ist. Und ganz klar: Wenn der Absender euch fremd ist oder ihr ihn kaum kennt, seid ihr null verpflichtet, zu antworten.

DOS UND DON'TS BEIM TEXTEN

Schreibt keine Romane. Braucht ihr viele Worte, um eure Argumentation darzulegen, weicht auf eine E-Mail aus.

> Hi, ich bin mir nicht sicher, ob du meine Nachricht bekommen hast, aber wir sollten uns diese Woche noch treffen, um unser Projekt zu besprechen. Ich hab jede Menge Ideen, die ich gerne mit dir durchgehen würde. Wie wär's, wenn wir mit einer Power-Point-Prä-

sentation starten und dann eine Übung einbauen. Wir könnten sogar alles mit einem Gewinnspiel abrunden! Wenn du jetzt Zeit hast, sag mir Bescheid, was du davon hältst. Wenn nicht, können wir morgen im Unterricht darüber reden.

Schreib nicht komplett in Großbuchstaben. Das gilt als SCHREIEN. (Merkt ihr's?)

Wenn ihr etwas laut und deutlich verkünden wollt, ist das in Ordnung. Ansonsten benutzt Groß- und Kleinbuchstaben.

Hey, tut mir leid, aber ich schaff es heute Abend nicht zu der Veranstaltung.

OK. WARUM NICHT?

Ui - Hammer!

Tut mir leid, wollte dich nicht verletzen. Meine Schwester hat mich überrascht und ist einen Tag früher zu Besuch gekommen.

Oh, kein Problem. Wir sehen uns nächste Woche.

Antwortet auf lange, wichtige oder bedeutende Textnachrichten nicht mit »Ok«. Das kann beleidigend wirken. Strengt euch ein bisschen mehr an, oder euer Gegenüber wird es in den falschen Hals kriegen. »Ok« ist nur in Ordnung, wenn ihr ein Gespräch rasch beenden müsst. Ein Smiley hinzuzufügen, ist dann sinnvoll: »Ok :)«

Nicht cool!

Hi, ich hab mitbekommen, dass du dieses Wochenende hier bist! Wir sollten uns unbedingt treffen. Vielleicht zum Essen. Wäre schön, dich zu sehen. Sag Bescheid, ob du Zeit hast!

Ok

Beendet eure Textnachrichten nicht mit »…«, es sei denn, ihr seid euch unsicher oder wisst nicht, ob ihr das Gespräch fortsetzen wollt. (Die drei Punkte heißen übrigens Auslassungszeichen.) Sie suggerieren, dass ihr mehr zu sagen habt oder unzufrieden mit etwas seid. Antwortet ihr z. B. auf »Hi, ich kann heute nicht vorbeikommen.« mit »Oh, okay …« ist das eine Einladung nachzufragen: »Ist irgendetwas?« Die drei kleinen Punkte sind wie dramatische Cliffhanger. Setzt sie richtig ein.

Lust heute Abend wegzugehen? Wir wollen vielleicht 'nen Mädelsabend in der Stadt machen!

Ja …

Lass sie nicht so in der Luft hängen!

Also, wir fangen so um 8 an, sag mir vorher Bescheid, ob du dabei bist.

Sicher ...

Setzt Smileys und Abkürzungen richtig ein. Sie machen Spaß und sind witzig, freut euch also an ihnen. Benutzt HDL oder OMG bei Freunden. Aber bei eurem Chef oder Vermieter, die nicht eure BFF sind? Bloß nicht!

Hallo ____, hier ist ____ von der Arbeit. Könntest du bitte das Paket annehmen, das morgen ankommen soll?

OMG danke fürs Dran-Erinnern!
Klaro bleib ich im Empfangsbereich, um es anzunehmen. C u l8r! 🙂

Kein Sexten! Müssen wir darüber überhaupt reden? Ich hab zu viele Jungs und Mädels gesehen, die anzügliche Nachrichten direkt rumgezeigt haben. Nichts ist privat, selbst wenn man das glaubt.

Streitet euch nicht per SMS! Greift lieber zum Hörer und tragt das Ganze am Telefon aus. Sich per Textnachrichten zu streiten bringt nichts, außer einem erbitterten Hin und Her.

Macht nicht per SMS (oder über Facebook!) Schluss. Die einzige Entschuldigung dafür, es nicht persönlich oder am Telefon zu tun, ist, wenn das Gegenüber gefährlich und ausfällig werden könnte. Mit mir hat mal jemand so Schluss gemacht und ich kann euch sagen, dass ich absolut keine Achtung mehr für den Kerl habe. Es ist einfach respektlos, eine Geschichte so zu beenden.

Hi, ich weiß, dass wir noch nicht lange zusammen sind, aber ich glaube nicht, dass das funktioniert. Tut mir leid.

Machst du mit mir Schluss?!?!

Ja, ich kann einfach nicht mehr.

DU MACHST WOHL WITZE??
Per SMS? Ernsthaft?

← Echt jetzt?

Schreibt keine Nachrichten, wenn ihr angetrunken seid. Und lasst auch eure Freunde nichts verschicken. Auch Finger weg von Facebook und Co. Das ist eine vorprogrammierte Katastrophe!

Textet nicht, während ihr Auto fahrt. Das ist wohl das Wichtigste, was ich euch in diesem Kapitel mitgebe: Es braucht nur einen Augenblick, um in einen Unfall verwickelt zu werden. Wenn ihr der Beifahrer seid und euer Fahrer textet, besteht darauf, dass er oder sie aufhört. Bietet an, die Nachricht für den Fahrer zu verschicken. Es gibt keinen Grund, während der Fahrt zu schreiben. Unsere Eltern sind auch nicht rumgefahren und haben dabei Nachrichten verschickt – jede Nachricht kann warten, bis das Auto steht.

Süchtig nach Posts?

Wie oft aktualisiert ihr eure Social-Media-Lieblingsplattform? Wöchentlich? Einmal am Tag? Stündlich? Wenn ihr mehrmals täglich aktualisiert, dann könnte das zu viel sein. Es ist eine Sache, Leuten auf Twitter zu antworten und dann hin und her zu schreiben, aber zehn Instagram-Fotos am Tag? Oder ein halbes Dutzend Statusmeldungen auf Facebook? Das ist weder höflich noch eine schöne Art, seine Zeit zu verbringen. Ihr verstopft die Feeds eurer Freunde und Follower. Ihr müsst eure Posts bearbeiten. Qualität vor Quantität. Reißt euch am Riemen und entscheidet, was die wichtigste Nachricht, die wichtigste Statusmeldung oder das wichtigste Foto ist. Sonst werdet ihr feststellen, dass Leute euch nicht länger folgen oder euch als Kontakt löschen.

Es gibt aber ein paar Ausnahmen. Unglaubliche Ausflüge und Konferenzen? Solche Dinge bekommen einen Freischein. Selbstverständlich will ich unbedingt eure Fotos sehen, wenn ihr in Paris auf der Fashion Week einen Job habt. Aber ladet keine verwackelten Bilder eines Models auf dem Laufsteg hoch. Das ist verschwendeter Platz im Feed eurer Freunde. Seid ihr auf Safari in Afrika, umgeben von Löwen und Elefanten? Ja, postet, was das Zeug hält (wenn ihr eine ordentliche Verbindung habt!). Seid ihr ein professioneller Fotograf? Dann dürft ihr auch posten! Aber denkt einfach daran, euch selbst zu beschränken.

Jeder hat ein wunderbares Leben, also gebt auch anderen eine Chance!

Ihr braucht vielleicht eine digitale Entgiftungskur, über die ich in diesem Kapitel auch noch sprechen werde.

Was, wenn ihr vom Posten abhängig seid? Das ist mit Sicherheit ein Problem. Fragt euch mal selbst, warum ihr die Aufmerksamkeit und die Wertschätzung, die damit einhergehen, so nötig braucht. Seid ihr ein medialer Schmetterling, der von gehobenen Daumen lebt? Euer Leben sollte nicht davon abhängen, was andere denken. Vielmehr geht es darum, was ihr denkt!

Ihr müsst keinen kalten Entzug machen, aber setzt euch selbst Grenzen. Versucht, die Zeit zu reduzieren, die ihr jeden Tag mit dem Posten verbringt, bis ihr bei einer vernünftigen Anzahl von Posts gelandet seid. Euer richtiges Leben könnte an euch vorbeiziehen, wenn ihr zu viel Zeit im virtuellen verbringt. Ein Post pro Tag pro Plattform ist genug, es sei denn, es ist ein besonderer Tag. Die Ausnahme ist Twitter. Wenn ihr mit jemandem im Gespräch seid, ist es absolut in Ordnung, ein paar Mal hin und her zu schreiben.

DOS UND DON'TS BEIM POSTEN

Teile wichtige Momente mit Freunden und Followern.

Verstopft nicht den Newsfeed. Zu viele Updates bringen euch nur Augenrollen ein und die Leute scrollen schnell darüber hinweg.

Updatet nicht wie besessen. Das ist absolut ungesund.

DIE GEFAHR, ZU VIEL ZU VERRATEN

Wir sprachen ja gerade über das Zu-Viel-Posten, was eine Form des Zu-Viel-(Mit)Teilens ist. Und es gibt eine noch gefährlichere Art des Zu-Viel-(Mit)Teilens, nämlich der Welt zu viel von euch zu verraten. Der Erfolg der sozialen Medien basiert auf dem kontinuierlichen Kreislauf des Mitteilens. Manche Menschen teilen etwas mit, damit sie wahrgenommen werden, andere wollen ihre Erfahrungen mit der Welt teilen und andere so Anteil nehmen lassen.

Doch seid im Hinblick auf euer Privatleben vorsichtig, was ihr offenlegt. Wenn ihr intime Details teilen möchtet, ist das eine Entscheidung, die ihr bewusst treffen solltet. Ich persönlich glaube allerdings, dass das Privatleben absolut heilig ist. Was auch immer ihr online stellt, es ist für immer da draußen. Ihr könnt es nicht mehr zurücknehmen. Sicher könnt ihr es löschen, aber denkt daran, dass jeder einen Screenshot davon machen und ihn überall teilen kann.

Vielleicht hattet ihr eine Wahnsinnsnacht. Alles ist auf euren iPhones festgehalten und ihr entschließt euch, ein paar Bilder auf Facebook zu posten. Was kann das schon schaden? Eure Eltern sind nicht auf Facebook. Und mit eurem Chef seid ihr auch nicht auf Facebook befreundet.

Aber andere Leute können es sehen. Und es ist einfach so, dass sich Arbeitgeber und Personalabteilungen die Social-Media-Aktivitäten ihrer Bewerber anschauen. Das ist nicht illegal. Seid ihr und ein Mitbewerber gleich qualifiziert, können Social-Media-Inhalte über eure Karriere entscheiden.

Bevor ihr also der Welt eure ungezügelte, eure private, eure eklige oder kindische Seite zeigt, denkt über Folgendes nach: Was wird jemand davon halten, wenn er es in fünf Jahren sieht? So langweilig das auch klingen mag, ich denke, dass man sich selbst zensieren muss. Genauso wie beim Reden auch. Man kann nicht einfach mit allem herausplatzen, was einem durch den Kopf schießt. Man denkt darüber nach, was man sagt. So wie man vor dem Reden nachdenkt, sollte man auch vor dem Posten kurz innehalten. Ich habe dafür übrigens einen ganz persönlichen Test: Ich frage mich, ob ich möchte, dass meine zukünftige Tochter, wenn sie älter ist, sieht, was ich gepostet habe. Wenn nicht, dann poste ich es nicht.

Manchmal schaue ich mir auf Instagram die beliebtesten Bilder an, um zu sehen, was gerade im Trend liegt, und bin schockiert. Viele junge Mädchen posten anzügliche Fotos. Ganz offensichtlich sind sie nur Teenager und ich frage mich, was sie da tun? Suchen sie so verzweifelt nach Anerkennung und Wertschätzung? Vielleicht, aber das ist die falsche Art von Wertschätzung, von der falschen Sorte Menschen.

Und das betrifft übrigens nicht nur die sozialen Medien. Vielleicht habt ihr ja sexy Fotos von euch, die ihr eurem Freund oder eurer Freundin oder jemandem, an dem ihr interessiert seid, schicken möchtet. Wenn ihr nicht wollt, dass die ganze Welt sie sieht, dann verschickt sie auch nicht! Es kann so viel passieren. Der Empfänger kann das Bild an so ziemlich jeden weiterleiten. (Das ist einer Freundin von mir auf Snapchat passiert, wo so etwas eigentlich nicht vorkommen sollte. Der Typ, mit dem sie sich ausgetauscht hat, machte einen Screenshot von einem intimen Foto, das sie ihm geschickt hatte.) Handys können geklaut werden. Accounts können gehackt werden. Ihr könnt es versehentlich der falschen Person schicken. Das ist schon Berühmtheiten passiert, hat die Laufbahn von Politikern ruiniert und das Leben von ganz normalen Leuten zerstört. Sicher sind das extreme Vorfälle. Und in diesem Moment mag alles ganz unschuldig sein, aber denkt darüber nach, bevor ihr auf »Posten« oder »Senden« klickt.

Eine kleine Anmerkung zum Zu-viel-(Mit)Teilen im Hinblick auf eure Arbeit: Es sind nicht nur die anzüglichen Fotos, die eure Laufbahn ruinieren können. Manche Menschen verraten viel zu viel über ihre Arbeit. Ihr solltet niemals euren Groll gegenüber Vorgesetzten, Kollegen oder Kunden posten. Sie mögen euch vielleicht nicht »folgen« und auch nicht mit euch »befreundet« sein, das heißt aber noch lange nicht, dass sie nicht sehen, was ihr postet. Eure Arbeit sollte Privatangelegenheit bleiben. Auch wenn euer Vorgesetzter fies, eure Kollegin nicht die hellste und Kunden unhöflich sind: Ihr riskiert euren Job, wenn ihr diesbezüglich eure Gedanken und Gefühle in die Welt hinausposaunt. Das ist es nicht wert. Wenn eure Arbeit so schrecklich ist, dann sucht euch eine andere.

DOS UND DON'TS BEIM ZU-VIEL-(MIT)TEILEN

Zu viel zu verraten ist immer ein Don't.

Denkt an euer Online-Selbstbild.

Denkt an eure Zukunft, wenn ihr Kommentare, Fotos oder Status-Updates postet.

Postet oder teilt nichts, was eurem Ruf schaden könnte.

Meckert online weder über euren Job noch über Vorgesetzte oder Kollegen.

Liebesleben Online

Immer mehr Paare finden sich heutzutage online, entweder über Dating-Seiten oder soziale Medien. Früher war das mit einem Makel behaftet, heute ist es ein ganz normaler Weg, absolut in Ordnung. Irgendwo habe ich sogar gelesen, dass sich ein Drittel aller verheirateten Paare online kennengelernt haben. Das ist eine ganze Menge – Tendenz steigend!

Mir gefällt, dass man heute die Wahl hat. Man kann jemanden auf die altmodische Art treffen oder man kann die Dinge selbst in die Hand nehmen und etwas konkreter angeben, was für eine Person man kennenlernen möchte. Ist euch die Größe wichtig? Oder die Religion, der Bildungsgrad? Eure Vorstellungen können so speziell sein, wie ihr wollt. Es gibt so viele Dating-Seiten, die ihr nutzen könnt, ihr müsst nur die für euch Richtige finden.

Wenn ihr euch entschlossen habt, Online-Dating auszuprobieren, dann solltet ihr ein paar Regeln beachten. In der Online-Welt kann man nämlich leicht an der Nase herumgeführt werden. Erinnert ihr euch an die Geschichte von dem Fußballspieler am College mit der erfundenen Freundin? Leider gibt es unehrliche Typen da draußen, die andere ausnutzen wollen. Deshalb müsst ihr auf der Hut sein. Ich sage nicht, dass ihr allen und jedem gegenüber misstrauisch sein sollt, aber ihr solltet eine Art Detektiv sein.

Das heißt aber auch für euch: Wenn ihr euer Profil auf einer Online-Seite zusammenstellt, bleibt bei den Tatsachen. Seid ihr wirklich so groß, so schlank, so jung? Habt ihr wirklich die angegebene Ausbildung? Übertreibt nicht.

Aber lasst uns ganz von Anfang an anfangen. Ihr trefft jemanden online und fangt an, euch auszutauschen. Ihr mögt euer Gegenüber. Ihr redet noch mehr, lernt den anderen besser kennen. Ihr schmiedet Pläne, euch persönlich zu treffen. Halt! Was genau wisst ihr über diese Person? Recherchiert auf Teufel komm raus. Das Internet hilft euch, kluge Entscheidungen zu treffen, wenn es um den Kauf eines Autos geht oder darum, welches Lokal oder welcher Film empfehlenswert sind. Das Gleiche gilt für Beziehungen. Warum solltet ihr euch besser über einen StarTrek-Film oder ein Auto informieren als über jemanden, mit dem ihr den Rest eures Lebens verbringen wollt?

Bevor ich mit jemand ausgehe, versuche ich erst einmal, alles über ihn herauszufinden – seinen Namen, seinen Wohnort, seine Arbeit. Ich kremple die Ärmel hoch und bin mein eigener Ermittler.

Seid super schlau! Werft nicht einfach euren gesunden Menschenverstand über Bord, nur weil ihr jemanden mögt. Am Anfang vorsichtig und zurückhaltend, vielleicht sogar ein wenig misstrauisch zu sein, ist nicht das Schlechteste. Aber ihr könnt auch nicht immer das Schlimmste befürchten. Irgendwann verdient euer Partner ein »Im Zweifel für den Angeklagten«. Wenn ihr von Natur aus misstrauisch seid, wird euch das Online-Daten vielleicht schwerfallen. Dann mag es besser sein, sich mit jemanden aus der Nachbarschaft oder aus dem Freundeskreis zu verabreden – also mit jemandem, für den ein anderer bürgen kann.

Wenn das Objekt eurer Begierde echt ist, dann herzlichen Glückwunsch! Ich hoffe, ihr habt eine lange, glückliche Partnerschaft.

Damit Beziehungen funktionieren, braucht ihr im Grunde drei Dinge:

Kommunikation
Ehrlichkeit
Respekt

DOS UND DON'TS BEIM ONLINE-DATING

Lügt nicht. Das ist keine Art, um in eine Beziehung zu starten! Außerdem möchtet ihr ja um eurer selbst willen geliebt werden.

Schaltet nicht euren gesunden Menschenverstand aus. Vertraut euren Instinkten. Wenn sich etwas nicht richtig anfühlt, dann ist es das meist auch nicht.

Macht eure Hausaufgaben! Ihr braucht keinen Privatschnüffler, um jemanden zu überprüfen. Das Internet hilft euch, es selbst zu machen.

Vertraut der anderen Person … nachdem ihr sie oder ihn überprüft habt.

Habt keine Angst davor, euch zu verlieben.

Legt eure Geräte weg

Wenn ihr Zeit mit anderen verbringt, schenkt ihnen eure volle Aufmerksamkeit. Nichts ist trauriger als eine Gruppe, in der alle auf ihre Geräte – Smartphones oder iPads – starren, anstatt miteinander zu reden.

DOS UND DON'TS FÜR HANDYS UND CO.

Legt eure Geräte beim Essen weg.

Holt eure Geräte nicht zu unpassenden Gelegenheiten heraus. Ihr wisst schon, wovon ich rede.

Lauft nicht den Bürgersteig entlang oder überquert die Straße, während ihr auf euer Smartphone schaut. Ich kenne Leute, die in Schlaglöcher gefallen sind oder von Autos angefahren wurden. Achtet auf eure Umgebung.

Kommunikation im Beruf

Wenn ihr für die Arbeit, Schule oder andere ernsthafte Zwecke mailt, achtet auf euren Ton. Wenn ihr mit Älteren kommuniziert, zeigt eure Professionalität.

Zum Beispiel:

Hey, brauchst du was von Starbucks? Ich schick die Praktikantin.

Oder

Guten Tag, Michelle. Die Praktikantin geht zu Starbucks, um Kaffee für das Meeting zu holen. Kann sie dir auch etwas mitbringen?

Grüße,
Wendy

Merkt ihr den Unterschied?

DOS UND DON'TS IN DER GESCHÄFTLICHEN KOMMUNIKATION

Benutzt euren richtigen Namen.

Unterschreibt mit einem Gruß und eurem Namen.

Verwendet keine umgangssprachlichen Floskeln wie »hey« oder »ok«.

Überprüft Rechtschreibung und Grammatik, bevor ihr eine Nachricht abschickt.

Schlagt einen professionellen Ton im Umgang mit Kollegen und allen, die älter sind als ihr, an. Seid nicht zu locker.

Hebt eure persönlichen Gedanken für Privatmails auf, sendet diese zu Hause von eurem eigenen Rechner.

Online-Auseinandersetzungen

Sich online zu streiten, ist verschwendete Zeit und geht nie gut aus. Egal ob ihr im Unrecht seid oder der andere vollkommen daneben liegt, ihr steht beide richtig schlecht da. Wenn ihr jemanden angreift, solltet ihr euch fragen, warum ihr das tut. Was glaubt ihr durch einen öffentlichen Streit zu gewinnen?

Außerdem ist ein Online-Streit für alle Ewigkeit dokumentiert. Ihr könnt nichts zurücknehmen. Wenn ihr etwas sagt, seid euch sicher, dass ihr es auch genau so meint. Es ist einfach, Worte zu verdrehen, so dass die ursprüngliche Aussage verloren geht. Ich habe etliche Sachen geschrieben, die ich nicht so gemeint habe und wünschte, ich könnte sie zurücknehmen, aber das geht nicht. Ich musste das auf die harte Tour lernen.

Wenn ihr einem Online-Streit aus dem Weg geht, dann seid ihr der Stärkere. Die Waffe eurer Wahl sollte immer sein, ihn einfach zu ignorieren. Dabei wird niemand verletzt.

Manchmal braucht ihr auch einfach nur mal eine andere Perspektive. Fahrt euren Rechner runter, legt euer Handy weg und macht etwas anderes. Kommt nach zwanzig Minuten zurück und prüft, ob ihr immer noch so fühlt. Wenn man bei einer Sache mit Leidenschaft dabei ist, kann man manchmal nicht klar denken. Dann spricht euer Herz und nicht euer Verstand. Das ist nicht schlimm, aber ihr müsst euch der Konsequenzen bewusst sein, wenn ihr euren Gefühlen freie Bahn lasst.

DOS UND DON'TS BEIM STREITEN

Streitet nicht online. Ganz einfach.

Führt den Streit offline. Manchmal ist eine Auseinandersetzung gerechtfertigt, aber das bedeutet noch lange nicht, dass man sie mit der ganzen Welt teilen muss. Diskutiert eure unterschiedlichen Meinungen per Mail, am Telefon oder persönlich aus.

Seid euch darüber im Klaren, dass in den sozialen Medien alles dokumentiert wird. Ihr könnt es zwar hinterher löschen, aber irgendjemand kann längst einen Screenshot gemacht haben.

Schlaft darüber! Es ist am besten, nicht aus dem ersten Impuls heraus zu handeln, und vielleicht bringt etwas Abstand den notwendigen neuen Blickwinkel.

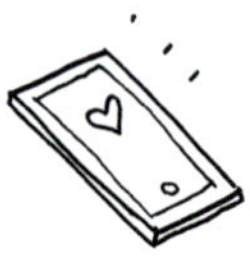

SEI EIN GUTER DIGITALER FREUND

Ich habe es ja schon angesprochen: Wenn es um digitale Angelegenheiten geht, solltet ihr verlässliche Freunde sein. Eure Freunde werden sicher nicht immer die besten Entscheidungen treffen, also habt keine Angst, ihnen eure Meinung zu sagen und bewahrt sie vor Peinlichkeiten oder Gefahren.

Wenn eure Freundin z.B. zum Haus ihres Ex fahren will und draußen in ihrem Auto sitzt, dann würdet ihr sie doch aufhalten, oder? Genauso ist es auch, wenn Freunde jemandem eine peinliche Nachricht schicken, jemanden auf Instagram-Bildern taggen oder auf Facebook stalken.

Manchmal braucht man sich einfach nur ihr Handy schnappen und kann dann vernünftig mit ihnen reden. Wenn ihr einen Post seht, der nicht angebracht ist, scheut euch nicht, euren Freunden zu raten, ihn wieder löschen. Sie werden die Geste zu schätzen wissen. Immerhin handelt ihr in ihrem Interesse.

DOS UND DON'TS DIGITALER FREUNDE

Sagt etwas, wenn Freunde eine Nachricht schicken oder etwas posten wollen, das sie bereuen könnten.

Lasst eure Freunde nicht beim Autofahren Nachrichten verfassen und schicken. Bietet an, das für sie zu übernehmen.

Entreißt nie einem Autofahrer das Handy. Ihr wollt einen Unfall verhindern, aber genau damit verursacht ihr vielleicht einen. Sagt dem Fahrer ruhig und gelassen, dass ihr nicht weiter mitfahren wollt, wenn er Nachrichten schreibt und bittet ihn, anzuhalten und erst die Nachricht fertig zu stellen.

Lasst eure Freunde nicht betrunken posten oder Nachrichten senden. Es mag ja in dem Moment witzig sein, aber am nächsten Tag bereut man es meist.

Macht eure Freunde darauf aufmerksam, wenn von ihnen Gepostetes oder Geschriebenes unangebracht ist. Im Eifer des Gefechts haben sie vielleicht nicht erkannt, dass das keine gute Idee war.

Wir alle machen Fehler

Mindestens einmal im Leben wird wohl jeder online mal etwas Dummes tun. Ich hab das auf jeden Fall getan. Was macht man also, wenn das passiert? Am besten steht man dazu und schaut nach vorne. Sagt ganz deutlich: »Ja, das war dumm. Ich hab nicht nachgedacht.« Wenn es die Situation erfordert, könnt ihr auch hinzufügen, dass ihr euch verändert habt.

Und löscht es, wenn ihr bereut, etwas gepostet zu haben. Nur zu. Aber wie gesagt, es könnte längst einen Screenshot davon geben. Wenn euch jemand darauf anspricht, dass ihr etwas gelöscht habt, dann gebt es zu: »Ich hab begriffen, dass das (dumm/unangebracht/kindisch) war, deshalb habe ich es rausgenommen.«

Die Verantwortung für die eigenen Handlungen zu übernehmen, kann richtig Kraft verleihen. Wenn ihr immer nur weglauft und euch versteckt, werden andere das gegen euch verwenden. Gesteht ihr eure Schwäche oder euren Fehler ein, könnt ihr sie als Schild einsetzen und niemand kann euch etwas anhaben. Sie haben dann nämlich keine Munition mehr. Wenn andere euer Eingeständnis sehen, geben sie sich damit in der Regel zufrieden.

DOS UND DON'TS BEI FEHLERN

Steht zu euren Fehlern.

Lasst sie hinter euch, wenn ihr sie eingestanden und/oder euch entschuldigt habt. Je länger ihr auf etwas herumreitet, desto länger besteht es.

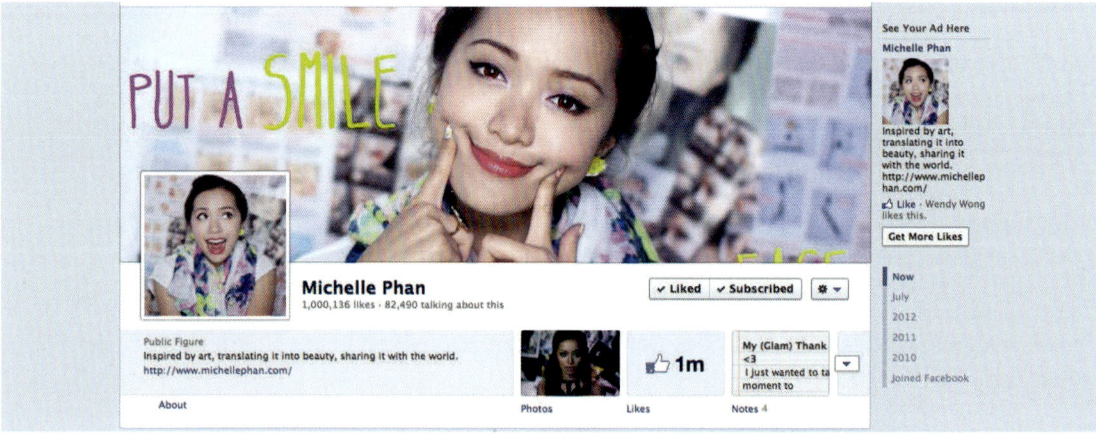

Was ist deine Online-Persönlichkeit?

Haltet ihr manchmal inne und fragt euch, welche Persönlichkeit ihr online darstellt? Was heißt das eigentlich? Nun, schauen wir mal nach Hollywood-Maßstäben drauf. Nehmen wir einfach an, ihr seid Schauspielerin A, die immer in Horrorfilmen mitspielt, auf allen Männermagazinen in Unterwäsche posiert und in Interviews ziemlich dämliche Sachen von sich gibt. Oder ihr seid Schauspielerin B, die eine ganze Bandbreite an Filmen von Indie-Produktionen bis zu Komödien aufweisen kann, die in ihren Verträgen eine Nicht-Nackt-Klausel hat und leidenschaftlich für eine Wohltätigkeitsorganisation eintritt. Was denkt ihr automatisch über diese Schauspielerinnen?

Der gleiche Ansatz gilt auch für soziale Medien. Postet ihr immer nur willkürliche Stau-Updates oder Scherzfotos, halten die Leute euch für kindisch. Vielleicht seid ihr ja im realen Leben ernsthafter, aber heutzutage machen sich die Leute ihr Bild auch über Aktivitäten in sozialen Medien. Schaut euch euer Profil, eure Posts und Bilder an. Wenn ihr ein Fremder wärt, welchen Eindruck hättet ihr von euch? Was ist euer Online-Image?

Postet Inhalte mit Wert. Damit meine ich Inhalte, die andere interessieren und packen, so dass sie immer wieder auf eure Seite schauen. Postet ein schönes Bild statt ein weiteres Katzenfoto oder einen kindischen Schnappschuss eures Mitbewohners. Verlinkt zu interessanten Artikeln statt euer Frühstück zu posten. (Es sei denn, ihr habt ein Kunstwerk gegessen!) Feiert die Errungenschaften eurer Freunde oder Familienmitglieder, statt immer nur über euch selbst zu reden.

Und denkt immer daran: Es ist nie zu spät, euer Online-Image zu ändern. Fangt heute damit an. Ihr braucht nicht den Account zu löschen und ganz von vorne anzufangen. Das ist drastisch, aber natürlich könnt ihr das auch machen. Fangt vielleicht damit an aufzuräumen. Löscht Bilder oder unangebrachte Inhalte. Die anderen werden sicher Zeit brauchen, bis sie die Veränderungen bemerken, aber irgendwann werden sie es.

DOS UND DON'TS FÜR EURE ONLINE-PERSÖNLICHKEIT

Postet Dinge, die euer Bild stärken, nicht davon ablenken.

Denkt nach, bevor ihr postet. Fragt euch: »Wie lässt mich das wirken?«

Seid euch im Klaren darüber, dass jeder Post zu dem Bild beiträgt, wie die anderen euch sehen.

Seid im realen Leben nicht anders als in der digitalen Welt. Das verwirrt nur.

IST ES ZEIT FÜR EINE DIGITALE ENTGIFTUNGSKUR?

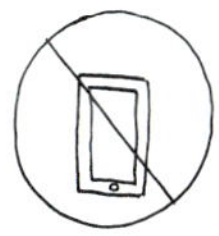

Wenn ihr die Begriffe »digitales Detox« oder »Entgiftung« noch nie gehört habt, erkläre ich sie gerne. Digitale Entgiftung bedeutet, alle Dinge, die mit sozialen Medien bzw. Technologie in Verbindung stehen, wegzulassen, so dass Hirn und Psyche eine Pause bekommen. Denkt darüber nach. Wir hängen permanent an unseren Handys oder am Rechner. 24 Stunden am Tag, 7 Tage die Woche online zu sein, ist nicht gesund. Manchmal brauchen wir eine Auszeit von der virtuellen Welt. Diese Entgiftungskur unterscheidet sich nicht von Entschlackungssäften oder einer gesunden Diät, wenn wir zu lange Junk Food verschlungen haben, oder einer Stunde Sport, wenn wir zu lange auf dem Hintern gehockt haben.

Ich mache mindestens viermal im Monat eine digitale Entgiftung, um abzuschalten. Ich ziehe mich aus den Verpflichtungen, ständig zu aktualisieren, was in meinem Leben so vor sich geht, zurück, um mein Hirn ordentlich durchzulüften. Es ist eine mentale Pause, und danach fühle ich mich wieder aufgetankt und ausgeglichen. Sie dauert meist ein bis zwei Tage und ich lege sie meist aufs Wochenende.

Ich glaube, viele Menschen begreifen gar nicht, wie laut die digitale Welt sein kann. Es ist hektisch hier! Wenn ihr an einem ruhigen Ort ohne Geräte seid, könnt ihr wieder mit euch selbst als Person Kontakt aufnehmen. Ihr lasst nicht länger Geräte darüber

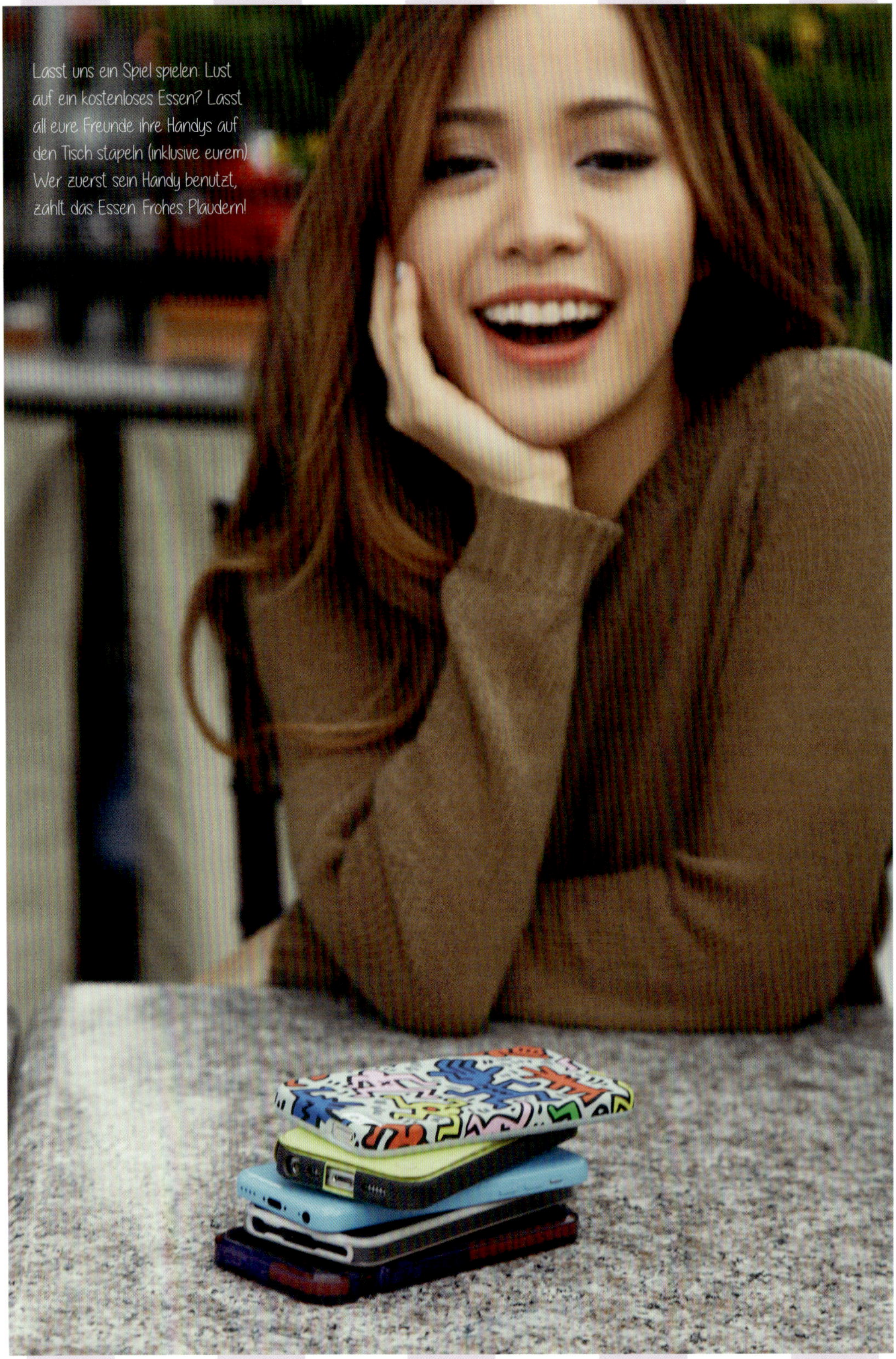
Lasst uns ein Spiel spielen: Lust auf ein kostenloses Essen? Lasst all eure Freunde ihre Handys auf den Tisch stapeln (inklusive eurem). Wer zuerst sein Handy benutzt, zahlt das Essen. Frohes Plaudern!

bestimmen, was ihr zu tun oder zu lassen habt. Keine Benachrichtigungen, die euch bedrängen, alles stehen und liegen zu lassen, um die letzte Nachricht, E-Mail oder den letzten Kommentar anzuschauen.

Könnt ihr euer Handy einen Tag lang wegpacken? Oder macht euch diese Vorstellung Angst? Fühlt ihr euch krank, wenn ihr euer Handy für ein paar Stunden in die Schublade legt oder euren Rechner einen Nachmittag lang links liegen lasst? Wenn ja, seid ihr ein Kandidat für die Entgiftung!

Ich weiß, dass viele von euch inzwischen Berufe haben, die sich ums Internet drehen, weshalb eine digitale Entgiftung schwer umsetzbar scheint. Vielleicht verdient ihr euren Lebensunterhalt auf Etsy. Vielleicht seid ihr Netzwerk-Manager oder Community-Leiter einer bekannten Marke. Vielleicht habt ihr Kunden, die erwarten, dass sie euch 24 Stunden am Tag erreichen können. Doch wie kann man ausschalten, wenn man davon abhängt, eingestöpselt zu sein? Digitales Detox bedeutet nicht unbedingt kalten Entzug (obwohl ihr das auch tun könnt, wenn ihr wollt!). Es geht viel mehr um kurze Fastenzeiten. Auf diese Weise könnt ihr euch wieder auf euch selbst und eure Gefühle konzentrieren.

Es gibt Apps und Dienstleister, die es euch erlauben, Posts im Voraus zu planen und zu einem bestimmten Zeitpunkt zu veröffentlichen. Wenn ihr also eine Verkaufsaktion, ein neues Video, einen Blogpost oder was auch immer geplant habt, an dem Tag jedoch entgiften wollt, dann setzt die Aktion zeitlich fest und die App oder der Dienstleister postet dann stellvertretend für euch.

Wo fängt man also an? Eine gute Gelegenheit ist während der Mahlzeiten. Gehört das Handy zu euren festen Essensbegleitern? Dann ändert das. Wenn ihr esst, ganz gleich ob alleine oder mit anderen, stellt den Klingelton aus und packt euer Handy weg. Während des gesamten Essens. Kein kurzes Anmelden auf Foursquare, kein Linsen auf den Maileingang zwischen den Gängen und kein Post mit einem Schnappschuss von euren Tacos auf Instagram. Wenn eure Freunde ihre Handys rausholen, ist das in Ordnung. Es ist eure Fastenzeit, nicht ihre. Esst ihr gerne vor dem Rechner? Viele Leute, die in einem Büro arbeiten, tun das. Warum nicht draußen essen? Oder den Rechner runterfahren und Musik über Kopfhörer anhören, während ihr euer Sandwich esst, statt zwischen den Happen durchs Netz zu surfen? Wenn ihr zu Hause vor dem Rechner esst, fahrt ihn runter. Und wie gesagt: Macht Musik an oder esst vor dem Fenster und schaut raus. Schummelt nicht, indem ihr stattdessen vor dem Fernseher esst.

LEGT FRÜH GRENZEN FEST!

Trennt Privatleben und Arbeit. Wenn ihr Unternehmer/in seid und für euch selbst arbeitet, ist das schwierig. Ich weiß das aus eigener Erfahrung. Ich selbst tue es leider immer wieder. Es ist auch schwer, wenn ihr einen fordernden Job und/oder Chef habt. Aber ihr braucht eine klare Trennung und Grenzen, sonst führt ihr kein gesundes Dasein. Wenn ihr ständig nach Feierabend oder an freien Tagen E-Mails beantwortet, sehen der Chef und die Kollegen das schnell als selbstverständlich an. Wenn ihr es nicht tut, erwarten sie es irgendwann auch nicht mehr. Wenn ihr Schwierigkeiten mit dieser Trennung habt, könnten ein paar gut geplante digitale Entgiftungszeiten hilfreich sein.

Ich weiß, dass das nicht leicht ist, besonders da wir längst an ein permanentes Multitasking gewöhnt sind. Wenn ihr zur digitalen Generation gehört, ist das Handy praktisch die Verlängerung eurer Hand. Aber es wird mit der Zeit leichter. Euer Verstand wird klarer und ihr freut euch auf diese Pausen.

Wenn ihr möchtet, könnt ihr die Pause auch über einen längeren Zeitraum machen, wie zum Beispiel einen ganzen Tag. Vielleicht könnt ihr einen netzfreien Sonntag oder Montag oder x-beliebigen Wochentag einführen. Während des Tages könnt ihr ja ein paar Zwischenstopps festlegen, zu denen ihr euer Handy checkt. Ihr wollt ja niemanden beunruhigen, weil ihr nicht erreichbar seid. Vor der Detox-Phase könnt ihr auch Freunde und Familie vorwarnen, eine Nachricht auf Facebook posten oder eine automatische Antwort bei eurem E-Mail-Programm einstellen: »Hallo, heute ist mein digitaler Detox-Tag, ich bin heute nicht online. Daher werde ich erst morgen antworten.« Die Chancen stehen gut, dass sich auch eure Freunde zu Auszeiten inspirieren lassen.

Als ich vor ein paar Jahren in Thailand im ersten Urlaub seit Jahren war, habe ich eine radikale digitale Auszeit durchgezogen. Zwei Wochen lang war ich nur zwei Mal am Tag online und das auch nur, um mit meiner Familie in Kontakt zu bleiben, ihnen Fotos zu schicken und ihnen mitzuteilen, dass ich noch lebe. Das war's! Ich kann kaum beschreiben, wie leicht und erfrischt ich mich gefühlt habe. So ein Freiheitsgefühl hatte ich lange nicht mehr empfunden. Das Internet hat immer »offen« und entwickelt sich, und mein Beruf erfordert es, dass ich neue Inhalte schaffe und hochlade. Die digitalen Anforderungen können ganz schön schlauchen. Sie können eure physische und geistige Gesundheit sowie eure Kreativität beeinträchtigen, wenn ihr keine Pausen einlegt.

Ihr seid keine Roboter. Wenn ihr nicht abschaltet, geht ihr kaputt. Ich will nicht, dass euch das passiert.

ONLINE-NEGATIVITÄT

In diese Art von Verhalten kann man ganz leicht rutschen. Ich meine die anonymen und negativen Kommentare. Der Deckmantel der Unsichtbarkeit, den das Internet bietet, bietet so viele Möglichkeiten, aber bitte wählt nicht diesen billigen Weg. Nur weil ihr etwas Negatives sagen könnt, heißt es nicht, dass ihr das auch tun müsst. Das Internet kann ein mieser Ort sein, wenn mit gemeinen Kommentaren um sich geworfen wird, aber es kann auch ein Ort des Förderns und des Wachstums sein.

Auch wenn ihr nur eine Stimme seid: Ihr werdet überrascht sein, wie viel Einfluss ihr haben könnt, wenn ihr euch online positiv äußert.

DOS UND DON'TS BEI DER DIGITALEN AUSZEIT

Fangt klein an. Das ist wie bei einem Marathon. Ihr müsst trainieren, bevor ihr die ganze Distanz schafft.

Steckt eure Handys weg und fahrt den Rechner runter. Ihr schafft das!

Seht es ein, wenn Scheitern unvermeidlich ist: Wenn ein großes Projekt ansteht oder demnächst viele Freunde zu Besuch kommen, dann ist es vielleicht nicht der richtige Zeitpunkt für die digitale Auszeit.

Warnt eure Familie und besten Freunde vor. Sie sollen sich schließlich keine Sorgen machen, wenn sie euch nicht erreichen.

Genießt die Stille. Nutzt die Zeit, um aufzutanken und durchzuatmen. Euer Hirn wird es euch danken.

Macht es euch nicht zu schwer, wenn ihr eure Geräte nicht beiseiteschieben könnt. Eure Handys und Rechner sind längst ein wichtiger Bestandteil eures Lebens. Fangt mit kleinen Pausen von fünf Minuten an und baut diese Phasen langsam aus.

WIE ERSTELLE ICH VIDEOS?

Diese Frage bekomme ich wahrscheinlich am häufigsten gestellt. Und die Antwort ist, dass das natürlich vom Video abhängt. Ich habe schon so ziemlich alles gemacht, vom sorgfältig durchkonstruierten Video in Paris mit üppigem Budget, großem Team und jeder Menge Ausrüstung bis hin zu einfachen Videos nur mit mir und meiner Laptopkamera. Mein erstes eigenes Video habe ich nur mit meiner Laptopkamera aufgenommen und mit iMovie geschnitten; dieses Programm war bereits auf meinem MacBook Pro drauf.

Heute nutze ich drei verschiedene Schneide-Programme. Wenn ich an einem einfachen Projekt arbeite oder schnell schneiden muss, dann benutze ich iMovie. Wenn ich mehr Einflussmöglichkeiten brauche und das Ganze aufpeppen will, nutze ich Final Cut Pro X, das ist ungefähr so wie iMovie auf Anabolika. Wenn ich mit anderen zusammen arbeiten möchte und diese mir beim Schneiden helfen, dann verwende ich Adobe Premiere. So kann man am besten Videoprojekte teilen und übermitteln.

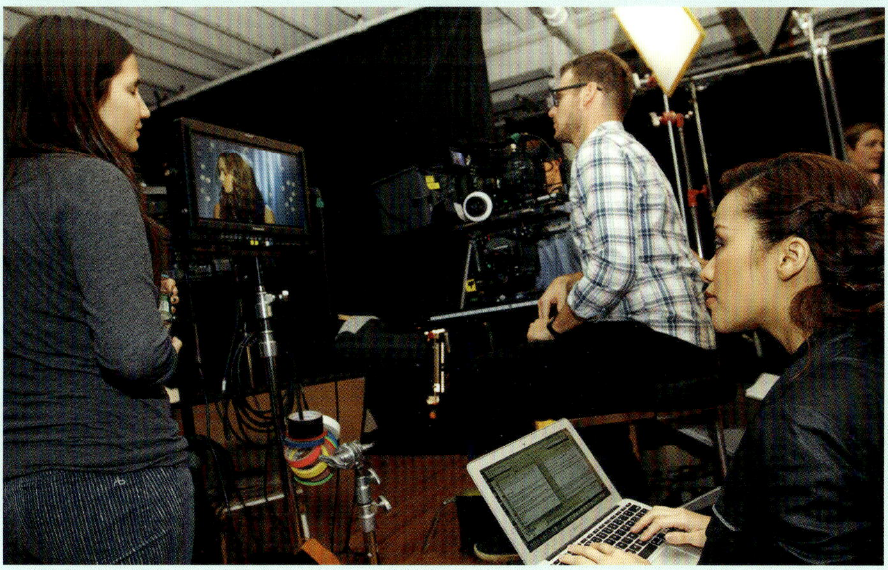

Technisch fit sein – ganz kostenlos

Deine Bilder und Videos

So sehr ich Technik liebe: Abzüge von Lieblingsfotos zu besitzen, ist einfach nett. Erinnerungen auf Papier zu haben, ist beruhigend, falls mal etwas mit dem Rechner oder der Festplatte ist. Richtige Fotos sind auch schöne Geschenke. Viele Leute machen sich nicht mehr die Mühe, ihre Fotos auszudrucken, doch eure Familie oder Freunde werden sich sicher freuen, wenn ihr euch die Zeit dafür nehmt.

Und andersrum gedacht: Wenn ihr alte Familienbilder habt, warum sie nicht scannen lassen? So habt ihr sie für die Ewigkeit. Ihr braucht euch keine Gedanken machen, sie bei einem Brand oder Diebstahl zu verlieren oder dass sie im Laufe der Zeit verblassen. Das Gleiche gilt für Familienvideos. Meine Mutter fand vor kurzem eine VHS-Kassette von einem Theaterstück, in dem ich im Kindergarten mitgespielt habe. Auf der Suche nach einem VHS-Spieler sind wir von einem Laden zum nächsten gerannt. Als wir schließlich einen aufgetrieben haben, sollte er 400 Dollar kosten. Das Video war niedlich, aber das war dann doch eine Menge Geld, nur um ein altes Video ein paar Mal zu sehen. Ich habe dann einen Laden gefunden, der Kassetten in DVD-Formate umwandelt, und dort habe ich all unsere Familienvideos konvertieren lassen. Bleibt also immer auf dem neuesten Stand der Technik, damit ihr nicht irgendwann aufwacht und auf keine eurer teuren Erinnerungen zugreifen könnt, weil sich die Technik weiterentwickelt hat.

Wenn Leute ihre eigenen Videos erstellen, bessere Fotos machen oder noch mehr über die Nutzung des Internets lernen wollen, fragen sie mich nach Kursen. In Wahrheit braucht ihr keine Kurse. Klar, wenn ihr das Geld dafür habt, dann macht! Aber heutzutage ist es leichter als je zuvor, sich selbst beizubringen, wie man verschiedene Programme bedient oder mit bestimmten Technologien umgeht. Woher ich das weiß? Ich hab mir auch alles selbst beigebracht.

Moderne Computerprogramme sind auf eine einfache Benutzung hin ausgelegt. In der Regel braucht ihr nur mit dem Pfeil oder Cursor über einem Werkzeug oder Icon zu gleiten, und schon taucht die Erklärung auf. Außerdem gibt es jede Menge Online-Artikel und YouTube-Videos mit Hinweisen, Tipps und Tricks. Also braucht ihr nur Google, um sie zu finden. Und das Beste? Sie sind alle kostenlos.

Computerprogramme sind in der Anschaffung ziemlich teuer, also wollt ihr sicher nicht noch Geld dafür ausgeben, sie zu beherrschen. Wenn ihr ein Programm gekauft habt oder es bereits auf eurem Laptop installiert ist, dann öffnet es und spielt einen Tag damit herum. Das ist genau wie Fahren lernen. Natürlich lernt man daraus etwas, wenn man jemanden vom Beifahrersitz aus beobachtet, aber es ist eine ganz andere Geschichte, wenn man selbst eine Straße oder einen Parkplatz vor sich hat: So lernt ihr schneller und werdet selbstbewusster. Ich selbst lerne beim Ausprobieren am besten.

Schaut nach der eigenen Entdeckungstour noch einmal bei YouTube rein und klickt euch durch die Tutorials. Ich habe zum Beispiel gerade »Wie nutze ich iMovie« eingegeben und über 700 000 Ergebnisse angezeigt bekommen. Es gibt jede Menge Tutorials, aus denen ihr wählen könnt, und zwar für jedes Programm und jedes Lern-Niveau – vom Anfänger bis zu Fortgeschrittenen.

DOS UND DON'TS IN SACHEN TECHNIK

Seid keine digitalen Dinosaurier. Beherrscht die wichtigsten Programme und Anwendungen (z. B. wie man ein Dokument erstellt, ein Bild bearbeitet, eine Tabelle anlegt etc.) oder ihr werdet auf der Arbeit oder in der Schule abgehängt.

Fürchtet euch nicht vor Technik. Manche Programme erscheinen vielleicht kompliziert, aber die meisten sind so entwickelt worden, dass sie leicht zu lernen und zu beherrschen sind.

Experimentiert: Ihr werdet nichts lernen, wenn ihr nicht einfach mal herumspielt. Das ist wie mit Make-up, da kann man auch herumexperimentieren, wie man will. Schließlich braucht niemand zu sehen, was ihr während des Lernprozesses fabriziert!

Sucht auf YouTube nach kostenlosen Tutorials. Warum für Kurse zahlen, wenn man so viele großartige Lehrvideos kostenlos anschauen kann?

MEINE TECHNIK-MUST-HAVES

Wie wohl die meisten, liebe ich neue Geräte. Aber man braucht kein Dutzend technischer Spielzeuge, um kreativ zu sein. Hier sind ein paar der Dinge, ohne die ich nicht leben kann:

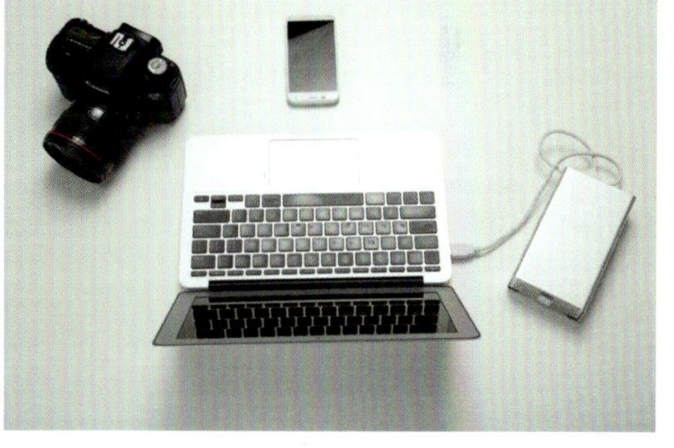

Mein Laptop

Mein Handy

Meine Kamera

Mit diesen drei Dingen kann ich alles machen.

DIGITALE ORGANISATION

Zeit für eine Beichte: Mein Schreibtisch ist das reinste Chaos. Ich bin eine Datensammlerin. Ich weiß, dass ich viel organisierter sein und mir Zeit nehmen sollte, alles etwas aufzuräumen. Ich versuche, meinen Desktop besser in Ordnung zu halten, und bin froh, dass ich inzwischen Fortschritte mache.

Es unterscheidet sich nicht wirklich vom Aufräumen eures Schlafzimmers oder Büros. Wenn alles dreckig und unstrukturiert ist, findet ihr nichts mehr.

Wo liegen noch mal die Zeitschriften, die ihr unbedingt aufheben wolltet? Wer weiß! Genauso das Foto, das ihr vor ein paar Monaten von dieser einen Website gezogen hattet. Wo ist das jetzt bloß? Liegt es bei den anderen Fotos? Habt ihr es auf iPhoto gezogen oder willkürlich in einen x-beliebigen Ordner geschoben? Hmm ...

Geloben wir eine bessere Desktop-Ordnung. Es ist wie mit allem anderen auch: Tut man etwas regelmäßig, wird daraus eine Gewohnheit, wie z.B. abends das Abschminken oder Spülen.

Wenn ich mir die Zeit nehme, meine Computeroberfläche aufzuräumen, fühle ich mich gleich besser. Früher sagte man »unordentlicher Schreibtisch, unordentlicher Verstand« – und genau das kann man auch auf den Desktop übertragen. Ich zwinge mich dazu, meine Oberfläche einmal im Monat aufzuräumen. Diese Zeit nutze ich, um Ordner anzulegen und alle Fotos, Musik und Dateien zu sortieren. Ich fühle mich immer besser, wenn ich damit durch bin und mein Rechner wieder besser läuft. Es ist wirklich beruhigend. Für mich sind die Wochenenden die beste Zeit, um das anzugehen, und es ist besser, mit einem aufgeräumten Computer in die Woche zu starten.

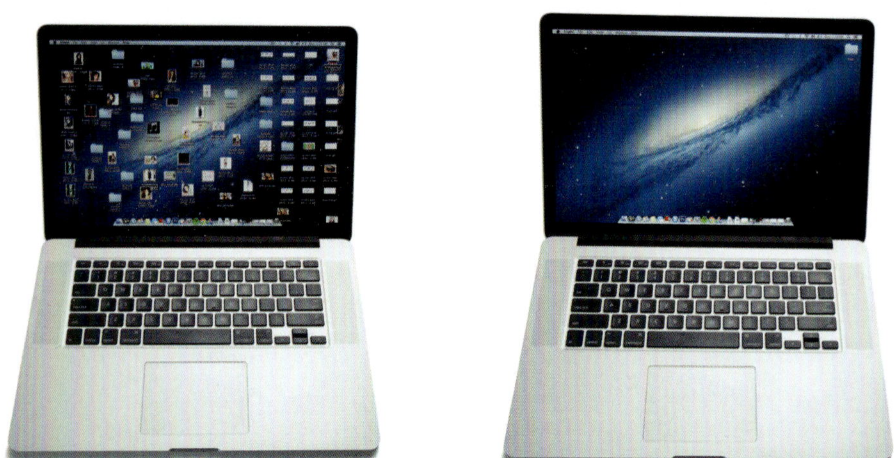

Ich bin gut darin, Dinge auf Festplatten zu sichern. Macht ihr das auch? Wenn ja, prima. Wenn nicht: Was würdet ihr tun, wenn euer Rechner gestohlen würde? (Das ist mir schon mal passiert! Mein Laptop wurde direkt aus dem Kofferraum gestohlen, nachdem ich mein Auto hatte parken lassen. Als ich den Diebstahl bemerkte, ist mir das Herz in die Hose gerutscht. Ich hatte nichts gesichert und viele Fotos und Videos verloren. Daraus habe ich gelernt!) Oder was, wenn er urplötzlich und für immer abstürzt? Wie kommt ihr dann an eure Fotos, Lieder, Videos oder Dateien? Eine »kleine« Festplatte könnt ihr schon für weit unter 100 Euro kaufen und darauf eure Sicherheitskopien ablegen. Das geht ganz einfach, keine Angst! Ich habe über die Jahre etliche Festplatten mit meinem Material gefüllt und sie mit Etiketten versehen, die anzeigen, was wo drauf ist.

DOS UND DON'TS BEI DER DIGITALEN ORGANISATION

Legt einen Zeitpunkt fest, an dem ihr aufräumt. Ein chaotischer Desktop bremst euer Hirn und euren Rechner aus!

Haltet eure Hardware sauber. Wann habt ihr das letzte Mal euren Bildschirm oder die Tastatur gereinigt? Fahrt euren Rechner runter und wischt ihn ab.

Gewöhnt euch an, digitale Fotos, Dateien, Musik, Videos oder anderes Material regelmäßig an den richtigen Orten abzulegen.

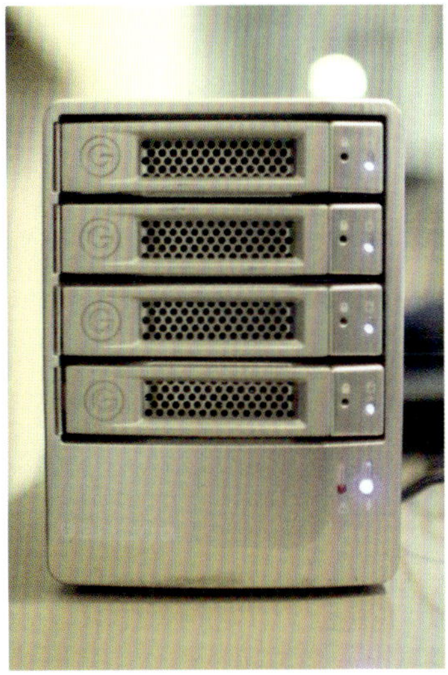

Macht euch keinen Kopf, wenn ihr digitale Sammler seid. Eure Erinnerungen sind wichtig! Strukturiert sie einfach gut.

Investiert in eine externe Festplatte und sichert die Daten. Ihr werdet froh darüber sein, wenn euer Rechner gestohlen wird oder den Geist aufgibt.

Übertragt alte Familienfotos und Filme in zeitgemäße Formate. So werden sie für zukünftige Generationen bewahrt – und das ist etwas ganz Besonderes.

VIRTUELLE REALITÄT

Technik ist etwas Magisches, Wunderbares. Geschickt eingesetzt, kann sie das Leben von Menschen verändern. Meins hat sie ganz sicher verändert. Nur sollte man darauf achten, dass die Technik nicht das Dasein beherrscht. Das Leben lebt sich nun mal nicht durch einen Rechner-Bildschirm. Das Leben erlebt man, indem man Erfahrungen sammelt, Dinge erschafft und rausgeht, um die Welt zu sehen – selbst wenn es nur ein kleines Eckchen davon sein sollte. Stöpselt euch ab und an aus und lebt!

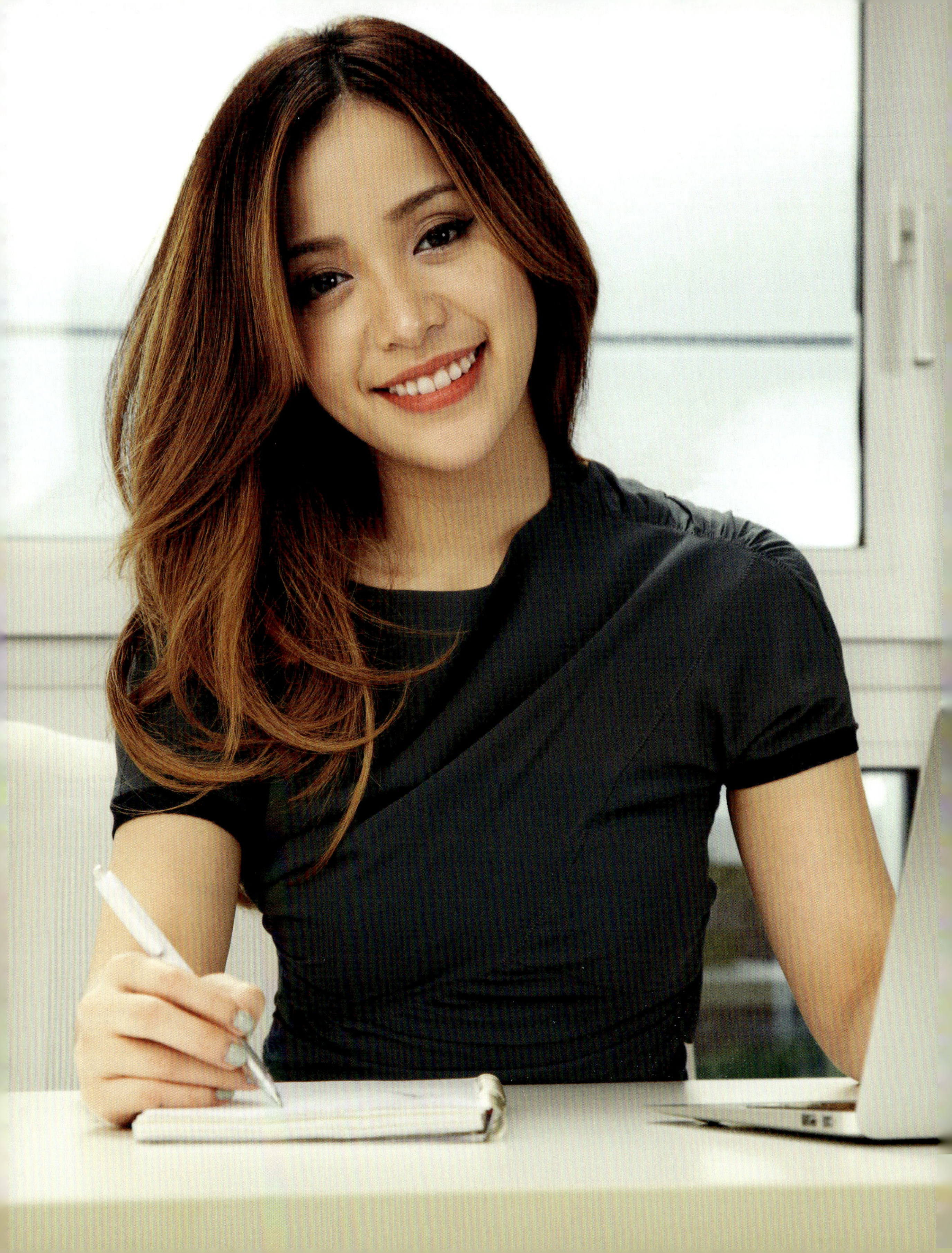

Einen Job, den du liebst, finden (und behalten)

Ich mag es nicht sonderlich, Mutmaßungen anzustellen – besonders nicht über andere Leute. Aber ich schätze mal, dass:

ihr einen Job habt

oder

ihr einen Job wollt

oder

ihr eines Tages einen Job brauchen werdet.

Falls das nicht stimmt: Wer bitte bist du? Ich komme gern vorbei und häng mit dir auf deiner einsamen Insel ab!

Ernsthaft, wir reden jetzt über Jobs – darüber, wie ihr einen findet, ihn behaltet und wie ihr euch richtig darin bewegt. Wir sprechen über Lebensläufe, die Kommunikation mit derzeitigen und zukünftigen Vorgesetzten und vieles mehr. Abhängig davon, wo ihr gerade in eurem Leben und/oder eurer Karriere steht, könnt ihr dieses Kapitel direkt überspringen oder darin herumstöbern. Ihr werdet so viel Zeit eures

Lebens mit Arbeit verbringen, dass ihr es euch selbst schuldet, euch über den Verlauf eurer Karriere ordentlich Gedanken zu machen. Viele Leute geraten eher zufällig an ihren Job, doch man kann auch eine Arbeit finden, die euch, eure Kreativität und das, was euch im Leben wichtig ist, widerspiegelt. Menschen, die lieben, was sie tun, sind die glücklichsten auf der Welt.

Ich bin alles andere als ein Berufsberater, daher speisen sich die folgenden Infos sowohl aus meinen eigenen Erfahrungen als aus Dingen, die ich von all den großartigen Menschen gelernt habe, mit denen ich während der letzten Jahre zusammengearbeitet habe. Mit vielen habe ich mich über ihre Laufbahn unterhalten und darüber, was einen guten, cleveren Mitarbeiter ausmacht. Und ich hoffe, die Dinge, die sie mir erzählt haben, helfen euch weiter. Wir alle können viel aus diesem Kapitel mitnehmen!

Womit willst du deinen Lebensunterhalt verdienen?

Macht euch die Frage wahnsinnig? Das fängt schon an, wenn man als kleines Kind »Was willst du mal werden?« gefragt wird und hört nie auf. Wenn eine Fünfjährige antwortet »Ich will Astronaut werden«, ist das niedlich. Aber es ist längst nicht mehr niedlich, sondern richtig frustrierend, wenn man älter ist und keinen Plan hat, was man werden möchte. Nicht zu wissen, was die eigene Berufung ist, stresst, aber ihr seid damit nicht allein auf weiter Flur. Vielen geht es ganz genauso.

Ich zum Beispiel wollte schon immer Künstlerin werden. Als ich klein war, habe mit Buntstiften auf Wände gemalt und der Wunsch, zu malen und zu erschaffen, hat mich nie verlassen. Meine Mutter hatte allerdings andere Pläne für mich. Sie wollte, dass ich im medizinischen Bereich arbeite. Also habe ich mich in einem akademischen Gesundheitsprogramm an meiner technischen Highschool eingeschrieben und wurde so Expertin für Knochen, Reanimation usw. (Wetten, das wusstet ihr nicht?) Dabei habe ich viele nützliche Sachen gelernt, und ich bin froh, dass ich sie weiß. Aber tief drinnen spürte ich, dass das nicht meine Leidenschaft war.

In meinem Abschlussjahr sollten wir einen Beruf aussuchen, dem wir später nachgehen wollten, und jemanden eine Weile begleiten, der diesen Beruf ausübt. Ich habe mich damals, warum auch immer, für Röntgenassistentin entschieden, also folgte ich zwei Wochen lang einem Röntgenassistenten durch das Krankenhaus hier vor Ort, um Patienten zu röntgen. Er besaß ein portables Röntgengerät, und wir liefen durch die verschiedenen Bereiche des Krankenhauses, um Patienten zu röntgen, wie in den Fernsehserien – nur dass dies das echte Leben war. So viele Menschen hatten

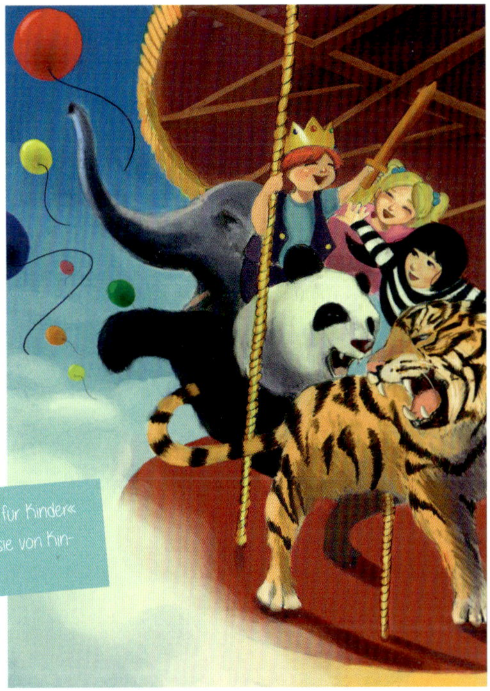

Das habe ich für meinen Kurs «Illustrationen für Kinder« gemalt. Ich wollte das Lachen und die Fantasie von Kindern einfangen.

Schmerzen, und er erzählte mir all diese verrückten Geschichten, die ich nicht wiederholen möchte. Ich fühlte mich traumatisiert – und ich war nicht einmal diejenige mit einen echten Trauma!

Ich begriff, dass ich das nicht für den Rest meines Lebens tun wollte. Ich hatte einfach nicht den Mumm, in diesem Bereich zu arbeiten und mit dem psychischen Stress umzugehen. Ich bin zu emotional. Und niemand braucht eine Röntgenassistentin, Ärztin oder Schwester, die immer in Tränen ausbricht.

Ich konnte mich nicht einfach dazu zwingen, zu tun, was meine Mutter für mich erträumte, und ein nettes, beständiges Leben aufzubauen, wenn ich mich dabei hundeelend fühlte. Ich hatte bereits gesehen, wie unglücklich andere in meiner Familie mit ihrem beruflichen Werdegang waren, meine Mutter eingeschlossen, und wie sehr sie darunter litten. Also sagte ich mir: »So will ich nie werden. Lieber bin ich glücklich und verdiene nicht so viel Geld.« An diesem Punkt, im Alter von 17 Jahren, begriff ich, dass ich umschwenken musste. Ich würde Künstlerin werden. Ich würde meine Mutter enttäuschen, was mir sehr leid tat. Aber mit der Zeit würde sie es verstehen.

Es ist sehr ehrenwert, einen Beruf auszuüben, hart zu arbeiten und alles dafür zu geben. Aber ihr seid es euch selbst schuldig, eure verborgenen Talente zu entdecken oder einer Leidenschaft nachzugehen, die zu einem Beruf werden kann. Wenn ihr bereits wisst, was das ist: Herzlichen Glückwunsch! Ihr könnt das Folgende überspringen. Wenn nicht, lest weiter …

Also, was könnt ihr gut? »Nichts« ist keine Antwort! Jeder kann irgendetwas gut, aber viele wissen das oft gar nicht. Findet genau diese Sache! Fragt Freunde, Familienmitglieder oder Lehrer, fragt Professoren oder Mentoren, was sie oder er glaubt, was ihr besonders gut könnt. Jemand anders sieht vielleicht tiefer in euch hinein als ihr selbst.

Wenn ihr glaubt, dass ihr nichts gut könnt, dann stelle ich euch folgende Fragen:

- Was liebt ihr?
- Habt ihr ein Hobby oder macht ihr die ganze Zeit etwas Bestimmtes?
- Gibt es etwas, das euch begeistert? Eine Fernsehserie, eine Sportart, ein Buch, ein Computerspiel, eine Kleidermarke?

All diese Dinge kann man in einen Beruf ummünzen. Wie? Die Antwort mag nicht auf der Hand liegen und viel Google-Recherche erfordern, aber das ist in Ordnung. Wir finden es heraus. Als ich beschloss, meinem Herzen zu folgen und Künstlerin zu werden, wusste ich, dass ein steiniger Weg vor mir lag. Habt ihr jemals vom hungernden Künstler gehört? Den Ausdruck gibt es aus gutem Grund. Von der Kunst zu leben, ist schwierig! Ich rechnete durch, was ich für Miete, Essen und Künstlerbedarf, die Raten für mein Auto und für meine Freizeitgestaltung brauchen würde. Dann recherchierte ich, mit welchen Beruf im Kunstsektor ich genügend verdienen würde. (Es gibt jede Menge Websites, die Gehaltsinformationen listen, wie z.B. LinkedIn.) Ich fand die Bereiche Illustration, Computer-Animation und Grafikdesign. Also entschloss ich, hier durchzustarten.

Mal angenommen, ihr mögt Fernsehen oder Kino. Ich kann ohne Übertreibung behaupten, dass es tausende Berufsmöglichkeiten in diesem Feld gibt, vom Kameramann über Drehbuchautor, Agenten für Schauspieler und Schauspielerinnen, bis hin zum Regieassistenten, Set-Designer oder Mitarbeiter bei einem Fernsehsender. Schaut euch den Abspann an, wenn ihr das nächste Mal eine Fernsehserie oder einen Film seht. Jede Zeile steht für einen anderen Beruf.

Das Gleiche gilt für Sport. Es gibt Sportler, Trainer, Sportärzte, Physiotherapeuten, Sportjournalisten und Blogger, Veranstalter, lizensierte Merchandising-Produzenten und und und. Das Gleiche gilt für Technik und Mode.

Habt ihr erst einmal an der Oberfläche gekratzt, stoßt ihr wie von selbst auf viele Dinge. Wenn ihr einen bestimmten Beruf gefunden habt, sucht jemanden mit diesem Job und findet heraus, wie er oder sie an die Stelle gekommen ist. Vielleicht steht ein Artikel über sie oder ihn online. Oder er oder sie ist auf Twitter oder Facebook und ihr könnt einen Tweet schicken oder etwas posten und nachfragen, wie er oder sie angefangen haben. Ihr fragt ja nur nach einem kleinen Rat. Es mag euch vielleicht überraschen, aber ich habe festgestellt, dass sich viele Leute die Zeit nehmen, um ein bisschen über ihren Werdegang zu erzählen. Einen Fremden zu fragen, verlangt zwar, dass ihr eure Komfortzone verlasst und nicht schüchtern seid. Das kann schwer sein, aber legt los! Wenn man erst einmal den ersten Schritt getan hat, kommt immer irgendetwas zurück.

Das Info-Interview

Habt ihr davon schon mal gehört? Ein Info-Interview kann sehr nützlich sein, wenn ihr darüber nachdenkt, was ihr mit eurem Leben anfangen oder wie ihr in eurer beruflichen Laufbahn weiter vorgehen wollt. Es ist kein Vorstellungsgespräch. Es ist vielmehr ein Treffen mit einem Profi, um mehr über seinen Beruf und seine Laufbahn in Erfahrung zu bringen und herauszufinden, wie er dahin gekommen ist, wo er jetzt ist. Ihr könnt jemanden befragen, den ihr kennt, oder ihr könnt jemanden anfragen, den ihr nicht persönlich kennt, aber bewundert. Sie werden nicht immer Ja sagen. (Tragt ihnen das nicht nach, besonders wenn sie euch nicht kennen!) Aber ich kenne viele erfolgreiche Führungskräfte, die sich für informative Interviews Zeit nehmen, weil sie so etwas zurückgeben können. Es besteht also durchaus die Chance, dass sie Ja sagen.

Ihr könnt diese informativen Interviews an jedem Punkt in eurem Leben oder eurer beruflichen Laufbahn führen – bevor ihr einen Job annehmt, während der Uni oder wenn ihr den Beruf wechseln wollt.

Und wie kommt man an ein informatives Interview? Schreibt einen netten Brief oder eine E-Mail. Sagt der Empfänger Ja, macht vor dem Gespräch eure Hausaufgaben. Recherchiert online über euren Gesprächspartner und bereitet Fragen vor. Beschränkt das Gespräch auf dreißig bis fünfundvierzig Minuten. Erklärt, wo ihr gerade in eurer Laufbahn steht, und warum ihr die Gelegenheit nutzen wollt, mehr über ihn zu erfahren. Ihr könnt euch dabei auch Notizen machen. Doch denkt daran, dass dies nicht der richtige Zeitpunkt ist, nach einem Job zu fragen. Ihr könnt jedoch nachfragen, wie er an den Job gekommen ist. Fragt zum Schluss unbedingt noch, ob er einen Rat für euch hat.

Und denkt daran, ein handschriftliches Dankeschön an den Gesprächspartner zu schicken!

Wie man seinen ersten Job findet

Also: Ihr braucht eine Arbeitsstelle, hattet aber noch nie eine. Wie fangt ihr an? Es kann entmutigend sein, wenn man bei Null anfangen muss.

Ich erinnere mich gut, wie ich mich auf eine Stelle am Lancôme-Stand beworben habe. (Erinnert ihr euch an die Story im ersten Kapitel? Vielleicht sollte ich euch besser nicht erinnern, schließlich habe ich den Job nicht bekommen!) Es war schrecklich, in das Kaufhaus zu spazieren und von jemandem befragt zu werden, den ich vorher noch nie gesehen hatte.

Ich hatte nicht den Lebenslauf und nicht die Erfahrung, die sie erwarteten. Mich hat noch nicht mal jemand angerufen, um mir abzusagen. Das war ein Tiefschlag. Ich fand keinen Job, bis ich als Bedienung anfing.

Was hätte ich anders machen können? Nichts, um ehrlich zu sein. Ich war einfach nicht die Richtige für den Job. Ich hatte vorher nur am Empfang in einem Restaurant gearbeitet und hätte mich wohl auf Stellen in Restaurants oder im Catering-Bereich konzentrieren sollen. Aber es ist nicht das Schlechteste, ab und zu nach den Sternen zu greifen, vielleicht erwischt ihr ja einen. Und wenn nicht, habt ihr es zumindest versucht. Je mehr Vorstellungsgespräche ihr führt, desto besser werdet ihr. Ihr seid nicht mehr so nervös und wisst, was auf euch zukommt.

Hier ein paar Tipps, wie man seine erste Stelle findet:

- Stürzt euch ins Netz: Werft eure Lieblingssuchmaschine an und tippt als Suchwort euren Tätigkeitswunsch und den Namen eurer Heimatstadt oder der nächstgelegenen Stadt ein. Klickt los und schaut euch an, was es da draußen so gibt.

- Nutzt soziale Netzwerke: Dreht die bekannten »Aushilfe gesucht«-Anzeigen um und bastelt daraus eine »Stelle gesucht«-Anzeige. Geht auf Twitter oder eure Facebook-Seite und lasst die Welt wissen, dass ihr eine Stelle sucht. Seid dabei lieber ernst statt flapsig. Im Voraus weiß man nie, wer mit Rat, Vorschlägen oder einem echten Jobangebot antwortet. Wenn ihr zu eurem Direktor, Dekan, euren Dozenten oder Lehrern ein gutes Verhältnis habt, erzählt ihnen, dass ihr auf der Suche seid. Sagt euren Freunden, den Eltern eurer Freunde oder euren Nachbarn Bescheid. Durch Mundpropaganda könnt ihr eine Menge erreichen.

- Seid ruhig altmodisch: Schaut euch die Aushänge mit den »Aushilfe gesucht«-Schildern in den Märkten und Läden in eurer Gemeinde an. Manchmal gibt es auch direkt Aushänge in den Läden. Fragt nach den Jobs oder nach den Ladenbesitzern. Seht dabei ordentlich aus und seid höflich.
  Selbst wenn kein Schild im Fenster hängt, könnt ihr euch erkundigen, eventuell lässt der Leiter euch einen Bewerbungsbogen ausfüllen. (Schreibt dabei ordentlich!). Ihr habt nichts zu verlieren. Vielleicht kündigt jemand oder wird befördert und dann gibt es eine Stelle! Stellt sicher, dass ihr die wichtigen Informationen parat habt, wie z.B. euren Lebenslauf mit euren Kontaktdaten oder die Telefonnummer von jemand, der euch empfehlen kann, falls ihr danach gefragt werdet.

- Seht euch genau an, welche Optionen ihr habt: Steht ihr noch ganz am Anfang und habt wenig Erfahrung, könnt ihr nicht allzu wählerisch sein. Vielleicht müsst ihr eure Erwartungen etwas herunterschrauben. Schaut euch an, was es für Stellen gibt und was die Anforderungen sind. Haltet nach »Aushilfe gesucht«-Anzeigen Ausschau, bei denen keine Erfahrungen erforderlich sind (»auch unerfahren/wird ausgebildet/angelernt«). Wenn in der Anzeige »mit Erfahrung in …« angegeben ist, sucht lieber weiter.
- Achtet beim Bewerben auf …: Wenn ihr euch persönlich bewerbt, solltet ihr immer höflich sein. Das bezieht sich auch auf euer Aussehen. Passt euch der Umgebung an und kleidet euch entsprechend. Für einen Steuerberater zu arbeiten, ist etwas anderes, als wenn man für einen Rockstar ackert. Überlegt euch das, wenn ihr euch zwischen einem netten Oberteil mit Rock oder Leder-Leggings mit zerrissenem Shirt entscheidet.
  Wenn ihr ein Bewerbungsformular ausfüllt, schreibt ordentlich und überprüft das Geschriebene lieber zweimal. Stellt euch vor, ihr gebt aus Versehen die falsche Telefonnummer oder E-Mail-Adresse an oder etwas ist unleserlich. Dann braucht ihr euch nicht zu wundern, wenn sich niemand meldet. Lest lieber noch einmal alles Korrektur. Korrekturlesen beinhaltet, dass ihr auf Grammatik, Zeichensetzung und Rechtschreibung achtet. Wenn das nicht eure Stärke ist, versucht das Geschriebene laut vorzulesen. Manchmal hilft das. (Wenn ihr ein eigenes in Google, Word oder einem anderen Programm erstelltes Dokument Korrektur lesen müsst, nutzt das jeweilige Werkzeug zur Rechtschreib- und Grammatikprüfung.) Ihr könnt auch Freunde oder Kollegen lesen lassen. Ein zweites Paar Augen sieht vielleicht Dinge, die euch durch die Lappen gegangen sind.
  Wenn es kein Formular zum Ausfüllen gibt und ihr per E-Mail nach einem Job anfragt, bleibt kurz und knapp. Stellt euch kurz vor, sagt, warum ihr die Stelle wollt und wie ihr erreichbar seid. Es sollte mehr wie ein Brief klingen und nicht wie eine Kurznachricht.
  Wenn ihr den Namen eures Ansprechpartners wisst, sprecht ihn direkt an. Kennt ihr ihn nicht, schreibt stattdessen »Sehr geehrte Damen und Herren«. Jede Situation ist anders, aber ich bringe trotzdem mal zwei Beispiele:

REFERENZEN UND ZEUGNISSE

Eine Empfehlung oder Referenz ist eine Person, die eurem zukünftigen Arbeitgeber etwas über euch erzählen kann. Vielleicht handelt es sich dabei um euren ehemaligen Chef, einen Lehrer oder Professor oder eine Freundin, die bereits in dem Unternehmen arbeitet, wo ihr euch um einen Job bewerbt. Noch wichtiger sind in Deutschland aber Arbeitszeugnisse. Diese solltet ihr euch nach jedem Praktikum, oder wenn ihr euch in einer AG in der Schule oder bei einer ehrenamtlichen Tätigkeit besonders eingebracht habt, ausstellen lassen. Ihr schreibt dann in euren Lebenslauf, was ihr gemacht habt, und legt als Beleg das Zeugnis bei.

Sehr geehrte Damen und Herren,

ich möchte mich hiermit auf die ausgeschriebene Stelle als Spülhilfe im Eck-Café bewerben. Ich stehe kurz vor dem Abitur am Thomas-Mann-Gymnasium und bin an der Schule in der Theatergruppe aktiv. Meine Familie ist letztes Jahr von Hamburg hierher gezogen. Ich habe bereits auf diversen Schulfesten in der Küche gearbeitet und übernehme auch bei allen Familienfeiern den Spüldienst, so dass ich für Ihr Restaurant eine große Bereicherung darstellen würde. Sie können mich unter +1234/56789 oder unter dieser E-Mail-Adresse erreichen. Über eine Antwort würde ich mich freuen.

Vielen Dank im Voraus für Ihre Mühe!

Mit besten Grüßen
Thomas Schmidt

Sehr geehrte Frau Müller,

ich möchte mich hiermit auf die ausgeschriebene Stelle als Empfangsdame im Friseursalon »AbSchnitt« bewerben. Ich bin Teilzeit-Studentin an der hiesigen Universität.
Ich liebe die quirlige Atmosphäre von Friseursalons, bin immer über die neuesten Style-Trends informiert und gerade durch mein Studium, in dem ich häufig gleichzeitig an verschiedenen Projekten arbeiten muss, eine ausgezeichnete Multitaskerin, so dass ich problemlos auch den stressigen Anforderungen im Tagesgeschäft eines Friseursalons gewachsen bin.
Sie können mich unter +1234/56789 oder unter dieser E-Mail-Adresse erreichen. Über eine Antwort würde ich mich freuen.
Vielen Dank im Voraus für Ihre Mühe!

Mit besten Grüßen
Jane Wu

Bevor ihr auf »abschicken« klickt, lest die E-Mail mehrmals durch und lasst die Rechtschreib- und Grammatikprüfung darüber laufen. Wenn ihr nicht gut darin seid, Fehler zu finden, bittet Freunde um Hilfe.

- Vertraut eurem gesunden Menschenverstand: Seid auf der Hut, wenn Stellen zu gut klingen, um wahr zu sein. Meist sind sie es nämlich auch nicht! Es gibt viele Abzocker da draußen, die euch nur ausnutzen wollen – Dinge wie Telemarketing-Jobs, die richtig Kohle versprechen, bei denen man jedoch auf Kommissionsbasis arbeitet (und erst Geld sieht, wenn man etwas verkauft hat). Ihr werdet vielleicht auch Jobs begegnen, bei denen ihr Kompromisse in Bezug auf eure Wertvorstellungen eingehen müsstet. Vielleicht sollt ihr harte Verkaufstaktiken anwenden oder Leuten Dinge andrehen, die sie nicht brauchen, oder vielleicht sogar etwas Illegales oder ethisch nicht Vertretbares tun. Ich sage immer:

Vertraut euren Instinkten.

Vertraut eurem Bauchgefühl.

Vertraut euch selbst.

Wenn sich etwas falsch anfühlt, dann ist es nicht das Richtige für euch. Sucht weiter. Es wird sich etwas anderes finden.

Erfahrung benötigt? Vielleicht hast du sie ja schon …

Kann man keine Erfahrung nachweisen, kann es bei der Stellensuche richtig schwierig werden. Deshalb hatte ich am Lancôme-Stand keine Chance. Die Frau, mit der ich gesprochen habe, hat sogar gesagt »Wie schade, dass Sie keine Erfahrung mitbringen.« Ich habe ihr versichert, dass ich dem Job gewachsen bin, aber das hat nicht gereicht.

Ohne Erfahrung bekommt ihr keinen Job, aber wie bekommt man ohne Job Erfahrung? Nun, lasst uns mal sehen, wie ihr so den Tag verbringt. Macht ihr davon etwas?

Babysitten

Wäsche machen

Rasen mähen

Eure Großmutter zu ihren Terminen fahren

Sport treiben

Ein Team trainieren oder leiten

Im Verein oder einer Organisation engagiert sein

Besondere Aktivitäten in den sozialen Medien

Schreiben

Fotografieren

Webseiten bauen

Videos drehen

Stellt euer Licht nicht unter den Scheffel. Vielleicht habt ihr schon Erfahrung und wisst es nur nicht. Denn jede Menge von dem, was ihr besonders in Vereinen oder in der Schule tut, kann als »Berufs«-Erfahrung angerechnet werden.

Wenn ihr nun überall mit Nein geantwortet habt, ist es vielleicht an der Zeit, einem Verein, einer Organisation oder AG in eurer Schule oder Gemeinde beizutreten – und zwar schnell! So kann man richtig klasse Erfahrung sammeln. Eure Schul-Basketballmannschaft zu trainieren, für die Schülerzeitung oder das Lokalblatt zu schreiben, bei einem Stück in der Nachbarschaft beim Ton mitzuarbeiten, das wöchentliche Nachrichtenblättchen für die Kirche zusammenzustellen – all das zählt als Erfahrung. Ihr werdet vielleicht nicht dafür bezahlt, aber die Fertigkeiten, die ihr euch aneignet – wie z. B. Zuverlässigkeit, Zeitmanagement, Teamfähigkeit und schnell Problemlösungen zu finden – könnt ihr gegenüber zukünftigen Arbeitgebern anführen. Solche Aktivitäten zeigen außerdem, dass ihr Verantwortung übernehmen könnt.

Wie sieht es mit ehrenamtlicher Arbeit aus?

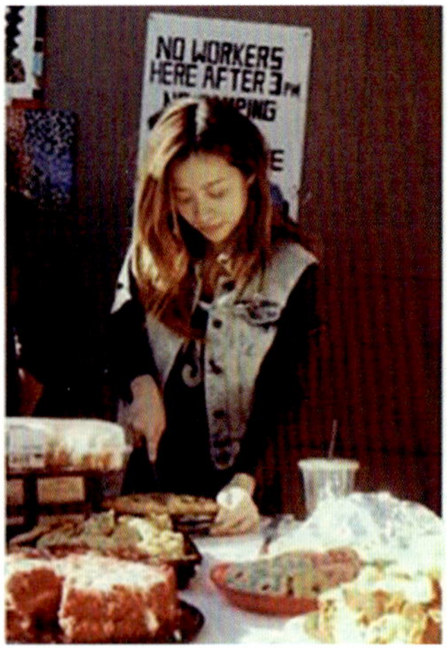

Ehrenamtlich zu arbeiten, kann helfen, Erfahrungen zu sammeln, wenn man keinen regulären Job findet. Denkt daran, dass Ehrenamtliche unentgeltlich arbeiten, weil sie von einer Organisation oder Sache überzeugt sind. Ein Ehrenamt verträgt keine halben Sachen. Das ist der Organisation gegenüber nicht fair. Aber wenn ihr Zeit habt, werdet ihr ein Ehrenamt nicht bereuen. Es kann sogar für jemand anderes lebensentscheidend sein – und nichts fühlt sich besser an.

Wo also anfangen? Überlegt euch, was euch wichtig ist, und schaut euch um, welche Möglichkeiten, ehrenamtlich tätig zu werden, es in eurer Nachbarschaft gibt. Die Vielzahl der Optionen wird euch überraschen. Ihr könnt euch in einem Tierheim, einer Suppenküche oder bei einer Tafel, in der Nachmittagsbetreuung der Schule und so weiter einbringen.

Lasst uns über Praktika reden

Wo fangen wir an? Praktika sind heutzutage eine große Sache. Ihr wisst, was das ist, oder? Während eines Praktikums arbeitet ihr für jemanden oder Unternehmen, um Erfahrungen zu sammeln. Fast so, wie früher bei einer Lehre. Vielleicht verdient ihr nichts oder nur den Mindestlohn oder müsst es einfach für Schule oder Uni machen. Ziel ist es, Praxiserfahrung zu sammeln, mehr über den jeweiligen Beruf herauszufinden und entweder mit einem Stellenangebot oder einem guten Zeugnis hinaus zu spazieren.

Wenn ihr kein Praktikum wollt, *solltet* ihr das wirklich noch einmal überdenken! Es könnte den entscheidenden Unterschied machen, wenn ihr nach Schule oder Studium einen »richtigen« Job sucht. Heutzutage genügt es in vielen Bereichen nicht mehr, eine gute Ausbildung zu besitzen, wenn man sich für Top-Positionen bewirbt. Ihr braucht ein gutes Praktikum oder zwei, drei davon. Ihr solltet für euch selbst einen Praktika-Plan entwickeln. Die meisten Praktika sind für Studenten oder frischgebackene Hochschulabsolventen, daher solltet ihr Praktika in diesem Zeitraum einplanen. Da jeder gerne welche in seinem Lebenslauf anführen möchte, sind Praktika manchmal schwer zu bekommen. Die begehrtesten Praktikumsplätze werden bereits Monate im Voraus vergeben, also wartet nicht bis auf den letzten Drücker. Man kann ein Praktikum durchaus auch während der Oberstufe oder wenn ihr euer Studium abbrecht, um etwas anderes zu machen, ergattern, aber dann ist es schwieriger, als wenn ihr studiert.

Wo also anfangen? Solltet ihr eure Bewerbung an InStyle, Instagram oder H&M schicken? Vielleicht, vielleicht aber auch nicht. Praktika bei den bekanntesten Firmen sind heiß begehrt. Ihr solltet eure Praktikumsplätze wie euren Studienplatz auswählen:

- Worauf möchtet ihr euch spezialisieren? Sucht euch den Bereich aus, in dem ihr arbeiten möchtet. Wenn ihr noch im Grundstudium seid, ist es gar nicht so einfach, ein Praktikum beim Fernsehen zu bekommen, es sei denn, ihr erklärt, dass ihr z.B. Fachberater bei einer Nachrichtensendung oder Talkshow werden wollt. Ein Zoologie-Student passt vielleicht nicht ganz so gut in die Modewelt. Seid realistisch. Geht in euch und seid sicher, dass ihr euch mit Dingen beschäftigt, die euch wirklich interessieren.

- Was könnt ihr euch leisten? Lebt ihr in einem kleinen Örtchen ohne große Möglichkeiten? Müsst ihr Geld verdienen, um studieren zu können? Könnt ihr in den Sommerferien in die Großstadt ziehen? Eure Antworten auf diese Fragen geben vor, wann wo welche Praktika infrage kommen. Ist Geld ein Problem, braucht ihr entweder eine Praktikumsstelle in der Nähe, in Teilzeit oder ein bezahltes Praktikum. Wenn ihr ein Praktikum außerhalb eurer Heimatstadt möchtet, braucht ihr eine Unterkunft. Einige Unis bieten über die

Semesterferien Unterkünfte für Praktikanten an, egal ob sie auf diese Uni gehen oder nicht. Diese sind kostengünstiger als eine Wohnung. Auf Seiten wie wg-gesucht.de könnt ihr auch Zimmer zur Untermiete finden. Macht euch schlau.

- Wie finde ich Praktikumsangebote? Schaut online. Es gibt etliche Webseiten zu Praktika. Ihr findet viele Informationen zu Unternehmen sowie hilfreiche Bewerbungstipps.
  Wenn ihr an der Uni seid, sucht die zuständige Beratungsstelle auf. Diese veröffentlicht oft Infos zu angebotenen Praktika. Meist hat die Uni auch Kontakte zu Firmen und Organisationen, oder ehemalige Studenten in Alumni-Netzwerken erleichtern den Zugang. Oft ist es üblich, dass Unternehmen Praktikanten von einer bestimmten Uni anstellen – so lange der letzte Praktikant gut war!
  Fragt andere. Erzählt euren Freunden, Kommilitonen, Verwandten etc., dass ihr eine Praktikumsstelle sucht. Jeder kennt irgendjemanden. Vielleicht bekommt ihr so einen heißen Tipp.
  Zu guter Letzt: Macht es über die sozialen Medien publik. Macht bekannt, dass ihr auf der Suche seid. Erwähnt den Bereich, an dem ihr interessiert seid sowie Ort und Zeitraum.

- Blindversuch! Wisst ihr, was das bedeutet? Es bedeutet, dass ihr Kontakt zu jemand aufnehmt, den ihr nicht kennt und der euch nicht kennt. Ihr wollt ein Praktikum bei einer Zeitschrift und habt auf der Homepage keine Kontaktperson gefunden? Schnappt euch euer Lieblingsmagazin und sucht die Namen der Herausgeber bzw. Chefredakteure heraus. (Meist findet ihr im Impressum eine Aufstellung der Angestellten.) Ihr liebt eine bestimmte Fernsehsendung? Schreibt die Namen der Crew aus dem Abspann mit. Vielleicht findet ihr diese Menschen auf Twitter oder über LinkedIn.
  Und was jetzt? Wenn sie tatsächlich auf Twitter sind, schickt einen Tweet, der sagt: »Könnten Sie mich bitte an denjenigen in Ihrem Unternehmen verweisen, der für Praktika zuständig ist? Danke!« Oder wenn ihr die Mailadresse herausgefunden habt, schreibt eine Nachricht:

Sehr geehrte/r [Namen ergänzen],

sehr gerne würde ich für [Name des Unternehmens ergänzen] arbeiten. Könnten Sie mir bitte mitteilen, wer für die Vergabe von Praktikumsplätzen in Ihrem Haus zuständig ist, so dass ich mich mit ihr oder ihm in Verbindung setzen kann? Vielen Dank im Voraus für Ihre Mühen!

Mit freundlichen Grüßen
[eigenen Namen ergänzen]

Stalkt aber nicht! Es ist ein schmaler Grat zwischen einem netten, höflichen Tweet oder einer E-Mail über LinkedIn und nervigen Nachrichten. Schickt nicht mehr als zwei Nachrichten per Mail und nur eine Nachricht per sozialen Medien oder Tweet. Keine Antwort? Dann vergesst es und macht weiter.

- Was ist die Personalabteilung bzw. Human Resources? Alle großen Unternehmen haben eine Abteilung, die für das Einstellen (und Entlassen, schluck) zuständig ist. Wenn ein Unternehmen eine Personalabteilung besitzt, vergibt diese meist auch Praktika. Euer erstes Vorstellungsgespräch führt ihr daher eventuell mit jemandem aus der Personalabteilung. Und wenn ihr eine Stelle bekommt, müsst ihr auch ab und zu mit einem Vertreter der Personalabteilung Rücksprache halten.
  Wollt ihr unbedingt in einem bestimmten Unternehmen ein Praktikum absolvieren, sucht auf deren Webseite nach ausgeschriebenen Stellen. Dort findet ihr eventuell eine E-Mail-Adresse der Personalabteilung oder Job-Anforderungen. Oder ihr macht es ganz old school! Greift zum Hörer, ruft im Unternehmen an und fragt nach dem für Praktika Zuständigen oder nach der Personalabteilung. Geht auf Spurensuche! Es lohnt sich.

- Was ist euer Traum-Praktikum? Das ist ungefähr so wie euer absoluter Lieblingsstudienort. Ihr wisst, was ich meine! Die Uni, die gerade eine Nummer zu groß, deren Numerus clausus so niedrig oder die doch zu teuer ist oder aus einem anderen Grund nicht passt, auf die ihr aber irgendwann unbedingt gehen wollt. Bewerbt euch trotzdem! Es ist in Ordnung, auch bei Praktika nach den Sternen zu greifen. Man kann nämlich nie wissen: Vielleicht sieht das Unternehmen etwas in euch, was ihnen gefällt.

- Habt ihr euch außerhalb der Semesterferien Zeit? Die meisten möchten ein Praktikum während der Sommerferien, viele Unternehmen bieten jedoch ganzjährig Praktika an. Könnt ihr während des Semesters ein Praktikum machen? Dann ist der Andrang nicht so stark, und es fällt vielleicht leichter, einen Top-Platz zu ergattern. Der Haken an der Sache liegt auf der Hand: Ihr müsst eure Seminare, euer Privatleben und eventuell sogar noch euren Brotjob mit dem Praktikum vereinbaren, vielleicht sogar ein Semester aussetzen. Überlegt euch gut, ob das infrage kommt.

- In eurem Städtchen gibt's keine Praktika? So geht es vielen. In der Uni-Stadt in Florida, wo ich studiert habe, waren nicht gerade viele Praktikumsplätze im Angebot, deshalb weiß ich, wie das ist. Ihr müsst in diesem Fall außerhalb eingefahrener Muster denken. Vielleicht gibt es vor Ort Unternehmen, die gerne Praktikanten nehmen würden, aber noch nie Zeit oder Energie auf die Suche nach einem verwandt haben. Nehmt Kontakt auf und erklärt, was ihr gerne machen würdet. Gibt es bei euch einen kleinen Radio- oder Fernsehsender? Eine Firma, die Webseiten erstellt? Ein Restaurant, das Hilfe im Bereich soziale Medien benötigt? Solche Fälle erfordern ein bisschen mehr Einsatz, aber man kann sich seine eigenen Chancen schaffen.

EURE PRAKTIKUMSZIELE

Habt ihr einen Praktikumsplatz ergattert, nehmt die Arbeit ernst. Ihr seid zum Lernen da, nicht um die Zeit totzuschlagen und einen Eintrag für den Lebenslauf zu sammeln. Ihr solltet euch auf folgende Dinge konzentrieren – und die verbessern auch eure Chancen auf eine Vollzeitstelle, wenn es soweit ist:

- Lernt alles, was ihr mitnehmen könnt: Seid wie ein Schwamm. Praktikanten nehmen eine besondere Position ein, im Gegensatz zu frischgebackenen Angestellten könnt ihr die Gelegenheit nutzen, Fragen zu stellen, Leute auf Schritt und Tritt zu begleiten und eine ganze Palette an Aufgaben zu meistern. Seid ihr hingegen Vollzeit angestellt, wird erwartet, dass ihr eure Arbeit kennt und wisst, wofür ihr da seid. Praktikanten sind zum Lernen da. Die Angestellten sind damit eher dazu bereit, euch Informationen über den Arbeitsplatz, ihren Werdegang oder Karriereerfolg zukommen zu lassen.
  Seid weder übereifrig noch nervig! Wie schon gesagt: Es ist ein schmaler Grat! In was für einer Umgebung oder Situation befindet ihr euch? Wenn alle im Raum leise vor sich hin tippen, ist nicht gerade der richtige Zeitpunkt für all eure Fragen. Es ist wichtig, den Rahmen zu erkunden. Mittagspausen sind eine gute Gelegenheit, vorbeizuschauen und Fragen zu stellen. Das ist häufig der Zeitpunkt, an dem Leute ihre privaten Mails checken, Anrufe erledigen etc. Stellt eure Fragen, behaltet die Zeit eures Gegenübers im Auge und nehmt so viel wie möglich mit!

- Arbeitet hart: Das klingt selbstverständlich, aber viele Praktikanten lassen sich hängen. Seid der Praktikant, der weiß, wie Dinge ablaufen, und auf den man sich verlassen kann. Ihr wollt als jemand wahrgenommen werden, der seinen Beitrag leistet und ein Teamplayer ist. Erledigt eure Aufgaben hervorragend. Glaubt mir, so etwas wird geschätzt.

- Nehmt auch kleine Aufgaben ernst: Sicher bekommt ihr Aufgaben, die alles andere als großartig sind – Unterlagen wegsortieren, Briefe eintüten, Kaffee holen, Telefonate entgegennehmen. Unterschätzt solche Aufgaben nicht. Ihr werdet geprüft. Euer Chef will wissen, ob ihr einfache Aufgaben bewältigen könnt. Wenn ihr die kleinen Aufgaben nicht perfekt erledigt, bekommt ihr auch keine größeren übertragen. Die meisten Menschen fangen ganz unten an. Denkt daran und verhaltet euch entsprechend. Viele wären dankbar, wenn sie die Arbeit hätten, die ihr macht. Habt das im Hinterkopf, wenn es gerade mal nicht so gut läuft und ihr euch mies fühlt. Langfristig zahlt sich das aus.

- Stellt sicher, dass jeder euren Namen kennt: Klingt vielleicht selbstverständlich, aber in großen Unternehmen gibt es so viele Leute und so viele Praktikanten, die sich die Klinke in die Hand geben, dass nicht alle sich an euren Namen erinnern werden. Scheut euch nicht, euren Namen wieder ins Gedächtnis zu rufen, sagt: »Hallo, ich bin [euer Name]«, wenn ihr euren Kopf in ein Büro steckt. Irgendwann werden sie sagen: »Ich weiß, wer du bist!« Zum Teufel, tragt ein Namensschild. Ihr wollt auffallen – und zwar aus den richtigen Gründen.
  Schleicht euch nicht an den Arbeitsplatz und wieder von dannen. Lauft zu Beginn eures Arbeitstages am Büro eures Vorgesetzten vorbei und grüßt ihn. Eine freundliche Geste mit großer Wirkung! Bevor ihr abends geht, fragt nach, ob es noch etwas zu erledigen gibt und wenn nicht, verabschiedet euch. Das gehört alles dazu, wenn ihr einen guten Eindruck hinterlassen wollt.
  Wenn ihr euer Praktikum beendet habt, wollt ihr schließlich ein gutes Praktikumszeugnis von eurem Chef bekommen, aus dem die Begeisterung für euch herauszulesen ist, und ihn auch als Referenz angeben können. Wenn sechs Monate oder sogar ein oder zwei Jahre später jemand euren ehemaligen Chef anruft, und sagt: »[Euer Name] möchte bei uns anfangen und ich rufe an, um zu erfahren, ob sie/er eine gute Angestellte war«, dann wollt ihr, dass er oder sie sagt: »Oh, [euer Name] war großartig« und nicht »Wer?«.

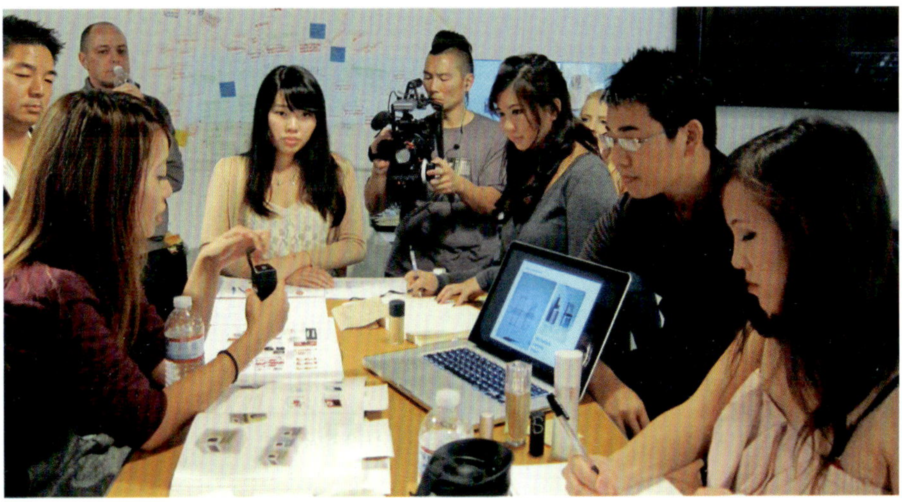

Hier arbeite ich mit Design-Studenten an einer em-Kosmetikverpackung Schon immer war ich überzeugt, dass Kunststudenten mit all ihrer Kreativität angstfrei und kühn sind

WENN DAS PRAKTIKUM VORBEI IST

Beendet das Praktikum erst zum vereinbarten Termin, niemals früher! Steht ihr gut mit eurem Chef? Habt ihr ein gutes Zeugnis bekommen und könnt ihr ihn als Referenz angeben? Ja, Ja und Ja? Super!

Jetzt fragt euch: »Möchte ich hier arbeiten?« Wenn die Antwort Ja lautet, nutzt dazu das Abschlussgespräch mit eurem Vorgesetzten oder Ansprechpartner aus der Personalabteilung. Vielleicht wissen diese schon, dass ihr gerne dort arbeiten würdet, sonst wäre dies die letzte Gelegenheit, es zu äußern. Setzt euch mit ihnen zusammen, sagt ihnen, dass ihr gerne eines Tages hier arbeiten würdet, und fragt, ob sie euch für einen geeigneten Kandidaten halten.

Wenn ihr direkt anfangen wollt, fragt nach ausgeschriebenen Stellen. Nur nicht schüchtern sein! Ihr habt hart gearbeitet und wollt wissen, welche Optionen euch offen stehen. Daran ist nichts auszusetzen. Und fragen kostet nichts. Ihr wollt euch schließlich keine Chance entgehen lassen, nur weil ihr nicht die richtige Frage gestellt habt.

Bleibt in Kontakt mit den Leuten, mit und für die ihr gearbeitet habt. Viele berufliche Beziehungen haben ihren Anfang in einem Praktikum genommen. Die geknüpften Kontakte können in Zukunft hilfreich sein, wenn eine Stelle frei wird oder euer Kontakt aufsteigt. Dann wisst ihr automatisch als einer der Ersten Bescheid über neue Jobs.

EINE PRAKTIKUMSWARNUNG

Um unbezahlte Praktika ist seit Kurzem eine Debatte entbrannt. Praktikanten, die nicht vergütet wurden, haben sich gegen ihre Arbeitgeber gewandt und diese verklagt, da sie der Meinung waren, dass sie hätten vergütet werden müssen. Wichtig: In Deutschland gibt es jetzt zwar den Mindestlohn. Der gilt für Praktika jedoch nur eingeschränkt. Da müsst ihr euch im Einzelfall schlau machen.

Praktikanten sollten nicht über den Tisch gezogen werden. Ihr seid da, um zu lernen, nicht als persönlicher Sklave von irgendjemand. Falls ihr euch ausgenutzt fühlt, egal ob ihr bezahlt werdet oder nicht, solltet ihr unbedingt etwas sagen. Redet mit eurem Vorgesetzten oder dem für Praktika Zuständigen. Wenn die Situation eskaliert, redet mit dem Vorgesetzten eures Vorgesetzten, das Gleiche gilt für Mobbing am Arbeitsplatz. Aber verschwendet nicht die Zeit eures Chefs, nur weil jemand gemein war. Im Laufe eures Arbeitslebens werdet ihr Menschen begegnen, die nicht nett zu euch sind. Es ist nie angenehm, wenn das passiert, aber ihr könnt selbst entscheiden, wie ihr damit umgeht. Der beste Rat ist oft, es zu ignorieren und nicht darauf einzugehen.

Verwechselt aber nicht 08/15-Aufgaben mit Ausnutzen. Und beschwert euch nicht, wenn ihr einen schwierigen Chef habt. Wie ich schon gesagt habe: Ein Großteil der Praktikantenaufgaben besteht aus langweiligen, einfachen Tätigkeiten. Wenn ihr diese hinkriegt, stehen die Chancen gut, dass ihr mit interessanteren Aufgaben belohnt werdet. Wenn ihr sie verzockt, dann dürft ihr sie so lange ausführen, bis ihr sie perfekt hinbekommt. Eine Bekannte von mir hatte eine Praktikantin, die sich schon am ersten Tag beschwert hat! Sie sagte, dass sie wichtigere Aufgaben, wie das Organisieren von Partys, erledigen wollte. Glaubt mir: Ihr wollt nicht am ersten Praktikumstag schon eine ganze Veranstaltung organisieren!

Zu guter Letzt: Wenn ihr beleidigt, angegriffen, unangemessen angegangen oder belästigt werdet, macht den Mund auf. Das sollte nie Bestandteil eines Praktikums sein.

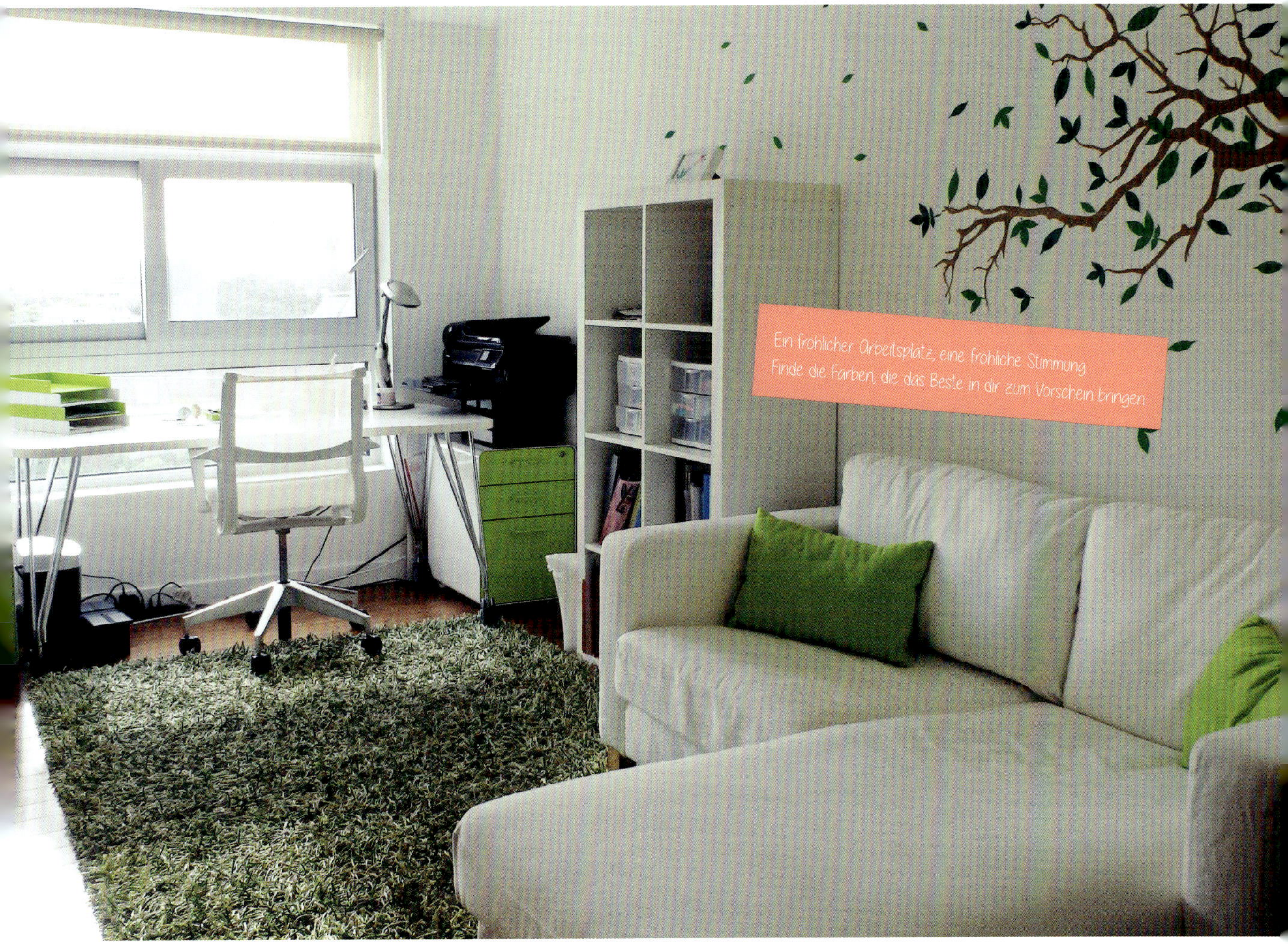

Ein fröhlicher Arbeitsplatz, eine fröhliche Stimmung. Finde die Farben, die das Beste in dir zum Vorschein bringen.

Wichtige Arbeitsregeln

Praktikum? Erster Job? Fünfte Arbeitsstelle? Diese Tipps helfen, sich an jedem Arbeitsplatz absolut professionell zu verhalten.

1. Seid pünktlich.
2. Zeigt optisch eure Zugehörigkeit. Viele Arbeitsplätze haben einen bestimmten »Look« oder eine »Uniform«. Macht euch schlau, welche das ist.
3. Kleidet euch angemessen Wenn ihr euch bückt oder hinkniet, blitzen dann Unterwäscheteile hervor? Vielleicht sollt ihr Akten ablegen und Dinge in obere oder untere Regale räumen, seid darauf vorbereitet und kleidet euch ordentlich.
4. Stellt eure Smartphones während der Arbeitszeit auf Vibration oder stumm.
5. Reduziert private Telefongespräche und Nachrichten auf ein absolutes Minimum.
6. Macht nicht krank.
7. Achtet auf gute Körperpflege. Eklige Nägel, fettige Haare und Körpergeruch? Müssen wir wirklich darüber reden?
8. Tragt nicht zu viel Parfüm oder Aftershave auf. (Vor allem nicht für ein Vorstellungsgespräch!). Nur du solltest dich selbst riechen können.
9. Macht nicht zu viele Pausen. Starbucks zahlt nicht euer Gehalt.
10. Lasst nicht einfach den Stift fallen, sobald die vorgeschriebene Arbeitszeit vorbei ist.
11. Folgt eurem Chef niemals auf den sozialen Medien und fügt ihn/sie auch nicht hinzu, es sei denn, er/sie folgt euch.
12. Beschwert euch nie auf den sozialen Medien über den Chef oder Kollegen. Man kann nie wissen, wer mitliest, selbst wenn ihr glaubt, dass alles privat ist.
13. Seid vorsichtig, wenn ihr vom Firmenrechner aus im Netz surft oder E-Mails verschickt. Es kann gut sein, dass euer Arbeitgeber alles, was ihr tut, lesen und überwachen kann.
14. Haltet euren Lebenslauf aktuell. Man weiß nie, wann man ihn gebrauchen kann.
15. Aber … in den meisten Jobs solltet ihr mindestens ein Jahr bleiben. Wenn ihr alle paar Monate wechselt, wird euch ein möglicher Arbeitgeber vielleicht nicht einstellen, weil er fürchtet, dass ihr euch nicht auf den Job einlassen wollt.
16. Beachtet bei einer Kündigung die entsprechenden Fristen. Wenn in eurem Vertrag nichts steht, gelten die gesetzlichen Kündigungsfristen.
17. Wählt einen würdevollen Abgang. (Guter Rat in allen Lebenslagen!)
18. Schickt immer ein handschriftliches Dankeschön oder eine E-Mail, nachdem ihr weg seid. (Aber nur, wenn ihr gekündigt habt. Nicht, wenn ihr gefeuert wurdet!)

Wie man ein Anschreiben und einen Lebenslauf verfasst

Häufig verlangt ein möglicher Arbeitgeber ein Anschreiben und einen Lebenslauf. Ein Lebenslauf ist ein Dokument, das alle Informationen aufführt. Name, Adresse, Ausbildung und Berufserfahrung. Das Anschreiben erklärt, wer ihr seid, auf welche Stelle ihr euch bewerbt und warum ihr dafür geeignet seid.

Für viele ist das Verfassen von Anschreiben und Lebenslauf das Schwierigste an der gesamten Jobsuche. Das muss nicht sein. Ich zeige euch Beispiel für beide. Diese können euch als Vorbild dienen. Aber auch online findet ihr viele Beispiele für gelungene Lebensläufe oder Anschreiben.

Hier ein paar grundlegende Tipps:

- Benutzt eine hübsche, einfache Schrift. Ich bevorzuge Arial, Times New Roman, Cambria – sie sind alle ohne Schnörkel und gut lesbar.
- Wählt die Schrift nicht zu klein – elf oder zwölf Punkt sind klasse. Größer vermittelt den Eindruck, dass ihr verzweifelt den Platz füllen wollt. Bei einer kleineren Schrift hat der Empfänger Probleme mit der Lesbarkeit.
- Sorgt dafür, dass die Abstände passen.
- Gestaltet euren Lebenslauf nicht zu aufwändig. (Es sei denn, ihr bewerbt euch auf eine Grafik-Designer-Stelle!)
- Benutzt die Grammatik- und Rechtschreibprüfung.
- Lest die Dokumente auf Schreibfehler und inhaltliche Fehler.
- Speichert alles als PDF ab.

Gebt eure Adresse an.

Jane Schmidt
Hauptstraße 123
12345 Neustadt

An wen schreibt ihr? Name, Anrede, Position, Adresse

Maria Meier
Redakteur für Digitales
Neustadter Zeitung
Goethestraße 456
12345 Neustadt

Neustadt, 15. März 2015

Datum nicht vergessen.

Bewerbung um ein Praktikum im Bereich soziale Medien

Benutzt ein Komma nach der Anrede.

Schreibt »Frau« oder »Herr«

Sehr geehrte Frau Meier,

Warum schreibt ihr?

Nennt die Stelle, auf die ihr euch bewerbt.

Ihr wisst nicht, wem ihr schreibt? Benutzt »Sehr geehrte Damen und Herren«

hiermit bewerbe ich mich für den für die Sommerferien ausgeschriebenen Praktikumsplatz im Bereich soziale Medien bei der *Neustadter Zeitung.*
Soziale Medien sind meine Leidenschaft. Ich beschäftige mich mit allen wichtigen und größeren Social-Media-Plattformen: Ich nutze unter anderem Twitter, Facebook, Google+, YouTube und Instagram privat und bin darüber hinaus für die Social-Media-Aktivitäten unserer Leichtathletikmannschaft der Neustadter Gesamtschule verantwortlich, wo ich derzeit die Abschlussklasse besuche. Wer bin ich?

Erzählt von euren Erfahrungen.

Ich stelle alle Informationen für anstehende Mannschaftstreffen sowie die Ergebnisse online. Ich habe einen YouTube-Kanal für die Leichtathletikmannschaft angelegt und poste dort Videos der Wettbewerbe sowie Interviews mit den Mannschaftsmitgliedern. Außerdem habe ich einen Instagram-Account für die Mannschaft eingerichtet und versorge dort unsere Follower mit Fotos von Wettbewerben sowie Mannschaftsmitgliedern. Fasst euch kurz.

Bitte stellen Sie mich ein

Ich würde mich freuen, wenn Sie mir die Möglichkeit geben würden, für Sie und Ihr Team zu arbeiten und zu lernen, wie Zeitschriften mit den sozialen Medien und digitalen Inhalte umgehen. Sie können mich telefonisch ((555) 555-5555) oder per Mail janescmidt11@niceemail.com jederzeit erreichen. Ich stehe täglich nach der Schule für ein Gespräch zur Verfügung. Vielen Dank für Ihre Mühe!

Sagt immer Danke!

Wann darf ich zu einem Vorstellungsgespräch vorbeikommen?

Mit freundlichen Grüßen

[Unterschrift] Unterschrift nicht vergessen.
Jane Schmidt

Anlagen:
Lebenslauf
Zeugnisse

BEISPIEL FÜR EINEN LEBENSLAUF

Schreibt euren Namen etwas größer als alles andere auf der Seite

Jane Schmidt
Hauptstraße 123
12345 Neustadt
(555) 555-5555 * janeschmidt11@niceemail.com

Adresse

Denkt daran: Keine kindische E-Mail-Adresse

PERSÖNLICHE DATEN:
Name: Jane Schmidt
Geboren am: 1.1.20XX
Geburtsort: Neustadt
Familienstand: ledig

Wann hattet ihr den Job? Nennt eure Aufgaben

BERUFSERFAHRUNG:
Januar 2013 bis heute: Barista an der Kaffee-Theke im »Stadtcafé«, Neustadt
Eigenständiges Öffnen und Abschließen des Cafés; Betreuung, Reinigung und Bestückung des Kaffeeautomaten; verantwortlich für die Kasse.

Wo habt ihr gearbeitet/ arbeitet ihr?

Sommer 2012: Babysitter bei der Familie Jones
Ganztägige Betreuung der drei Kinder von Montag bis Freitag inklusive Essensversorgung für die gesamte Familie; Begleitung der Kinder zu ihren Tennisstunden.

Jobbeschreibung?

AUSBILDUNG:
Seit 2009: Gesamtschule Neustadt
2011: Auszeichnung als eine der besten Schülerinnen des Jahrgangs
2005 bis 2009: Grundschule Neustadt

Benutzt eine schöne Schrift

Ausbildung?

VEREINE UND SCHULISCHE AKTIVITÄTEN:
Seit Januar 2013: Stellvertretende Leiterin der Leichtathletikmannschaft der Neustadter Gesamtschule
Hilfe beim Organisieren der Trainingstermine, Reisen sowie Wettbewerbe; verantwortlich für die Ausrüstung und Betreuung des Social-Media-Auftritts der Mannschaft; Erstellung von Content für die sozialen Medien.

Vergesst Schulaktivitäten nicht!

ZUSATZQUALIFIKATIONEN:

Arbeitet sinnvoll mit Abständen, damit es ausgeglichen aussieht und nicht zusammengequetscht wirkt.

Sprachen:
- Deutsch: Muttersprache
- Englisch: Gute Kenntnisse (5 Jahre)
- Französisch: Grundkenntnisse (2 Jahre)

Sprachkenntnisse oder besondere Fähigkeiten? Führt sie auf!

IT:
- PowerPoint, Excel und Final Cut Pro
- Fundierte Kenntnisse der zentralen Social-Media-Plattformen, inklusive Facebook, Twitter, Instagram, Vine und YouTube

Sonstiges:
- Ausgezeichnete organisatorische Fähigkeiten

((Datum, Unterschrift))
Neustadt, 1.1.20XX.

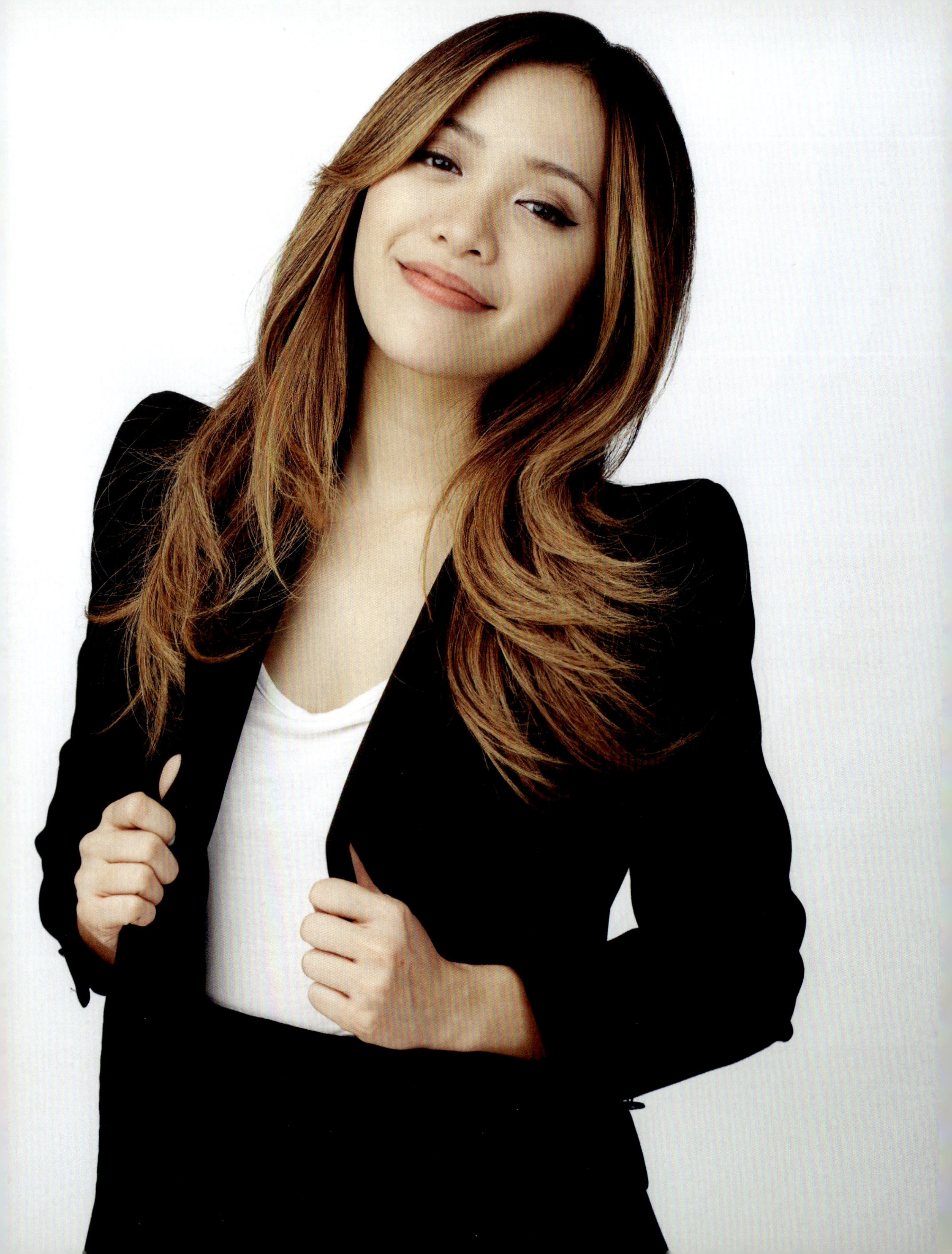

Mein persönlicher Tipp für die Stellensuche

Ihr steht kurz vor der Bewerbung? Schickt euer Anschreiben und den Lebenslauf per Post statt per Mail. Die meisten Leute bekommen Dutzende, wenn nicht gar Hunderte von Mails pro Tag, Briefe sind jedoch seltener. Also los. So lange ihr ordentliche, professionelle Unterlagen schickt, habt ihr nichts zu verlieren. Und ihr werdet euch sicher von der Masse abheben!

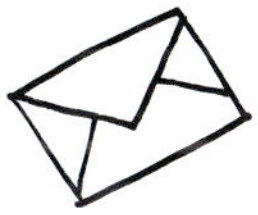

E-Mails clever schreiben

Habt ihr eine seriöse Mail-Adresse? Wenn ihr auf Jobsuche seid, kommt ihr nicht darum herum. Kommt bloß nicht auf die Idee, euch mit einer Mail-Adresse mit »sexy«, »hot« oder einer anrüchigen Zahlenkombi zu bewerben! Richtet euch eine Adresse mit eurem Namen oder einer einfachen Spielart eures Namens ein.

Wie man im Bewerbungsgespräch glänzt

Bevor ihr ein Praktikum oder eine Stelle bekommt, müsst ihr zunächst das komplette Bewerbungsverfahren durchlaufen. Abhängig vom Job können das ein bis zehn Bewerbungsgespräche sein! Schon ein einziges Vorstellungsgespräch kann einschüchternd wirken, doch es gibt ein paar Tipps.

- Seid pünktlich und vorbereitet: Selbstverständlich seid ihr nett zurecht gemacht und taucht frühzeitig auf. Ihr wisst den Namen der Person, die ihr trefft, sowie die richtige Adresse.

- Bringt einen Ausdruck eures Lebenslaufs mit: Euer Gegenüber hat wahrscheinlich euren Lebenslauf vorliegen, aber sicher ist sicher.
- Schüttelt Hände: Schüttelt eurem Gegenüber die Hand, doch auf keinen Fall mit einem zu laschen oder zu festen Händedruck! Nichts ist schlimmer als dieser seltsam schlaffe Händedruck – oder ein Handschlag, bei dem die Knochen knirschen. Wenn nötig, übt mit einem Freund.
- Seid nicht nervös: Die Gespräche können nervenaufreibend sein! Ich verstehe, wenn ihr nervös seid, aber versucht das zu verbergen und tretet selbstbewusst auf (aber nicht zu sehr). Oder tut, wenn notwendig, wenigstens so. Baut euch vorher auf und atmet bewusst tief ein und aus.
- Schaut euren Gesprächspartner an: Wem auch immer ihr an diesem Tag begegnet, schaut ihm während des Gesprächs in die Augen. Es ist okay, ab und zu wegzusehen, aber wendet nicht ständig euren Blick ab oder schaut auf den Boden. Menschen mögen direkten Augenkontakt. Es zeugt von Respekt. Aber übertreibt es nicht! Ab und zu müsst ihr den Augenkontakt unterbrechen, sonst wird es unangenehm. Es ist schließlich ein Gespräch, kein Anstarr-Wettbewerb!
- Macht eure Hausaufgaben: Was wisst ihr über die Firma? Was wisst ihr über euren Gesprächspartner? Geht online und recherchiert. Wahrscheinlich werdet ihr gefragt, ob ihr noch Fragen habt. Schüttelt nicht den Kopf! Stellt Fragen zur Firma oder befragt euer Gegenüber über seinen Werdegang. Das sollte natürlich nicht zum Verhör ausarten, aber ein paar intelligente Fragen lassen euch gut dastehen.
- Schickt ein Dankeschön: Sendet sobald wie möglich nach eurem Gespräch ein Dankschreiben. Macht es von der Situation abhängig, ob es eine Mail oder eine handgeschriebene Notiz wird.

Ihr habt den Job nicht bekommen?

Wisst ihr, was am schlimmsten ist? Wenn ihr einen Job nicht bekommt und euch keiner Bescheid sagt. Sie lassen euch einfach warten und hängen. Wenn selbst nach ein paar Wochen niemand angerufen oder gemailt hat, könnt ihr davon ausgehen, dass ihr den Job nicht bekommen habt. Die meisten Bewerbungsgespräche enden mit den Worten: »Wir melden uns bei Ihnen, wenn Sie in die engere Auswahl kommen« oder etwas Ähnliches.

Als ich den Lancôme-Job nicht bekam, sagte meine Mutter: »Michelle, wenn eine Tür zuschlägt, öffnet sich eine andere. Nur weil das eine nicht geklappt hat, heißt das nicht, dass nie etwas klappt.« Die Absage hat mich ein paar Tage später dazu angespornt, mein erstes Beauty-Tutorial zu drehen. Du weißt nie, wohin die Dinge dich führen.

Lasst euch nicht zu sehr runterziehen und nehmt es nicht persönlich. Macht weiter. Bewerbt euch weiter. Manchmal ist schon die Jobsuche ein Vollzeitjob. Nun, dann ist es eben so.

Ich finde nirgendwo einen Job

Das ist richtig ätzend – und tut mir sehr leid. Viele sind von Arbeitslosigkeit betroffen und es kann entmutigend sein, wenn man sucht und sucht und nichts findet.

Aber es gibt ein paar Sachen, die ihr versuchen könnt. Geht auf jeden Fall raus und macht etwas, z. B. ehrenamtlich. Damit vermeidet ihr Lücken im Lebenslauf. Und es beweist, dass ihr Initiative ergreift und euch eure Nachbarschaft und andere Menschen nicht egal sind. Ihr könnt so Fähigkeiten unter Beweis stellen, die sonst verborgen bleiben würden. Vielleicht wäre auch ein Freiwilliges Soziales Jahr etwas für euch? Bei der Suche nach einem Ausbildungsplatz hilft euch auch die Agentur für Arbeit.

Und vielleicht ist es an der Zeit, die Dinge in die eigenen Hände zu nehmen. Im nächsten Kapitel geht es darum, wie man seinen eigenen Job schafft. Ich erkläre, wie man wie ein Unternehmer denkt und wie man einer wird. Morgen ist ein neuer Tag, und ihr habt mehr Kraft, eigene Dinge umzusetzen als je zuvor!

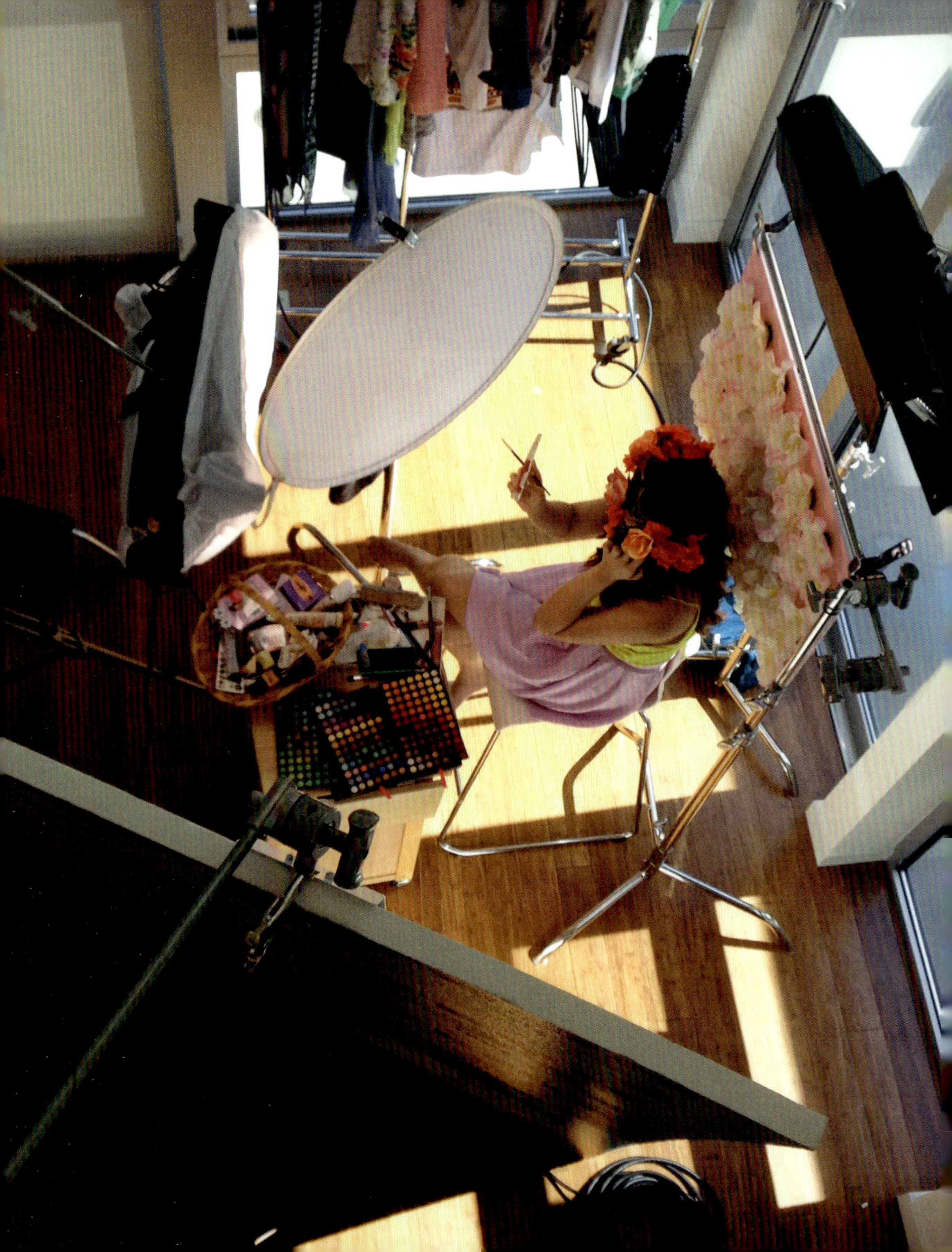

Macht aus eurer Berufung euren Beruf!

Scheint es nicht manchmal so, als würde heute jeder gerne sein eigenes Unternehmen gründen? Ich schätze, dass hat einfach mit der ganzen Technik zu tun, die heute unser Leben beeinflusst und jedem von uns so viele Möglichkeiten eröffnet. Natürlich reizt auch die Start-up-Kultur rund um Apple, Google, Facebook und ähnlichen Unternehmen als Vorbild. Die Vorstellung, sein eigenes Unternehmen im Wohnheimzimmer oder der Garage der Eltern zu gründen und innerhalb von ein paar Jahren Millionär zu werden, ist ganz schön verlockend. Doch der Reiz liegt nicht nur im möglichen Gewinn. Ich glaube, es geht vielmehr darum, die Zügel selbst in die Hand zu nehmen, der eigene Chef zu sein und die eigene Kreativität zu nutzen.

Habt ihr darüber schon einmal nachgedacht? Habt ihr eine Idee für ein Unternehmen? Ja und Ja? Klasse! Und wenn nicht? Das ist auch in Ordnung. Man kann nie wissen: Manchmal wacht man mitten in der Nacht auf und hat eine großartige Idee. Wichtig ist es, die Spielregeln der Geschäftswelt zu kennen. Und vielleicht habt ihr ja schon eine grandiose Idee, wisst es nur noch nicht. So ging es mir! Ich hatte gar nicht die Absicht, aus meinem Hobby ein Geschäft zu machen. Aber ich bin der beste Beweis dafür, dass man seine Berufung zum Beruf machen kann.

Ob ihr euch für ein kleines Nebengeschäft entscheidet oder euch in etwas Größeres stürzt, ihr werdet es nicht bereuen. Unternehmer zu werden, ist mutig und toll. Es ist einer der schwierigsten Karrierewege, die man sich aussuchen kann, aber auch einer der befriedigendsten. Die Möglichkeiten für Unternehmer sind heute besser als je zuvor. Es gibt online jede Menge kostenloser Weiterbildungen, und Crowdfunding hat die größte Hürde überhaupt beseitigt: die Finanzierung!

Viele sehen mich als Beauty-Expertin, aber vor allem bin ich Geschäftsfrau. Hier noch ein bisschen mehr über meine Geschichte und die Lektionen, die ich gelernt habe.

Unternehmerin durch Zufall

Ich bin stolz darauf, Geschäftsfrau zu sein, wollte aber ursprünglich gar nicht mein eigener Chef werden. Als ich mit den Videos begann, habe ich das aus Spaß gemacht und weil ich anderen etwas beibringen wollte. In den Anfängen ist es mir nie in den Sinn gekommen, dass sich das Vloggen auf YouTube zu einem Vollzeitjob entwickeln könnte. Ich bin auf die Kunstakademie gegangen, dachte, ich bleibe da vier Jahre, mache meinen Abschluss und arbeite dann als Grafik-Designerin oder Illustratorin – für jemand anderen! Habe ich je darüber nachgedacht, eines Tages ein Unternehmen zu leiten? Nein. Und dann gingen die sozialen Medien ab wie verrückt, und plötzlich war alles anders.

Unternehmen sprachen mich an, und das war der Zeitpunkt, an dem ich begriff, dass Vlogging ein Job sein könnte. Ich musste rasch Geschäftsfrau werden, und das tat ich dann auch. Ich besitze keinen Abschluss einer renommierten betriebswirtschaftlichen Uni, aber ich habe auf meinem Weg mehr gelernt, als ich das im Vorlesungssaal je hätte tun können.

Heute kenne ich ein Dutzend weiterer Geschäftsleute und bringe ihnen jede Menge Respekt entgegen. Sie sind Künstler, Macaron-Bäcker, Restaurateure, Vlogger, Make-up-Artists, Friseure, Sänger und Fashion-Designer. Sie wachen jeden Tag auf und knien sich in ihre Arbeit. Sie jonglieren Millionen von Aufgaben und erledigen, was zu erledigen ist, vom Reparieren der eigenen Rohre bis zur eigenen PR. Sie lieben, was sie tun, und können sich keinen anderen Beruf mehr vorstellen. In vielen Fällen schaffen sie Jobs für andere, was großartig ist. In diesem Kapitel reden wir darüber, was eine solche Person ausmacht, und ich verrate Tipps und Tricks, die mir sehr geholfen haben. Starten wir durch.

Die Persönlichkeit eines Unternehmers

Man muss schon ein bestimmter Typ sein, um Unternehmer zu werden. Hier sind ein paar Fragen, die ihr euch selbst stellen solltet:

- Habt ihr eine gute Geschäftsidee?
- Habt ihr jede Menge guter Ideen?
- Seid ihr ein Problemlöser?
- Könnt ihr mit finanzieller Unsicherheit umgehen?
- Habt ihr gerne mit anderen Menschen zu tun?
- Arbeitet ihr gerne viel?
- Habt ihr ein dickes Fell?

Ihr müsst nicht jede Frage mit Ja beantworten, aber schon die meisten. Wenn nicht, ist die Selbstständigkeit in diesem Moment wohl eher nicht euer Weg. Aber ich möchte niemanden abhalten oder Träume platzen lassen, lest also weiter und schaut euch an, wie man eine unternehmerische Persönlichkeit entwickelt!

Geld und Opfer

Leider hat Unternehmertum häufig mit Geld zu tun. Ohne Kapital ist es fast unmöglich, ein Unternehmen an den Start zu bekommen. Wenn ihr z. B. T-Shirts oder Kekse oder Videos machen wollt, braucht ihr zumindest Geld für das Material. Dann gibt es noch andere Dinge, für die ihr Geld benötigt. Sicher gibt es Möglichkeiten, etwas zusammenzukratzen und erfinderisch vorzugehen. Ihr könnt auf Visitenkarten verzichten. Aber wie sieht es mit Lebenshaltungskosten, wie etwa Miete, Nahrungsmitteln, den Kosten für ein Auto aus? Klar, gibt's auch die Wohnung eurer Eltern, Fertignudeln und den Bus!

Die meisten der Geschäftsleute, die ich kenne, hatten ein oder gar zwei Jobs, um die Rechnungen zu zahlen, während sie die Basis für ihr eigenes Geschäft gelegt haben. Sie sind nicht einfach mal zum Spaß shoppen oder essen gegangen, hatten nicht sonderlich viel Schlaf und lebten mit mehreren Mitbewohnern – auch in einem Zimmer. Sie haben jeden verdienten Cent in ihre Geschäftsidee gesteckt. Seid ihr dazu bereit?

Seinen Traum kann man sich auf verschiedene Arten finanzieren. Vielleicht entschließt ihr euch für kleine Schritte. Behaltet euren Job und verfolgt eure Leidenschaft in eurer Freizeit. Nehmen wir zum Beispiel an, ihr seid Künstler und möchtet eure Drucke verkaufen. Könnt ihr am Wochenende oder nachts zeichnen oder malen und euren Laden auf Etsy aufmachen? (Ich weiß nicht so genau, ob ihr Etsy kennt. Das ist ein Online-Marktplatz, auf dem mehr als 100 Million US-Dollar in Waren, viele davon Handarbeit, jeden Monat verkauft werden. Diese Seiten verzeichnen insgesamt mehr als eine Milliarde Klicks monatlich, was sich in ziemlich viele Augenpaare übersetzen lässt!)

Vielleicht wollt ihr eine Bäckerei eröffnen, bekommt aber nicht genug Geld zusammen? Wie sieht es mit Straßenfesten oder Märkten am Wochenende aus? Sie sind oft so was wie Brutkästen für Kleinunternehmer. Oder vielleicht wollt ihr einen Vintage-Klamotten-Laden aufmachen. Einige Boutiquen fangen auf eBay an, bevor sie einen Laden öffnen. Ihr müsst zwar auch Gebühren zahlen, aber die sind auf jeden Fall günstiger als Miete und Nebenkosten.

Wenn Teilzeit keine Option ist, und ihr hartes, reales Geld benötigt, um mit eurem Projekt durchstarten zu können? Was tun? Ihr könntet Geld von der Bank, von Freunden und Familie oder Investoren borgen. Geld von der Bank zu leihen ist schwierig, wenn ihr nichts habt, das ihr als Sicherheit anbieten könnt, wie z. B. eine Immobilie. Geld von Leuten zu leihen, die ihr kennt, kann sich ebenfalls als heikel erweisen. Passt dabei auf, dass alle Beteiligten klare Vorstellungen haben.

Es gibt noch eine Option, die heutzutage sehr beliebt ist – Crowdfunding! Dabei bringt ihr eine ganze Reihe von Leuten, auch Fremde, dazu, euer Projekt, euer Unternehmen, eure Idee zu unterstützen. Die »Crowd« oder Menge »finanziert« (engl. »to fund«) es. Habt ihr schon mal von Kickstarter.com gehört? Kickstarter ist die erfolgreichste (und seriöseste) der existierenden Crowdfunding-Seiten, die in den letzten Jahren aufgetaucht sind. Ihr reicht euer Projekt bei Kickstarter ein und wenn es freigegeben wird, geht eure Projektseite auf der Webseite an den Start. Ihr wählt den Geldbetrag, den ihr erreichen wollt, und den Zeitraum, innerhalb dessen das geschehen soll. Wenn ihr bis zu diesem Termin genügend Unterstützer zusammenbekommt, wird das Geld ausgezahlt. Wenn ihr euer Ziel nicht erreicht, und sei es auch nur wegen eines fehlenden Euro, dann bekommt ihr allerdings keinen Cent. Aua!

Woher kommen die Unterstützer? Nun, von überall! Es sind Menschen, denen gefällt, wofür Kickstarter steht, und die Spaß daran haben, interessante Projekte zu finanzieren. Freunde und Familienmitglieder spenden häufig. Wenn ihr wirklich ehrgeizig seid, es schafft, die Presse auf euer Projekt aufmerksam zu machen, oder in den sozialen Medien rührig seid, könnt ihr auch so viele Leute gewinnen.

Aber es ist kein geschenktes Geld. Die Regeln von Kickstarter legen fest, dass ihr euren Unterstützern im Gegenzug etwas anbieten müsst. Gehen wir mal davon aus, dass das Kickstarter-Projekt z. B. die Aufnahme eines Albums und das Pressen von Vinyl-Alben umfasst. Es kostet euch 5.000 Dollar, das Album aufzunehmen, die gepressten Scheiben davon produzieren, Album-Cover drucken und das fertige Produkt anliefern zu lassen. Ihr setzt also 5.000 Dollar als euer Ziel fest. Vielleicht bekommt jeder, der 5 Dollar gespendet hat, eine Pin mit Bandnamen; Leute, die sich mit 25 Dollar beteiligt haben, bekommen das Album; für 250 Dollar bekommt man Pin, Album, ein Poster und eine Einladung zum Auftakt-Konzert; und für 5.000 Dollar bekommt man ein Privatkonzert für Freunde (Träumt im großen Stil!)

Wenn euer Projekt erfolgreich finanziert ist, müsst ihr die Preise verschicken – sonst riskiert ihr schlechtes Karma fürs Leben! Das bedeutet, alles zu verpacken und zur Post zu schleppen sowie Mails zu beantworten, falls etwas in der Post verloren gegangen ist. Das kann zu einem Vollzeitjob ausarten, wenn auch nur vorübergehend.

Wenn ihr Kickstarter nicht kennt, geht auf die Website und schaut sie euch an. Die Vielfalt an Projekten ist unglaublich. Vergesst nicht, dass Kickstarter Regeln und Vorschriften folgt und nicht jedes Projekt annimmt. Aber wenn ihr etwas kreieren wollt, könnte Kickstarter eine Möglichkeit sein, um euer Projekt oder Unternehmen anzuschieben. Eine Übersicht über die deutschen Plattformen findet ihr hier: http://www.crowdfunding.de/plattformen/.

Wie erstellt man einen Businessplan?

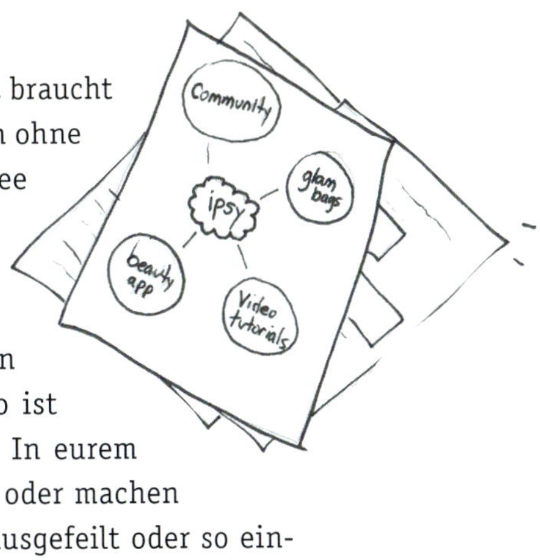

Wenn ihr ein Unternehmen gründen wollt, egal ob groß oder klein, braucht ihr einen Businessplan. Sicher ist es etlichen Unternehmern auch ohne Businessplan gelungen, durchzustarten, aber wenn ihr eure Idee wirklich ernsthaft umsetzen wollt, hilft der Businessplan euch dabei, sich auf die wichtigen Dinge zu konzentrieren und eine Art Ablaufplan zu entwickeln.

Im Grunde ist der Businessplan ein Abriss über die wichtigsten Fragen. Was ist euer Unternehmen? Wer sind eure Kunden? Wo ist Sitz der Firma? Wofür steht ihr? Wie wollt ihr Geld verdienen? In eurem Businessplan arbeitet ihr heraus, was ihr verkaufen, herstellen oder machen wollt, und ihr berechnet Umsätze und Ausgaben. Das kann so ausgefeilt oder so einfach sein, wie ihr das möchtet. Wenn ihr nicht wisst, wo ihr anfangen sollt, geht auf die Seite der IHK eures Bundeslandes – die Industrie- und Handelskammern beraten euch auch persönlich und haben auf ihren Internetseiten umfangreiche Informationen, nicht nur zum Businessplan. Diese Seiten sind sehr hilfreich für Unternehmensgründer.

Behaltet den Businessplan nicht für euch. Zeigt ihn Freunden, denen ihr vertraut, jemandem aus der Familie oder Arbeitskollegen und bittet um deren Meinung. Manchmal braucht man ein zweites Paar Augen, um Lücken in den Ideen zu finden oder Fragen zu stellen, auf die ihr selbst nicht gekommen wärt. Ihr seid so fokussiert, dass ihr eventuell vor lauter Wald die Bäume nicht mehr so seht wie ein Außenstehender!

Und es gibt noch einen zweiten Punkt, auf den ihr beim Businessplan achten müsst. Das ist euer Ziel. Was genau ist damit gemeint? Es geht darum, wo das Unternehmen euch hinführen soll. Ihr müsst in die Zukunft schauen und richtig tief graben. Es genügt nicht, zu sagen, dass ihr ein eigenes Unternehmen wollt. Man kann nirgendwo hinfliegen, wenn man nicht weiß, wohin die Reise geht. Mit einem Ziel vor Augen wird auch der Weg klarer. Ihr seid das Fahrzeug, das euch dort hinbringt, (und euer Team, wenn ihr eines habt) – und die Motivation ist euer Treibstoff.

Wenn ihr einen Geschäftspartner habt, solltet ihr euer Ziel gemeinsam besprechen. Wenn ihr alleine seid, braucht ihr euer Ziel auch niemandem zu verraten. So lange ihr wisst, wo es langgeht, ist alles bestens.

Mit den Grundlagen starten

Um ein Unternehmen zum Laufen zu bringen, braucht man ein paar grundlegende Dinge. Hier eine Checkliste:

- Ein guter Name: Ihr braucht einen soliden, einmaligen, wieder erkennbaren Namen für euer Unternehmen. Googelt den Namen, der euch vorschwebt, und schaut, was dabei herauskommt. Stellt sicher, dass er noch nicht von jemand anders verwendet wird. Wenn jemand »euren« Namen verwendet, dann denkt euch einen anderen aus. Schnappt euch Stift und Papier. Denkt über euer Projekt nach. Welche Namen fallen euch ein? Schreibt sie auf. Geht auf eine Thesaurus-Seite und schaut Synonyme nach. Geht auf eine Wörterbuch-Seite und lest euch Wörter durch. Schreibt jene auf, die euch gefallen. Immer noch kein Geistesblitz? Lest Liedtexte oder Gedichte. Taucht in Wortwelten ein. Wenn ihr eine Liste habt, entscheidet, was eure Lieblingswörter sind.
  Vorsicht – euer Name sollte nicht zu allgemein sein. Euren potentiellen Kunden wird es sonst schwerfallen, euch im Internet oder in den sozialen Medien zu finden. Wenn ihr euren Namen schützen lassen wollt, dann geht auf die Seite des Deutschen Patent- und Markenamtes (www.dpma.de). Die Seite hält eine Fülle an Informationen zu Marken- oder Gebrauchsmusterschutz und der Vorgehensweise bei der Eintragung bereit. Manche Firmen engagieren einen Juristen, wenn sie das nötige Geld dafür haben, aber man kann es auch selbst durchziehen. Wenn ihr nach dem entsprechenden

Namen sucht, entdeckt ihr eventuell, dass jemand anderes ihn hat schützen lassen. Ist das der Fall ist, braucht ihr einen anderen Namen.

- Markenbildung: Ich rede hier von eurem Logo, den Schriften, die ihr benutzt, und den Farben, die für euer Unternehmen stehen. Manchmal werden diese Zutaten des Erscheinungsbildes auch Corporate Design genannt. Nicht jede Marke benötigt ein Logo, aber ihr solltet eine Schrift oder Schriften auswählen, die euer Unternehmen repräsentieren und diese konsequent für euren Schriftverkehr, in sozialen Netzen und auf allen Verpackungen benutzen. Dasselbe gilt für Farben. Welche zwei Farben würdet ihr aussuchen und warum? Diese Art von Beständigkeit zeugt von Professionalität, und ein solches Image ist besonders wichtig, wenn man ein kleines Unternehmen aufbaut.
- Domain-Name: Ihr müsst den Domain-Namen für eure Website sichern. Der Domain-Name ist eure zentrale Web-Adresse (zum Beispiel: www.michellephan.com). Über euren Web-Provider zu gehen, kostet Geld, ist aber nicht übermäßig teuer bzw. häufig in eurem Service-Paket mit drin. Ihr könnt den Namen/die URL auf ein Jahr oder für mehrere Jahre sichern und entsprechende E-Mail-Adressen dazu wählen. Alternativ geht ihr über einen normalen Domain-Name-Anbieter. Wenn ihr Geld sparen wollt, könnt ihr auch seriöse Anbieter wie Gmail von Google für eure Mail-Adresse nutzen. Was, wenn euer Firmenname als Domain oder E-Mail-Adresse bereits vergeben ist? Denkt euch einen neuen aus. Haltet ihn kurz und knapp. Ihr wollt schließlich, dass potentielle Kunden ihn sich gut merken können und er leicht zu finden ist.

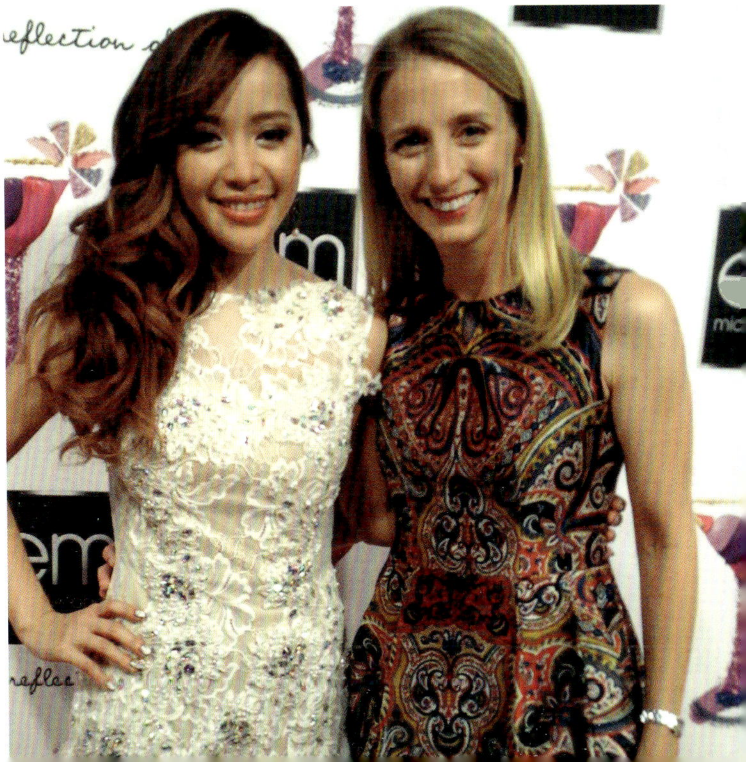

Mit Jennifer Goldfarb, Präsidentin von ipsy, auf der »em by Michelle Phan-Launch-Party«

- Website: Wenn ihr euren Domain-Namen habt, braucht ihr eine Website. Ihr wollt schon eine, oder? Heutzutage geht's einfach nicht mehr ohne. Könnt ihr es euch nicht leisten, sie von einem Profi gestalten und aufbauen zu lassen, dann gibt es jede Menge Seiten, mit deren Hilfe ihr selbst eine Seite kostenlos aufbauen könnt! Ihr könntet z.B. mit einem Blog auf WordPress anfangen und diesen als Homepage nutzen oder ihr nutzt Facebook. Stellt sicher, dass ihr alle wichtigen Informationen auf der Homepage habt. Führt eure Öffnungszeiten, Telefonnummern, E-Mail-Adressen und die Geschäftsadresse auf. (Ich habe schon Kontaktformulare auf Webseiten entdeckt, bei denen weder Stadt noch Postleitzahl angegeben waren. Wie soll ich so irgendjemand finden?). Außerdem gehört die Adresse auch aus rechtlichen Gründen ins Impressum einer jeden Website.

- Visitenkarten: Sind Visitenkarten nicht furchtbar altmodisch? Warum braucht man die? Glaubt mir: Visitenkarten sind der einfachste Weg, damit ihr oder euer Unternehmen in Erinnerung bleiben. Wenn ihr auf der Straße, im Supermarkt oder auf einer Tagung über einen potentiellen Kunden stolpert, dann solltet ihr Visitenkarten parat haben. Nicht jeder hat die Zeit, eure Infos ins Smartphone zu tippen. Außerdem können schön gestaltete Karten eine Menge über euer Unternehmen und euren Stil aussagen.
Visitenkarten müssen nicht viel kosten. Geht online und schaut euch um. Stellt sicher, dass alles Wesentliche auf der Karte ist – euer Name, die Name des Unternehmens, Adresse, Telefonnummer und E-Mail-Adresse. Eure Namen auf sozialen Netzwerken sind ein moderner Tupfer, echte Pluspunkte. Und wo wir gerade dabei sind …

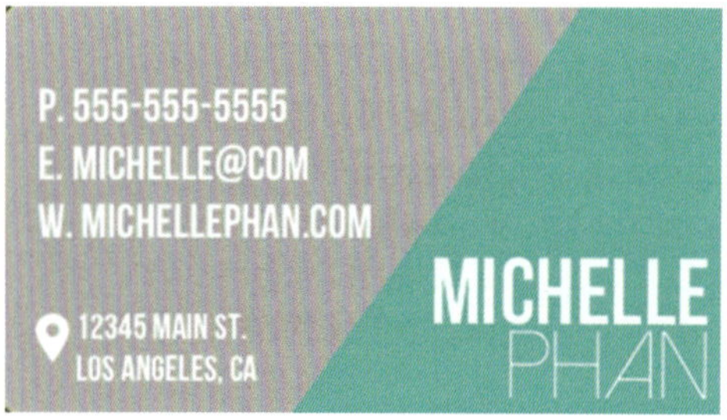

- Soziale Medien: Das heben wir uns für den nächsten Abschnitt auf, denn eine gute Strategie für soziale Medien kann für den entscheidenden Unterschied zwischen Erfolg und Scheitern für einen Existenzgründer sorgen. So wichtig ist das!

- Lizenz und Gewerbeschein: Braucht ihr eine Lizenz für die Art von Unternehmen, die ihr gründen wollt? Braucht ihr einen Gewerbeschein? Keine Sorge, wenn das beängstigend oder kompliziert klingt! Googelt einfach »Existenzgründung« und euer Bundesland und dann findet ihr die entsprechende offizielle Webseite mit Informationen, was alles bei der Geschäftsgründung zu beachten ist. Fangt an zu lesen! Wie auch beim Markenschutz kann man einen Juristen beauftragen, der einem durch den ganzen Ablauf hilft, aber es geht auch ohne.

- Steuern: Wenn ihr ein Unternehmen gründet, werdet ihr mit Sicherheit Steuern zahlen müssen. Das ist nichts Schlechtes! Seht es als Beweis für euren Erfolg – ihr verdient tatsächlich Geld! Steuerangelegenheiten sind kompliziert und können, etwa bei der Gewerbesteuer, von Stadt zu Stadt unterschiedlich gehandhabt werden. Es wäre daher sicher besser, in Hilfe von außen zu investieren. Hört euch nach einem guten, seriösen Steuerberater um.

- Beschilderung und Öffnungszeiten: Ihr habt einen Laden oder ein Büro, aber habt ihr auch eine gute Beschilderung, damit euch potentielle Kunden finden? Hängen die Öffnungszeiten aus? Einer der größten Fehler für Neulinge ist, nicht klar zu kommunizieren, wann geöffnet ist. Ich kann gar nicht sagen, an wie vielen netten Läden und interessanten Lokalen ich schon vorbeispaziert bin, die keine Öffnungszeiten angegeben hatten. Beauftragt einen Schildermacher damit oder erstellt selbst eins – so schwer ist das gar nicht, selbst für nicht so Kreative. Gestaltet das Schild am Rechner, druckt es aus und klebt es auf festen Karton oder Papier, locht das Ganze, zieht einen Faden durch und hängt es an einen Haken an die Tür, den ihr mit einem Saugnapf befestigen könnt. Ganz einfach!

Erfolg in den sozialen Medien

Wie ich zu Beginn dieses Kapitels schon erwähnt habe: Ein Unternehmer zu sein, ist alles andere als einfach. Es kann unglaublich befriedigend sein, aber es verlangt einem auch viel ab. Selbstständige werden euch auf den Kopf zusagen, dass man ordentlich ackern muss, bis man überhaupt auch nur die Kosten deckt. Ein großer Prozentsatz von Kleinunternehmern scheitert, viele bereits im ersten Jahr nach der Gründung. Doch es ist auch das Goldene Zeitalter für Unternehmensgründer. Dank der modernen Technik können Unternehmer heute Aufgaben selbst erledigen, die früher kostenpflichtig an Dritte gegeben werden mussten.

Stellt euch vor, wie es vor zwei Jahrzehnten für meine Mutter gewesen sein muss, als sie ihr kleines Nagelstudio eröffnete. Sie steckte jeden Cent in die Miete, die Gehälter und die notwendige Ausstattung. Geld für Werbung in der Lokalzeitung oder für den Druck von Flyern im lokalen Druckladen war keines übrig. Sie hatte auch keine zusätzlichen Angestellten, um Flyer zu verteilen. Sie musste sich auf Mundpropaganda verlassen, um bekannt zu werden. Ich kann mir kaum vorstellen, wie schrecklich es gewesen sein muss, im neuen Salon herumzusitzen und darauf zu hoffen, dass Kunden hereinspazieren!

Jetzt stellt euch dagegen vor, wie das heute ablaufen würde. Ihr habt das gesamte Internet zur Verfügung. Ihr könnt bloggen, twittern, Videos erstellen, Freunde anmailen, euch mit Beauty-Bloggern austauschen und was euch sonst noch so einfällt! Ihr müsst nicht darauf warten, dass ein Kunde zufällig hereinstolpert!

Aber treten wir kurz noch einmal einen Schritt zurück. Wenn ihr gerade erst anfangt, ist die Wahrscheinlichkeit groß, dass noch nicht viele Leute für euch oder

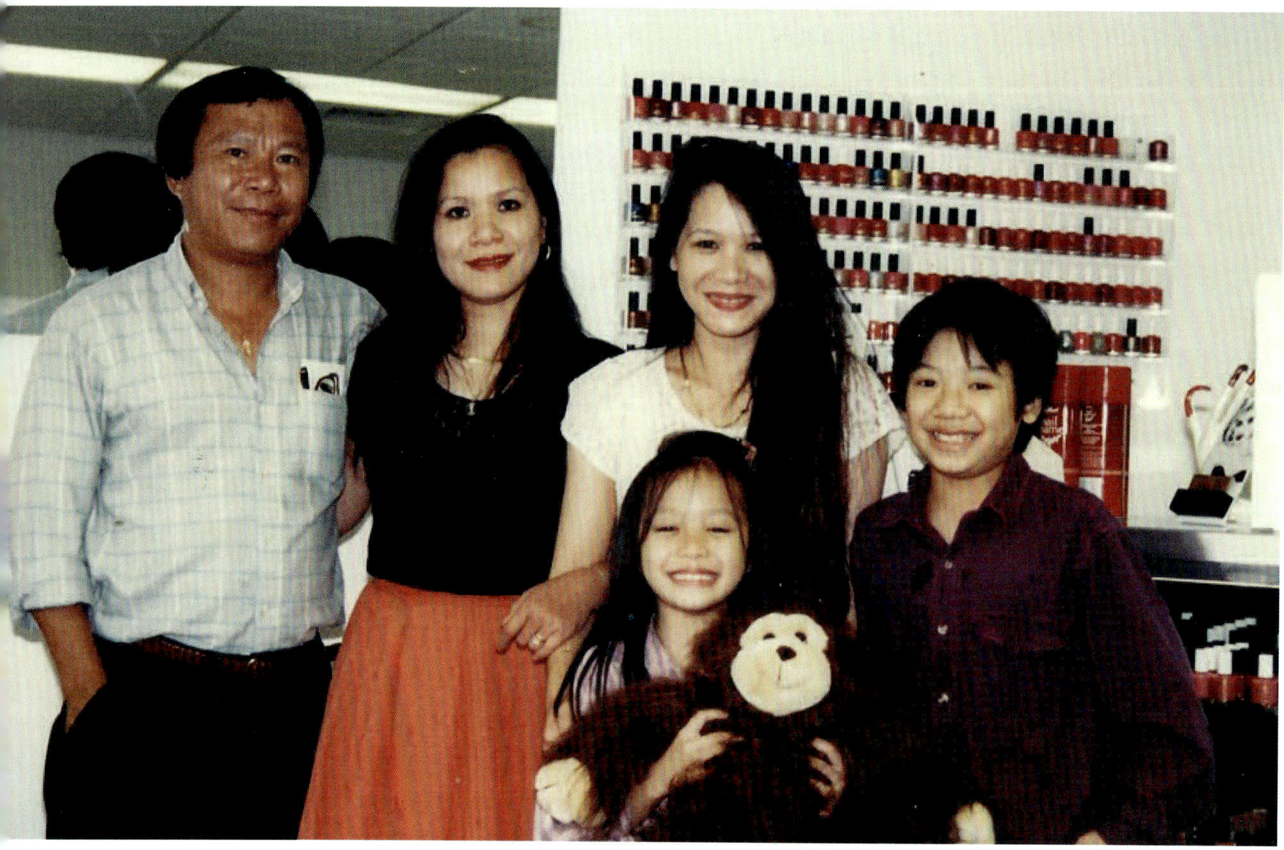

Ein schöner Tag im Nagelstudio mit meiner Mama, meinem Bruder, meiner Tante und meinem Onkel

euer Social-Media-Team arbeiten. (Falls doch, Glückwunsch!) Aber ihr habt ... euch. Bevor ihr eine Firma gründet, braucht ihre eine Strategie für den Umgang mit den sozialen Medien. Sie sind ein Geschenk für alle angehenden Gründer, denn die Einsteigerkosten liegen bei null, so lange ihr Zugang zu einem Rechner und eine Internetverbindung habt. (Wenn ihr keins von beiden habt, geht in eure Stadtbücherei und nutzt deren Zugang). Präsentiert eure Arbeit. Ihr könnt euer Unternehmen nicht im stillen, dunklen Kämmerlein aufbauen. Rückt es ins rechte Licht, sodass andere es gut sehen können.

Manche Kleinunternehmer glauben, dass man mit den Einsatz von sozialen Medien Vorteile aus allem ziehen muss, was das Internet zu bieten hat. Sie erstellen YouTube-Videos, bespielen Tumblr, haben einen Blog und tweeten zehnmal am Tag! Verwechselt nicht, einfach alles zu tun nicht mit dem Erstellen einer Strategie. Das sind zwei Paar Stiefel. Eins macht euch verrückt, das andere hilft euch dabei, erfolgreich zu werden.

Hier ist eine Check-Liste für den Anfang:

- Die Top-Plattformen: Natürlich kann sich das schon morgen ändern, aber aktuell sind die beliebtesten Plattformen für Unternehmen, die in Kontakt mit ihren Kunden treten wollen: Facebook, Twitter, YouTube, Google+, Instagram, Foursquare, Yelp und Tumblr. Selbstverständlich gibt es noch andere, aber diese acht sind die wichtigsten.

- Bringt euren Namen unter: Wie schon gesagt, bedeutet eine Strategie für soziale Medien zu haben nicht, auf allen existierenden Plattformen zu posten. Selbst die weltweit größten Marken konzentrieren sich auf eine Auswahl von Plattformen. Trotzdem solltet ihr euren Namen auf den oben angeführten Hauptplattformen schon »besetzen«. Soziale Netzwerke verändern sich ständig. Ihr solltet vorbereitet sein, wenn eine bestimmte Plattform absolut heiß gehandelt wird, denn ihr wollt nicht, dass sich dort jemand schon euren Namen geschnappt hat. Das kommt vor! Und wenn ihr schon dabei seid: Fügt Adresse und Öffnungszeiten ein, wenn das möglich ist.

- Einheitliche Namensgebung: Verwendet auf allen Plattformen den gleichen Namen. Seid nicht einmal die Firma ABC und dann die ABC GmbH. Das verwirrt Kunden und Fans nur. Findet einen Namen, der überall funktioniert.

- Wählt eure Plattform aus: Woher wisst ihr, auf welcher Plattform ihr mit eurem Unternehmen sein solltet? Welche nutzt ihr bereits, um mit Freunden, Familienmitgliedern oder ehemaligen und aktuellen Klassenkameraden zu kommunizieren? Fangt genau dort an – hier habt ihr bereits Kontakte oder Follower! Diese Beziehungen sind nützlich. Denn wenn ihr Kleinunternehmer oder Besitzer eines kleinen Geschäfts seid, seid ihr auf Freunde und Familie angewiesen, die die Werbetrommel für euch rühren.
  Ihr müsst auch überlegen, welche Plattform bei eurer Kundschaft am beliebtesten ist und häufig besucht wird. Eine Kinderfotografin braucht sich nicht auf Twitter zu tummeln, da das über Texte funktioniert und folglich Zeitverschwendung ist. Ein visuelleres Medium passt dann besser, wie z. B. Instagram oder Facebook. Bloggt ihr über eure Nachbarschaft oder Branche, kann Twitter sinnvoll sein, denn es ist nachrichtenlastiger, unmittelbarer und schneller und wunderbar geeignet, um Links zu teilen.
  Fühlt euch nicht verpflichtet, die gerade angesagteste Plattformen zu bedienen. Sucht die mit der stärksten Gemeinschaft, die eure Vision unterstützen wird, aus.

- Zeitaufwand: Wahrscheinlich ist dies das Wichtigste, das es zu bedenken gilt: Wie viel Zeit könnt ihr für die sozialen Medien aufwenden? Sagt nicht: keine! Soziale Medien sind möglicherweise der Schlüssel zu eurem Erfolg. Ihr müsst euch die Zeit nehmen (vorzugsweise täglich), um zu sondieren und zu aktualisieren. Deshalb ist es am besten, sich auf ein

oder zwei Plattformen zu konzentrieren und die Zeit darauf zu verwenden, diese gut zu bespielen. Überlegte Aktionen auf einer Seite sind um Klassen besser als halbherzige Versuche auf verschiedenen. Seid ihr ein absoluter Experte für die sozialen Medien, könnt ihr gerne auf so vielen Plattformen posten, wie ihr es für eure Marke für richtig haltet.
Behaltet unbedingt die Plattformen im Auge, auf denen ihr vertreten seid. Ein Kunde stellt eine Frage oder hat eine Beschwerde? Das wollt ihr nicht verpassen.

- Kreative Inhalte: Um in sozialen Netzwerken wirklich erfolgreich zu sein, braucht ihr Fans und Follower. Sonst redet ihr nur mit euch selbst! Wie bekommt man Follower? Halt! Wartet! Wir sind eindeutig zu schnell. Bevor ihr überhaupt erst Follower anlocken könnt, müsst ihr entscheiden, welche Inhalte ihr posten möchtet.
  Ihr braucht interessante Inhalte, die unterhalten und informieren – vorzugsweise beides. Die Leute sollen sich auf eure Posts freuen und immer wieder eure Seite besuchen. Die Leute sollen euch folgen, eure Worte hören und eure Vision sehen wollen.
  Wenn ihr erst einmal entschieden habt, was ihr gerne posten würdet, müsst ihr festlegen, wann ihr postet und wie oft. Es ist so ähnlich wie mit eurer privaten Präsenz in den sozialen Netzwerken. Ihr solltet nie so häufig posten, dass es nervt. Außerdem könnt ihr überlegen, ob ihr an verschiedenen Tagen unterschiedlich geartete Inhalte postet.

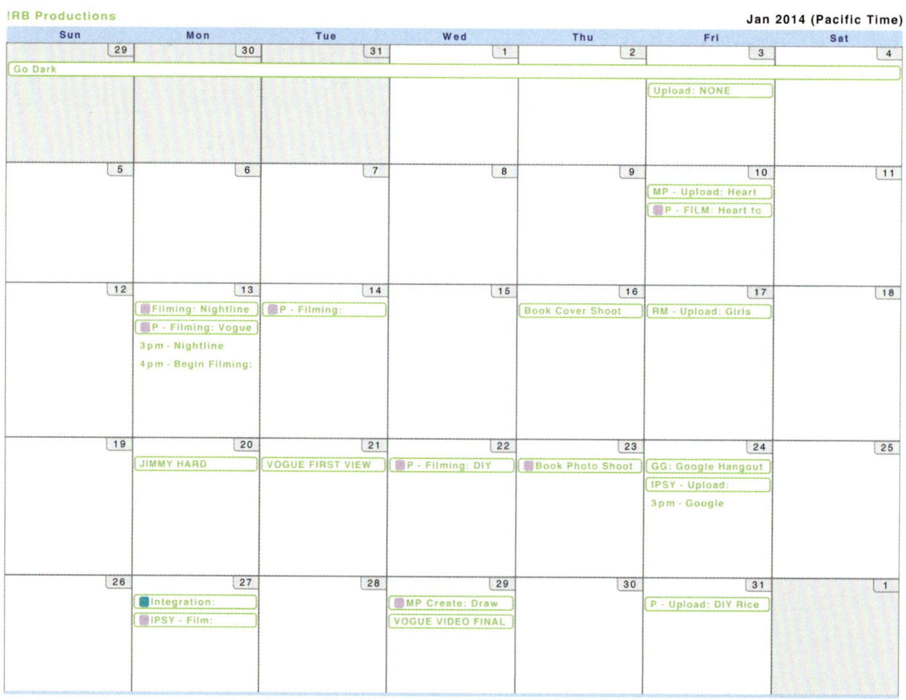

Wofür auch immer ihr euch entscheidet, ihr braucht schon vorab einen Plan. Sonst schreibt ihr einfach drauflos – und das ist keine Strategie.
Erstellt einen Plan über Inhalte und Zeitpunkt und haltet euch beim Posten daran. Das bedeutet auch, dass ihr Inhalte im Voraus entwickelt. Habt ihr z. B. ein Café oder einen Imbisswagen und bietet täglich »Specials« an, müsst ihr natürlich häufig auf den letzten Drücker posten. Aber Fotos, Videos und Links schon im Voraus rauszusuchen ist hilfreich, damit ihr nicht ständig neue Inhalte zusammenkratzen müsst. Schaut euch Online-Tools wie HootSuite oder TweetDeck an, mit denen ihr vorab posten könnt und gleichzeitig verschiedene Plattformen im Blick behaltet. Haltet euch an euren Terminplan, aber scheut euch nicht, ihn an aktuelle Ereignisse oder die aktuelle Entwicklung eures Unternehmens anzupassen oder umzustellen. Was am Anfang funktioniert, mag in drei Monaten oder in einem Jahr nicht mehr hinhauen. Flink zu reagieren gehört zum intelligenten Geschäftsgebaren, aber genauso gilt es, eine klare Linie zu haben. Ihr müsst das Gleichgewicht finden.
Immer noch verwirrt oder unsicher, was man am besten in Sachen soziale Medien macht? Schaut euch die Konkurrenz an. Klaut nichts von ihr. Das ist nicht cool. Aber mit Sicherheit könnt ihr sehen, welche Methoden sich bewährt haben oder euch von den führenden Köpfen eurer Branche inspirieren lassen.

- Fans und Follower: Wenn ihr Glück habt, finden die Leute euch. Aber in der Regel müsst ihr sie finden. Ein Teil eurer Social-Media-Strategie sollte also darin bestehen, clever zu entscheiden, wem ihr folgt. Fragt euch, wer für euer Unternehmen oder eure Marke wichtig ist. Bringt in Erfahrung, wer unbedingt von eurer Existenz erfahren sollte. Gibt es Verleger, Redakteure oder Blogger, die für die Branche wichtig sind? Gibt es Gruppen oder andere Firmen in der Umgebung? Stylisten oder Make-up-Artists? Veranstaltungsorte für Live-Musik?
Verliert dabei aber Freunde, Familienmitglieder, Kollegen und Klassenkameraden nicht aus den Augen. Hoffentlich folgen sie eurem Unternehmen und machen für euch in ihren Kreisen Werbung. Schickt eine nette Mail und fragt, ob sie eurem Unternehmen folgen und euch weiterempfehlen wollen. Es kann ruhig eine Massenmail sein, allerdings solltet ihr daran denken, alle ins BCC zu setzen und nicht ins CC. Ins CC setzen ist nicht sonderlich clever, denn viele wollen ihre Mail-Adresse schützen und nicht einfach Fremden zeigen.
Müsst ihr allen folgen, die euch folgen? Nicht zwangsläufig. Wenn ihr rüberbringen wollt, dass ihr nett und freundlich seid, kann das eine Option sein. Wenn ihr aber vermitteln wollt, dass ihr exklusiv seid, ist es vielleicht besser, nur den Trendsettern zu folgen. Das ist auch okay.
Ihr folgt Leuten, ihr verfolgt eine Strategie – und es passiert immer noch nichts? Dann schnallt euch schon mal an. Denn das steht jetzt an …

Beteiligt euch: Verzweifelt nicht, wenn keiner kommentiert, liked oder retweetet. Um erfolgreich auf sozialen Netzwerken zu sein, müsst ihr euch einbringen und mit anderen in Kontakt treten. Der Spruch: »Wenn du etwas aufbaust, kommen sie schon«, trifft hier nicht zu. Ihr müsst, nun ja, sozial sein und die virtuelle Willkommens-Matte auslegen! Retweetet ihr, hinterlasst ihr Kommentare, liked ihr die richtigen Leute? Seid ihr Schmuckdesigner und findet die Arbeit eines Stylisten für Modemagazine toll, dann schreibt ihm das! »Finde deine Tribal-Geschichte in der neuen Elle klasse!« Wollt ihr als Make-up-Artist unbedingt mit einem bestimmten Fotografen zusammenarbeiten, kommentiert seine Instagram-Fotos. Kommt ins Gespräch. Werdet für sie wahrnehmbar.

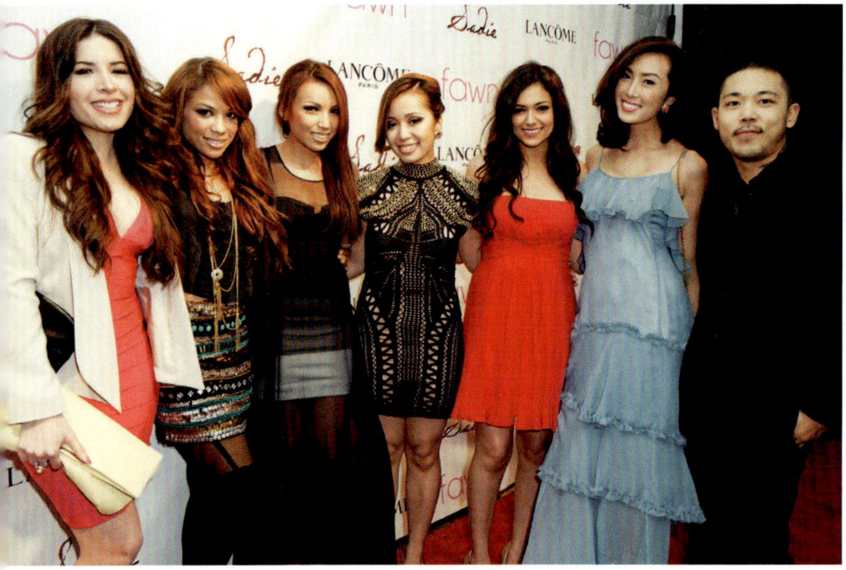

Auf dem roten Teppich zur FAWN-Launch-Party

Wenn ihr schon Lieferanten habt (also Firmen, die ihr dafür bezahlt, dass sie euch bestimmte Dinge liefern) oder Händler (wie Boutiquen, Läden, Online-Shops etc., die euer Produkt im Angebot haben oder mit euch Geschäfte machen), dann verfasst Posts, in denen sie namentlich erwähnt werden. Stellt sicher, dass ihr richtig tagged. Die Chancen, dass sie euch folgen und retweeten, liken oder kommentieren, stehen ziemlich gut. Je besser ihr seid, umso besser stehen sie da, d.h. es ist im Interesse aller, sich gegenseitig zu unterstützen.

Vielleicht müsst ihr einem Forum beitreten oder Tagungen besuchen. Denkt über diese Optionen nach. Ihr müsst rausgehen, im realen Leben wie online. Niemand wird euch kennen, wenn ihr nicht für euch selbst sprecht! Mir fällt Netzwerken nicht leicht. Am Anfang meiner Karriere bin ich auf eine Menge Veranstaltungen gegangen, obwohl ich das nicht sonderlich gerne mache. Ich wollte viel lieber zu Hause meine Tutorials erstellen oder Videospiele spielen. Aber ich habe dann eine Reihe großartiger Menschen getroffen, von denen mir viele sehr geholfen haben. Beziehungen sind wichtig.

Die Kundendatenbank

Wenn ihr Kunden gewonnen habt, wollt ihr sie nicht aus den Augen verlieren, sondern mit ihnen in Kontakt bleiben. Überlegt euch gut, wie ihr Kontaktdaten sammeln könnt. Gibt es eine Anmelde-Option auf eurer Website? Liegt in eurem Laden/eurer Galerie/eurem Salon/an eurem Stand ein Gästebuch oder eine Liste zum Eintragen aus, wo Gäste ihren Namen hinterlassen können? Was wollt ihr mit diesen Namen tun?

Heutzutage gibt es einige E-Mail-Marketing-Dienstleister wie z.B. Constant Contact, MyEmma oder MailChimp – in Deutschland zum Beispiel CleverReach –, die dabei helfen, Kunden-Mail-Adressen zu verwalten und ansprechende Mailing-Aktionen zu entwerfen. Sie kosten zwar etwas, aber sie vereinfachen das Leben ungemein, wenn man Hunderte von Mail-Adressen im Blick behalten und nachverfolgen muss. Außerdem können Kunden so einfach abbestellen, was wichtig ist, denn potentielle oder aktuelle Kunden solltet ihr nie vergrätzen. Und wo wir gerade dabei sind …

Guter Kundenservice

Sobald ihr Kunden, Käufer oder Gäste habt, wollt ihr einen guten Kundenservice bieten. Es ist nämlich klasse, wenn man diesen Ruf hat! Beschwert sich jemand oder gibt es ein Problem, dann solltet ihr das so schnell wie möglich angehen. Ihr wisst, was sonst passiert: Er oder sie postet etwas auf Twitter oder Yelp – oder schlimmer noch, nimmt Kontakt zur Verbraucherzentrale auf, um eine Beschwerde einzureichen. Steht zu eurem Fehler und behebt das Problem.

Manchmal ist auch der Kunde im Unrecht, trotzdem müsst ihr nett bleiben und die Sache in Ordnung bringen. Lasst euch nicht auf einen Streit ein. Das kann nur schlecht ausgehen! Wenn jemand auf sozialen Medien postet, antwortet drauf nicht Punkt für Punkt. Es ist immer ein echter Schock, wenn jemand sich über euch oder euer Unternehmen beschwert, deshalb sagt einfach: »Hallo, [Name der Person]. Bitte mailen Sie/mailt mir unter [fügt eure Mail-Adresse ein] und wir finden sicher eine Lösung. Danke.« Nehmt das Gespräch aus dem öffentlichen Raum. Ich habe den Fehler begangen und in der Vergangenheit öffentlich geantwortet. Dabei habe ich erfahren müssen, wie leicht Dinge missverstanden werden, weshalb ich inzwischen immer so vorgehe.

Wie man Öffentlichkeitsarbeit macht

Öffentlichkeitsarbeit oder PR (Public Relations) heißt, Informationen über das eigene Unternehmen unter die Leute zu bringen, meistens über Medien. Über PR erreicht man jene, die über euer Unternehmen schreiben oder es auf irgendeine Art vorstellen können. Ihr zahlt nichts dafür, vorgestellt zu werden. Wenn ihr zahlt, handelt es sich entweder um Werbung oder um gesponserte Inhalte.

So fangt ihr am besten an:

- Überlegt, was ihr voranbringen wollt: Promotet nur eine Sache auf einmal. Habt ihr zehn neue Produkte, ist das zu viel. Sucht ein Produkt oder Ereignis aus. Vielleicht ist auch euer ganzes Unternehmen nagelneu. Das zählt als eine Sache!

- Schreibt eine Pressemitteilung: Eine Pressemitteilung muss nicht lang ausfallen. Sie sollte auf eine Seite passen bzw. eher kürzer sein. Beschreibt euer Unternehmen oder eure Marke und was ihr voranbringen wollt. Vergesst nicht zu erwähnen, warum das neu und nachrichtenwürdig ist. Stehlt niemandem die Zeit mit ollen Kamellen.
  Baut ein Zitat von euch und/oder einem Partner ein, der am Projekt beteiligt ist. Führt alle relevanten Daten auf: Adresse, Öffnungszeiten, Preis, Erscheinungstermin usw. Denkt euch eine Überschrift aus und packt eure Kontaktdaten dazu.

- Stellt eine Medienliste zusammen: Wer könnte über eure Firma oder euer Produkt schreiben? Wir alle wollen unser Unternehmen in *Time* oder *People* oder auf *CNN* sehen, aber realistisch ist das jetzt sicher noch nicht! Also einen Gang runterschalten und auf lokale Medien konzentrieren. Sucht nach Blogs, Zeitschriften, Magazinen, Webseiten oder Fernsehprogrammen, die sich mit eurem Ort, eurer Stadt oder Region beschäftigen. Schaut sie euch an und findet heraus, wer für was zuständig ist. Wenn ihr jemandem eine Modegeschichte vorschlagt, solltet ihr das nicht an denjenigen schicken, der über Ernährung schreibt. Bringt die richtigen Ansprechpartner in Erfahrung und sucht Mail-Adressen heraus oder schaut nach, ob ihr Kontaktdaten findet. Falls nicht, versucht es über Twitter. Ihr könnt einen Tweet an die Publikation/den Blog/die Website etc. schicken und schreiben: »Hallo, ich würde gerne eine Mail an [Name der Person oder Publikation] schicken. Wie mache ich das am besten?«

Schreibt an die entsprechende Person eine kurze, prägnante E-Mail. Stellt euch vor und erklärt, dass ihr schreibt, weil es euch freuen würde, wenn er oder sie in Betracht ziehen würde, über eure Firma/euer Produkt/euer Projekt/eure Veranstaltung etc. zu berichten. Hängt die Korrektur gelesene Pressemitteilung an und schickt die Mail raus. Vielleicht antwortet er oder sie nicht. Wie schon gesagt: Werdet nicht zu Stalkern! Presseleute werden den ganzen langen Tag mit Anfragen bombardiert, und vielleicht sind sie auch zu beschäftigt, um zu antworten. Vielleicht war eure Mail nicht interessant genug. Wenn ihr nach ein paar Tagen noch nichts gehört habt, könnt ihr noch einmal schreiben, aber das war's dann. Versucht eure ursprüngliche Mail noch einmal zu senden und schreibt: »Ich wollte nur kurz nachhaken und würde das gerne mit Ihnen besprechen.« Oder etwas in dieser Richtung. Wenn darauf keine Antwort kommt, wechselt zum Nächsten. Ihr könnt auf die ursprüngliche Person zurückkommen, wenn ihr etwas anderes an den Mann zu bringen habt.
Mal angenommen, ihr wollt etwas in den nationalen Medien platzieren – zum Beispiel bei einer Zeitschrift wie *Bazaar* oder *GQ* oder einer Website wie Refinery29. Versucht's! Klasse, dass ihr euch nicht versteckt. Große Medien schreiben oft über Newcomer und vielleicht seid ja genau ihr die Neulinge, die sie suchen. Aber auch hier gilt: Seid nicht enttäuscht, wenn ihr keine Rückmeldung bekommt. Gute Geschäftsleute lernen, mit Absagen umzugehen und sie nicht persönlich zu nehmen.

- Fotos/Proben/Einladungen: Ihr habt eine Mail mit angehängter Pressemitteilung rausgeschickt, und vielleicht bekommt ihr eine Antwort. Wenn der Empfänger daran interessiert ist, über euer Unternehmen zu berichten, dann fragt er oder sie vielleicht nach ein paar zusätzlichen Daten, wie z. B. Fotos. Habt ihr Fotos zur Story? Es ist immer eine gute Idee, ein gelungenes Foto von euch oder anderen Beteiligten sowie Fotos von Orten und/oder den angebotenen Produkten in petto zu haben. Angenommen euer bester Freund verkauft glutenfreie Kekse und Cupcakes auf dem Flohmarkt und ihr könnt eine neue Geschmacksrichtung anbieten, die einfach überirdisch ist. Dann braucht ihr also ein Foto von euch beiden, sowohl Porträt als auch in Aktion, sowie Fotos von eurem Marktstand und den angebotenen Produkten. Lasst eine Freundin schöne Aufnahmen machen, wenn ihr kein Geld für Profi-Fotos habt. Mit Smartphones war das noch nie leichter.
  Was ist, wenn ein Redakteur/Blogger/Autor euer Produkt probieren möchte? Oder wenn er es für Aufnahmen ausleihen möchte? Stellt euch auf solche Anfragen ein. Wie kriegt ihr den Cupcake, das Schmuckstück oder was auch immer ihr voranbringen wollt, dorthin? Und zu guter Letzt: Ladet ihr den Redakteur/Blogger/Autor ein, wenn ihre eine Veranstaltung habt? Das ist voll und ganz euch überlassen und kommt ganz auf die Exklusivität der Veranstaltung an.

DENKT ÜBER TAUSCHEN NACH!

Wenn jemand für euch Bilder macht oder eine Website erstellt, überlegt, ob ihr im Austausch etwas für sie oder ihn tun könnt. Wollt ihr euer Produkt gegen ihre Leistung tauschen? Fragt einfach nach. Richtiges Geld ist eine nette Sache, und man kann die Miete nicht mit Cupcakes bestreiten, aber wenn man anfängt, tut man, was man kann.

- Erfolg auf ganzer Linie: Jemand stellt euch in einem Blogpost oder Artikel vor! Glückwunsch! Bedankt euch bei dem dafür Verantwortlichen. Ein Geschenk zu schicken, wäre ein bisschen zu viel des Guten, eine nett formulierte Mail ist genau richtig. Verweist in den sozialen Netzwerken auf den Artikel, Blogpost, das Video oder was es auch ist und fügt die Quellenangabe hinzu, den Namen des Autors/Redakteurs/Bloggers sowie das Medium.
Egal, ob in sozialen oder traditionellen Medien: Das Ziel ist immer, euch bekannt zu machen und euer Unternehmen voranzubringen.

KOOPERATIONEN

Eine ganz kurze Anmerkung zu Kooperationen. Viele Firmen haben spezielle Partnerschaften. Schaut euch an, was bei vielen großen Unternehmen wie H&M alles mit Partnern von außen umgesetzt wird. Ja, das sind gigantische Unternehmen, aber ihr könnt das auch tun. Es ist eine moderne Art, frisch und kreativ zu bleiben und die Kundenbasis auszubauen. Sucht andere Start-ups und Unternehmen, mit denen ihr im Hinblick auf Produkte, Veranstaltungen, Videos zusammenarbeiten könnt – was euch so einfällt. Ihr müsst noch nicht einmal am selben Ort sein, um euch zusammenzutun. Ihr könnt euch mit jemandem von anderen Ende der Welt zusammenschließen und online zusammenarbeiten.

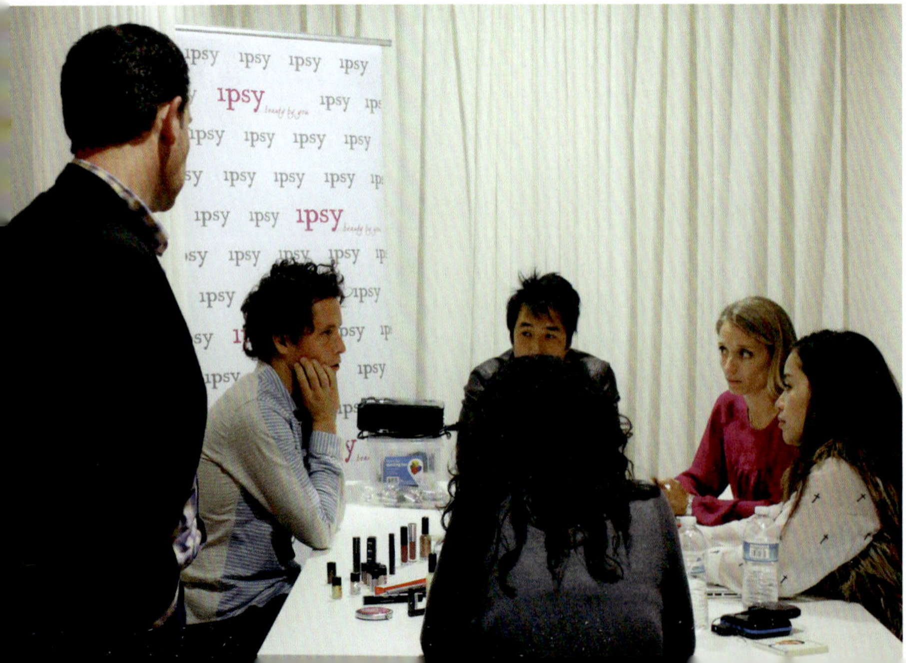

Was eure Teammitglieder zu sagen haben, ist wichtig – und keiner sollte Angst haben, seine Ideen vorzubringen.

Wie seid ihr ein guter Chef?

Viele Leute werden Unternehmer, weil sie ihr eigener Chef sein möchten. Manchmal wird man so aber auch der Chef anderer Menschen. Darüber denkt man nicht immer nach. Seid ihr darauf vorbereitet, derjenige zu sein, der die Verantwortung trägt? Das macht nicht immer Spaß. Chef zu werden und wie einer zu denken, war für mich jedenfalls eine große Herausforderung. Es ist eine schwierige Rolle, die man da übernimmt, besonders wenn man keine Erfahrungen im Anleiten von Menschen und Führen von Teams mitbringt. Viele haben falsche Vorstellungen davon, was es bedeutet, Chef zu sein. Sie glauben, man müsste streng sein und die Peitsche schwingen. Sie herrschen durch Angst. Ich glaube, dass es besser ist, sein Team zu unterstützen und aufzubauen. Freundlich zu sein, bedeutet nicht, dass man schwach ist!

Das Schwierigste am Führen ist, Angestellte entlassen zu müssen. Ich hasse das. Wie in einer Beziehung gibt es ja auch hier keinen einfachen Weg, mit jemandem Schluss zu machen. Kommt auf den Punkt, seid ehrlich und direkt, wenn ihr jemand entlassen müsst. Ich wünschte, ich könnte euch einen Rat geben, wie man das leichter gestalten kann, aber das kann ich nicht.

Was man zu guter Letzt im Kopf behalten sollte, wenn man Chef ist, betrifft das Arbeiten mit Freunden. Wenn ihr es vermeiden könnt, lasst es! Ich habe so viele Freundschaften über ein Start-up zerbrechen sehen. Aber wenn ihr wirklich mit eurer besten Freundin zusammenarbeiten wollt, dann kann das auch klappen. Redet am Anfang offen und ehrlich miteinander, besonders, wenn es um Geld geht. Entscheidet von vornherein, wer für was zuständig ist. Seid ihr gleichberechtigte Partner, entscheidet, wie ihr die verschiedenen Verantwortlichkeiten und Entscheidungsprozesse aufteilt.

Keine Angst vorm Scheitern

Und hier ist mein allerletzter Ratschlag in Sachen Unternehmertum: Seid mutig! Die Welt ist hart und wird euch alles abverlangen. Vielleicht führt euch dieser Weg in eine Richtung, mit der ihr nicht gerechnet habt. Das ist okay. Das Leben ist manchmal so. Aber ganz sicher werdet ihr auf diesem Weg interessante Menschen kennenlernen und wichtige Lektionen lernen – über die Arbeit, das Leben – und vor allem über euch selbst.

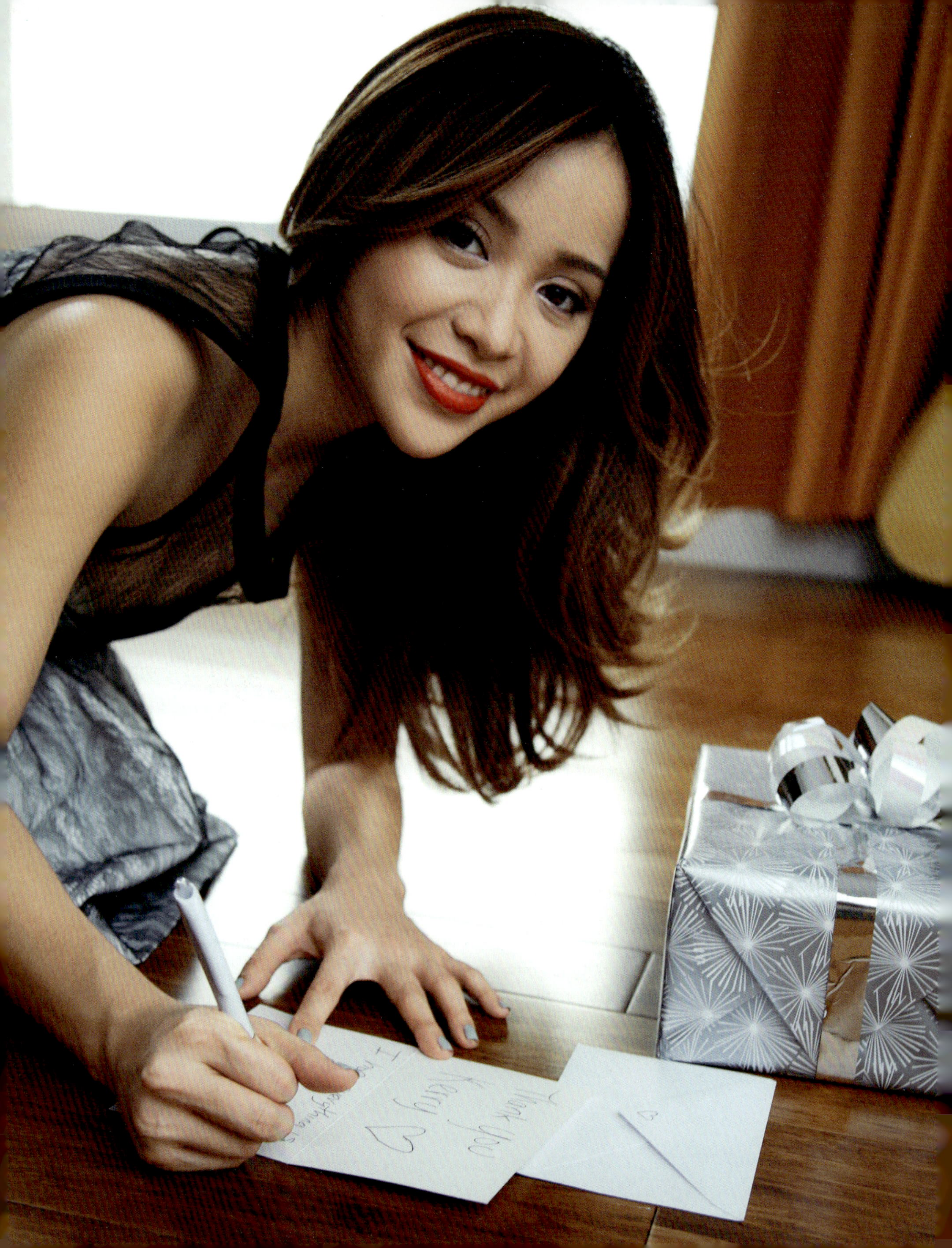
Thank you
Kerry

Modernes gutes Benehmen ganz einfach

Jeder weiß, was mit »gutem Benehmen« gemeint ist, stimmt's? Man meint damit Verhaltensweisen, die anderen gegenüber Respekt zum Ausdruck bringen. Manche benutzen dafür den Begriff »Etikette«. Welchen Begriff ihr auch bevorzugt, sie beschreiben beide, worüber wir in diesem Kapitel reden werden. Über Benehmen und Etikette zu sprechen, mag betulich und altmodisch wirken, aber denkt mal einen Moment nach. Benehmen sorgt erst dafür, dass die Zivilisation zivilisiert ist. Regeln, wie man sich verhält, können das Leben erleichtern. Regeln legen genau fest, was in bestimmten Situationen zu tun ist, so dass niemand aufs Raten angewiesen ist.

Gute Umgangsformen sind heutzutage eine etwas vernachlässigte Kunst, aber ich erkläre euch, was ihr wissen solltet, und warum und für welche Situation ihr sie benötigt. Wir reden nicht über Fischmesser und Hofknickse. Das ginge zu weit. Trefft ihr nicht gerade irgendwo auf ein Mitglied einer königlichen Familie, braucht ihr das eigentlich nicht zu wissen. Stattdessen konzentrieren wir uns auf Situationen, denen ihr höchstwahrscheinlich im ganz normalen Alltag begegnet.

Gutes Benehmen ist nichts anderes als Make-up, Hautpflege oder Mode, wenn man es sich mal genauer überlegt. Alles Dinge, die uns helfen, uns in der Welt ins beste Licht zu setzen.

Meine zwei wichtigsten Regeln

Ich habe zwei Hauptregeln, wenn es um Benehmen geht. Und die kann man auf jede Situation anwenden. Die erste: Ihr braucht ein Bewusstsein oder eine Antenne für die Situation. Das bedeutet schlicht und ergreifend, dass ihr eure Umwelt wahrnehmt und die Verhaltensregeln für die jeweilige Situation schnell erfasst und umsetzt. Hier ein Beispiel: Der erste Tag im neuen Job. Ihr lauft ins Büro und scannt rasch eure Umgebung. Gehen wir davon aus, dass es ein Großraumbüro mit vielen Arbeitsplätzen und ohne einzelne Büroräume ist. Was tragen die Leute? Wie laut reden die Angestellten am Telefon oder untereinander? Wirkt das Büro eher gesellig und betriebsam oder geht jeder leise seiner Arbeit nach? Trägt jemand Kopfhörer und hört Musik am Arbeitsplatz? Isst jemand am Platz?

Die Antworten könnt ihr unmittelbar selbst finden und dann umgehend auf euer eigenes Verhalten anwenden. Wenn niemand an seinem Schreibtisch Kaffee trinkt, platziert euren fetten Frappuccino nicht neben dem Rechner. Trinkt ihn in der Küche. Wenn alle leise arbeiten, ruft nicht eure beste Freundin an und beschreibt bis ins letzte Detail euer letztes Date, sodass die Kollegen alles brühwarm mitbekommen. Schickt eine Nachricht und bringt sie in der Pause auf den neuesten Stand. Verstanden, wie das funktioniert? Es geht darum, die Scheuklappen abzusetzen und zu beobachten, wie andere in einer bestimmten Situation reagieren. Ihr lernt unheimlich viel, wenn ihr aufmerksam seid. Das gilt nicht nur für die Arbeit – es gilt auch für die Schule, Partys, in der Straßenbahn, in fast jeder Situation. Manchmal liegen die Verhaltensregeln gut sichtbar vor uns. Wir müssen uns nur die Zeit nehmen, genau hinzusehen.

Einige Menschen reagieren in allen Situationen intuitiv richtig; anderen müssen die jeweiligen Verhaltensregeln ganz genau erklärt werden. Die gute Nachricht: Das Ganze ist wie ein Muskel, den man mit Übungen stärken kann. Man muss nur aufmerksam sein und daran denken, sich umzuschauen und Bestandsaufnahme zu betreiben. Mit ein bisschen Übung werdet ihr euch verbessern. Versprochen.

Meine zweite Regel besteht darin, jeden zu respektieren. Älter, jünger – ganz egal. Ich bin mir sicher, dass ihr auch mit Respekt behandelt werden wollt, also seid genauso zuvorkommend.

Trainiert ihr euer Bewusstsein für Situationen und tretet jedem mit Respekt gegenüber, werdet ihr, ganz gleich wohin ihr geht und was ihr macht, klarkommen. Jemand Anständiges, der aufmerksam ist und andere gut behandelt? Genau das ist modernes gutes Benehmen.

So, und wie sieht's jetzt mit der Gabel aus …

Zu Tisch

Beim Essen braucht ihr wirklich gutes Benehmen. Ganz gleich ob Verabredung oder Geschäftsessen, ihr wollt definitiv nicht diejenige sein, die nicht weiß, welcher Brotteller oder welches Glas euch gehört. Das ist oberpeinlich. Lasst uns also die Essens-Basics rekapitulieren. Nichts davon ist allzu schwierig oder wird euch wie einen arroganten Schnösel aussehen lassen. Vielmehr kommt ihr clever und höflich rüber.

Hier ein paar hilfreiche Tipps:

- Wenn ihr euch hinsetzt, legt die Serviette über euren Schoß. Müsst ihr den Tisch zu irgendeinem Zeitpunkt während des Essens verlassen, faltet die Serviette und legt sie links von eurem Teller ab. Klebt roter Lippenstift oder irgendetwas anderes an der Serviette, faltet sie so, dass die anderen Gäste das nicht sehen.
- Wenn ihr die anderen am Tisch nicht kennt, stellt euch vor. Sagt nur euren Namen. Ihr braucht nicht eure Lebensgeschichte zum Besten zu geben.
- Packt euer Handy in die Tasche oder verstaut es in der Jackentasche. Legt es nicht auf den Tisch.
- Stützt nicht die Ellbogen auf dem Tisch ab.
- Sitzt gerade. Beugt euch nicht über das Essen wie ein Höhlenmensch, der sein Essen verteidigen muss.
- Kaut mit geschlossenem Mund.
- Redet nicht mit vollem Mund.
- Legt eure Serviette nicht auf den Teller, auch nicht, wenn ihr fertig seid.
- Wenn ihr Essen schneidet, schneidet immer nur einen Bissen ab. Zerlegt nicht das gesamte Steak gleich zu Beginn in Stücke.

WIE LIEGT DAS GEDECK RICHTIG?

Ob ihr selbst den Tisch deckt oder später daran sitzt, hier ist eine Anleitung, was wo liegt:

Werden verschiedene Gänge serviert, nutzt das Besteck in der Reihenfolge, wie es liegt, von außen nach innen. Die Gabel oder Gabeln liegen links. Die kleine Gabel ganz außen ist für Salat oder Vorspeisen, die große Gabel fürs Hauptgericht. Zur Rechten liegen Messer (die scharfe Seite zeigt zum Teller) und Löffel. Wenn es Suppe gibt, dann liegt der Löffel außen, manchmal gefolgt vom Löffel für den Nachtisch. Manchmal liegen der Suppenlöffel und das Besteck für den Nachtisch horizontal oberhalb des Tellers.

Der Brotteller steht immer links von eurem Teller und Besteck. Eure Gläser stehen rechts.

Wenn ihr während des Essens eine Pause zum Reden braucht – oder kurz auf die Toilette müsst –, dann legt euer Besteck auf den Teller und zwar in einem umgekehrten V, so dass die Zacken der Gabel das Messer berühren. Habt ihr genug gegessen, legt eurer Besteck parallel zueinander auf den Teller, so dass die Griffe auf zwanzig nach vier verweisen. Das signalisiert, dass ihr fertig seid.

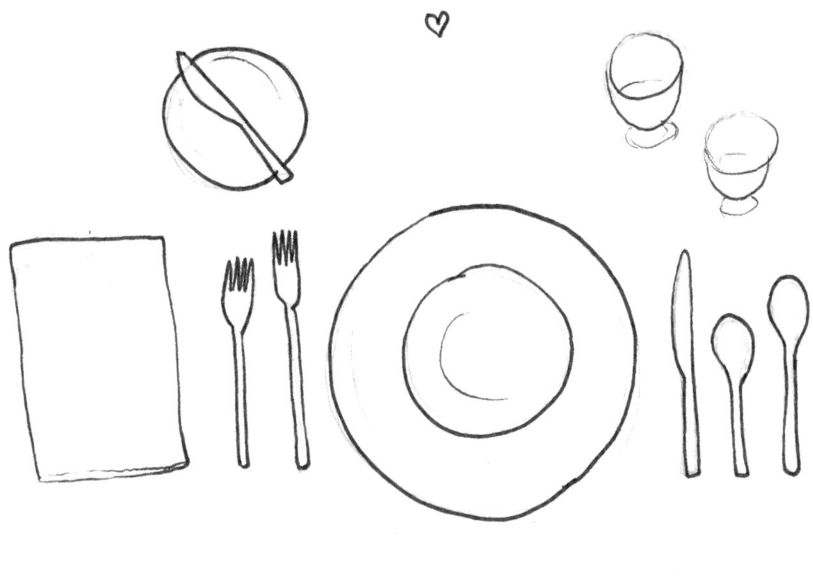

WO HABE ICH DA GERADE REINGEBISSEN?

Manchmal beißt man in etwas Unangenehmes. Vielleicht auf einen Kern, eine Fischgräte oder Knorpel. Was macht man dann? Nun, nicht in Panik verfallen und vor Verlegenheit vergehen. Ihr habt nichts falsch gemacht! Das passiert einfach manchmal.

Wenn ihr das Stück mit der Gabel aus dem Mund entfernen könnt, dann tut das und legt es auf den Tellerrand. Ist es ein Kern oder Knochen, benutzt die Finger oder die Serviette und legt das Stück ebenfalls auf den Teller. Macht keine große Sache draus oder versteckt es nicht in eurer Serviette. Das sieht merkwürdig aus und ist mehr als offensichtlich. Je gelassener ihr die Situation nehmt, umso weniger kümmert es die anderen.

Werden Oliven als Snack am Tisch angeboten, stellt der Gastgeber oder das Restaurant in der Regel eine Schüssel für die Kerne hin. Falls nicht, legt sie einfach auf den Teller. Es ist absolut in Ordnung, sie mit den Fingern aus dem Mund zu holen. Denkt nur daran, euch die Finger an der Serviette abzuwischen.

Diese Regeln gelten nur für ungenießbare Sachen. Schmeckt euch der Bissen einfach nur nicht, habt ihr leider Pech gehabt. Ihr müsst ihn runterschlucken. Spuckt ihn nicht aus, versteckt das Essen nicht in der Serviette – und spuckt es auf keinen Fall auf den Teller. Benehmt euch wie Erwachsene. Es wird euch schon nicht umbringen.

Habt ihr allerdings eine Allergie oder müsst eine bestimmte Diät einhalten, solltet ihr das so früh wie möglich ankündigen – also, wenn ihr z. B. allergisch auf Erdnüsse reagiert und/oder euch vegan ernährt. Nehmt ihr an einer Veranstaltung teil, sagt dem Gastgeber oder Organisator rechtzeitig Bescheid, was ihr braucht. Teilt es im Restaurant der Bedienung mit, wenn sie die Menükarten verteilt. Sagt einfach »Ich habe [ergänze hier das Problem mit Essen], gibt es irgendetwas, was ich meiden sollte?«

Müssen Männer aufsehen, wenn eine Dame den Tisch verlässt?
Das ist zwar höflich, aber nicht immer notwendig. Früher gehörte es zu den unverrückbaren Anstandsregeln, genauso wie das Türaufhalten für Frauen oder dass Männer zuerst durch eine Drehtür gehen (weil die erste Person am stärksten drücken muss). Es ist nett, wenn ein Mann ein Gentleman ist und all dies von Zeit zu Zeit tut, aber niemand verurteilt ihn, wenn er das nicht macht. Allerdings ist es immer höflich, anderen die Tür aufzuhalten, egal ob Mann oder Frau.

DIGITALE GERÄTE AM TISCH

Oh, Junge. Das ist ein heiß diskutiertes Thema. Einige Restaurants verbieten die Nutzung von Handys oder anderen Geräten im Essbereich. Das bedeutet: kein Checken der Mails, kein Fotografieren des Essens und keine Nachrichten an Freunde. Müsst ihr wirklich euer Handy benutzen, wird erwartet, dass ihr nach draußen oder in den Vorraum geht. Und wenn das die Regeln des Restaurants sind, müsst ihr sie befolgen.

Was ist aber, wenn auf der Karte nichts davon steht, ihr auf einer Privatveranstaltung oder bei jemand zu Hause seid? Dann solltet ihr den gesunden Menschenverstand einschalten. Ich denke, es ist immer angebracht, das Handy wegzupacken, statt es auf dem Tisch liegen zu lassen. Mal ganz praktisch gedacht: Was ist, wenn jemand sein Wasserglas oder so auf dem Tisch umstößt? Dann seid ihr froh, dass das Handy sicher in der Tasche verstaut ist! Außerdem verlocken Handys auf dem Tisch einfach dazu, auf den Bildschirm zu schauen. Mal angenommen, ihr nehmt das Handy hoch und schaut drauf. Im Handumdrehen gucken alle am Tisch auf ihre Handys, das Gespräch verstummt und euer Tisch wird einer von denen, an denen die Gäste mehr an ihren

Mails als am anderen interessiert sind. Das ist irgendwie traurig. Widersteht also der Versuchung und konzentriert euch auf eure Freunde und das Essen.

Was das Essen betrifft: Ist es in Ordnung, Fotos zu machen und zu posten? Es kommt auch hier drauf an. Sitzt ihr in einem richtig netten Lokal, wo man darüber die Stirn runzelt? Dann lasst das Handy in der Tasche. Ist es ein quirliges, geselliges Restaurant mit den coolsten Vorspeisen überhaupt? Dann macht ein Bild. Aber verschwendet nicht mehr Zeit aufs Fotografieren als aufs Essen. Das langweilt die anderen am Tisch nur. Ihr braucht die Welt auch nicht in Echtzeit über euer Essen auf dem Laufenden zu halten. Ihr könnt nach dem Essen ein Bild posten.

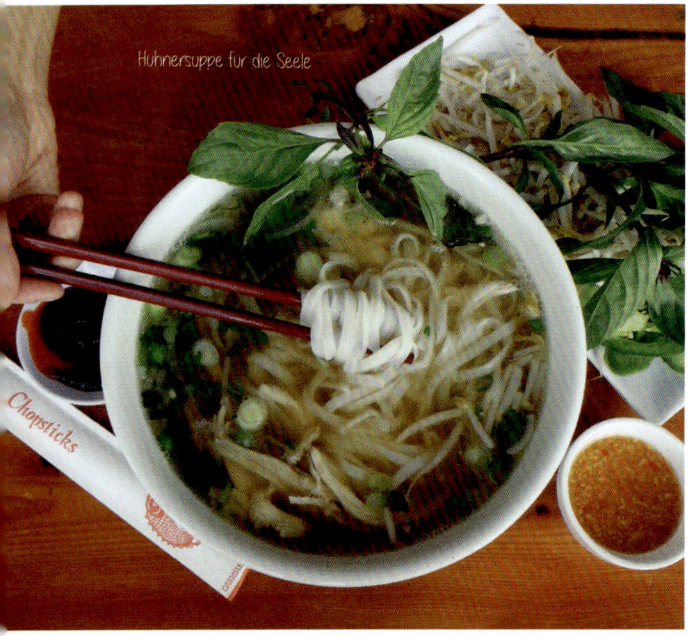

Seid vorsichtig mit dem Blitzlicht im Lokal. Ihr wollt ja nicht die anderen Gäste stören. Wenn es zu dunkel ist, dann ist es eben so. Die Welt wird nicht untergehen, nur weil andere euren großartigen Sushi-Teller nicht zu Gesicht bekommen. Wenn ihr wirklich ein Bild aufnehmen wollt, obwohl es dunkel ist, schiebt eine Kerze in die Nähe des Essens.

Ein Bewusstsein oder Gefühl für eine Situation zu entwickeln, spielt auch hier eine Rolle. Seht euch um und beobachtet, was im Restaurant vorgeht. Findet heraus, welches Verhalten willkommen und welches nicht erwünscht ist – und benehmt euch entsprechend.

Was ist mit Tablets? Sie gehören mit Sicherheit nicht auf den Tisch, wenn ihr mit Gästen esst. Sie sind viel zu groß und aufdringlich, um sie für Fotos zu verwenden. Wenn ihr aber alleine esst und gerne dabei lest, dann macht das doch. Das unterscheidet sich nicht vom Lesen eines Buches oder einer Zeitschrift.

Ihr seid zu einer Party eingeladen

Das ist schön! Jemand hat einen Grund zum Feiern und möchte, dass ihr kommt. Kann gut sein, dass ihr a) persönlich, b) per Mail oder Nachricht oder mit c) einer schriftlichen Einladung eingeladen worden seid. Als allererstes müsst ihr jetzt antworten – »uAwg« steht vielleicht nicht unbedingt da, aber ihr solltet Bescheid geben, ob ihr kommt oder nicht. Was heißt eigentlich »Awg«? Ganz einfach, das ist die Abkürzung für »um Antwort wird gebeten«. Was so viel heißt wie: »Sagt Bescheid, ob ihr könnt oder nicht, damit wir planen können«. Es ist unhöflich, nicht Bescheid zu geben, selbst wenn es eine zwanglose Veranstaltung ist. Wenn jemand schon so nett ist, euch einzuladen, dann solltet ihr es auch sein und eure Absichten kundtun. Es ist nämlich frustrierend, eine Feier zu schmeißen und nicht genau zu wissen, wer kommt. Also gebt so schnell wie möglich Rückmeldung, nicht erst auf den letzten Drücker..

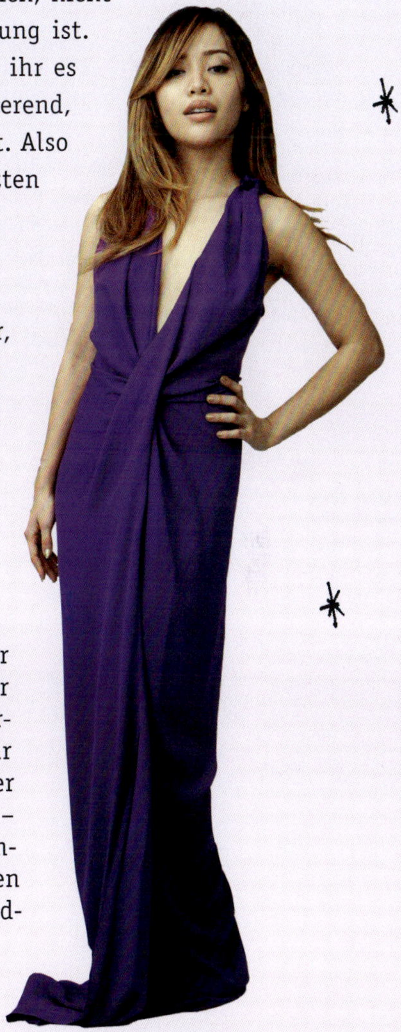

WAS IST EIN DRESSCODE?

Dresscode? Ihr fragt, was das ist? Ein Vorschlag vom Gastgeber, was ihr tragen solltet (bzw. in einigen Fällen, was an Kleidung von euch erwartet wird). Hier sind einige Dresscodes, die ihr vielleicht schon auf Einladungen gesehen habt:

Black tie: Auch bekannt als »kleiner Gesellschaftsanzug« Es wird erwartet, dass man sich in Schale wirft. Keine Jeans, Flip-Flops oder Alltagskleidung jeglicher Art. Wenn ihr nicht gerade unglaublich selbstsicher in eurer Kleiderwahl seid und einen eigenen Stil habt, für den ihr berühmt seid, werdet ihr peinlich berührt dastehen, wenn ihr in Alltagsklamotten anrückt. Verfallt nicht in Panik, falls ihr keine Abendkleidung besitzt. Ihr könnt sie ausleihen, borgen oder einen Vintage-Laden durchstöbern, dort findet ihr sicher etwas Bezahlbares. Für Männer genügt ein schlichter schwarzer Anzug mit einer einfachen schwarzen Krawatte – ganz klassisch. Frauen machen mit schlichten, aber eleganten schwarzen Kleidern nichts falsch. Und mit den richtigen Accessoires könnt ihr selbst ein einfaches Kleid in Abendkleidung verwandeln. (»White tie« meint den »großen

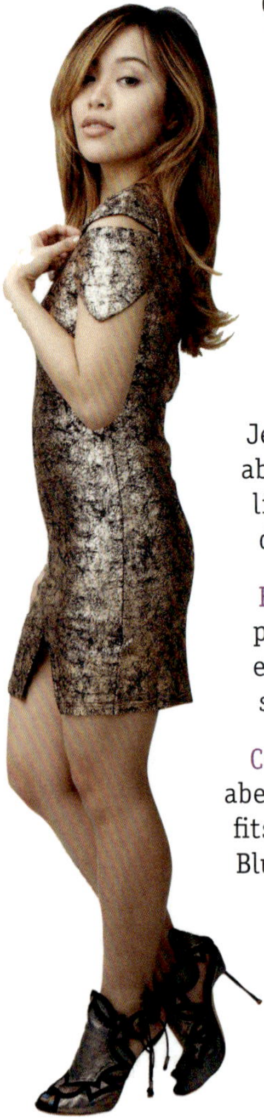

Gesellschaftsanzug«; der ist so ähnlich wie der kleine – nur wird von Männern erwartet, dass sie statt der schwarzen eine weiße Fliege zum Smoking tragen.)

Festlich: Was bedeutet das Wort »festlich«? Genau das, was es sagt. Tragt etwas, was Spaß macht. Es ist weniger formell als schwarze Krawatte, trotzdem wird erwartet, dass ihr euch Mühe gebt. Wenn ihr eure Pyjamas als festlich empfindet, dann reden wir aneinander vorbei. Tragt etwas Schickes, Feierliches. Sucht etwas Buntes, Glitzerndes oder Funkelndes. Zieht euch nicht wie ein Mauerblümchen an.

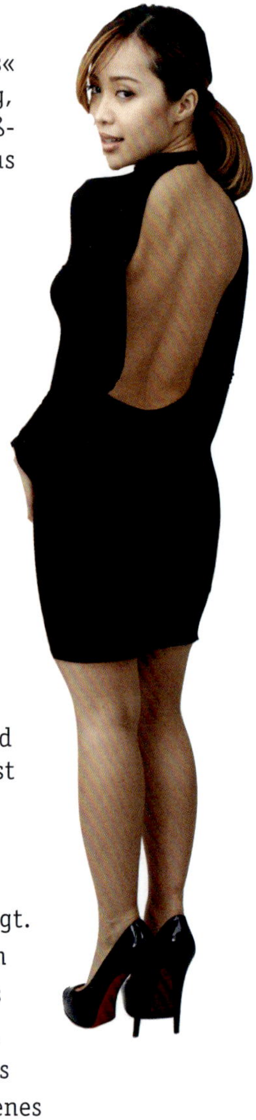

Casual: Das bedeutet, ihr könnt ganz »zwanglos« Jeans tragen, Alltagsklamotten oder Arbeitskleidung, aber ihr solltet nett darin aussehen. Ihr geht schließlich aus. Seht nicht aus als wärt ihr gerade erst aus dem Bett gepurzelt.

Bürokleidung: Das bedeutet, ihr müsst nett und professionell aussehen, könnt das Ganze aber etwas entspannter angehen. Keine Anzüge oder allzu steife Kleidung.

Cocktail-Outfit: Wisst ihr, was ihr zum Mädelsabend tragt? Genau das. Ihr könnt angesagte Outfits tragen, und das geht von Kleidern bis hin zu Blusen mit niedlichen Hosen.

Come as you are: Ja, auch in dem zu kommen, was man gerade anhat, ist tatsächlich eine Kleiderordnung! Es bedeutet, dass ihr anziehen könnt, was ihr wollt. Werft ihr euch also normalerweise immer in Schale, tut es auch hier! Gebt ihr im Kapuzenpulli eine gute Figur ab und tragt Sneakers dazu, dann macht das. Niemand wird euch dafür abschätzig anschauen – zumindest sollte es keiner tun!

WAS IST EIN GASTGESCHENK?

Manchmal wird erwartet, dass man ein Gastgeschenk mitbringt. Zu einer Geburtstagsfeier, einer Hochzeit oder etwas Ähnlichem solltet ihr auf jeden Fall ein Geschenk dabei haben. Handelt es sich um eine Einweihungsfeier oder eine Einladung zum Essen, ist es einfach aufmerksam, eine Kleinigkeit mitzubringen. Das nennt sich dann Gastgeschenk. Und es braucht nichts Ausgefallenes zu sein, vielleicht eine schöne Duftkerze, ein Buch oder Schokolade. Der Gastgeber oder die Gastgeberin ist nicht dazu verpflichtet, das Geschenk mit den Gästen zu teilen, seid also nicht beleidigt, wenn sie euch nichts von der mitgebrachten Schokolade anbietet!

Blumen sind zwar immer wunderschön, aber kein besonders gutes Gastgeschenk. Warum? Weil der Gastgeber oder die Gastgeberin wahrscheinlich damit beschäftigt sein wird, alles für die Feier vorzubereiten – und er oder sie muss seine Arbeit unterbrechen, um etwas zu finden, wo er oder sie die Blumen hineinstecken kann, muss dann Wasser einfüllen und zuletzt einen Platz suchen, wo sie gut stehen.

Aber eigentlich ist jedes Geschenk wunderbar. Wie sagt man so schön: Es zählt der Gedanke!

Dankesschreiben und -Mails

Am besten schickt ihr am Tag nach der Feier eine handschriftliche Karte oder eine Mail. (Eine Textnachricht ist auch in Ordnung. Besser als nichts!) Gastgeber und Gastgeberin hören es gerne, wenn ihre Gäste sich amüsiert haben, also bedankt euch und erwähnt ein oder zwei Dinge, die euch besonders gut gefallen haben. Nichts vermiest die Laune mehr, als eine Feier zu organisieren und am nächsten Tag von niemandem zu hören. Wenn ihr auf einer Hochzeit wart, dann erwartet keiner, dass ihr eine Karte schickt, aber ich bin mir sicher, dass sich Braut und Bräutigam darüber freuen, wenn ihr euch meldet. Eine kurze Textnachricht ist da nett, da die beiden wahrscheinlich sowieso schon in die Flitterwochen unterwegs sind.

WIE MAN EINE DANKESKARTE SCHREIBT

Falls ihr noch nie eine Dankeskarte geschrieben habt: Es ist ganz einfach! Seid einfach aufrichtig, dankt dem Schenkenden für das Geschenk und erwähnt, warum es euch gefällt. Ihr braucht keinen Roman zu schreiben! Hier ein Beispiel:

Liebe Kate,

wie nett, dass du dich noch daran erinnert hast, wie sehr ich die Arbeiten von Georgia O'Keeffe liebe! Danke für das wundervolle Kunstbuch. Ich habe es auf den Wohnzimmertisch gelegt und meine Schwester hat schon zweimal versucht, es mitgehen zu lassen!!

Küsse
Mish

Ihr könnt euch selbstverständlich auch per Mail bedanken, aber eine handschriftliche Karte ist etwas Besonderes. Am wichtigsten ist, dass ihr überhaupt etwas schickt. Heutzutage ist es auch eine nette Geste, ein Foto von euch mit dem Geschenk an den Schenkenden zu schicken. Vergesst nicht, einen Satz des Dankes beizufügen. Gebt zumindest Bescheid, dass ihr das Geschenk erhalten habt, wenn ihr etwas geschickt bekommt. So muss er oder sie sich keine Gedanken machen, ob das Ganze auf dem Postweg verschollen ist.

WIE MAN EINE BEILEIDSKARTE SCHREIBT

Manchmal gibt es Momente im Leben, da muss man schwierige Nachrichten an Freunde oder Familienangehörige verschicken. Vielleicht ist jemand gestorben oder krank, und ihr wollt eure Unterstützung und eure Sorge oder euer Beileid ausdrücken. Der Empfänger eurer Nachricht wird es zu schätzen wissen, dass ihr Anteil nehmt. Schreibt über ein gemeinsames Erlebnis oder eine Erinnerung, wenn euch dazu etwas einfällt. Wenn nicht, haltet es kurz und aufrichtig. Hier ist ein Beispiel:

Lieber James,

es tut mir so leid, dass deine Großmutter gestorben ist. Ich erinnere mich noch gut daran, wie sie während der Grundschulzeit für uns gekocht hat. Ich weiß, wie sehr du und dein Bruder sie geliebt habt. Mein aufrichtiges Beileid für dich und deine Familie. Ich denke an euch.

In Liebe
Michelle

Noch einmal: Eine handschriftliche Nachricht zu schicken ist eine nette Geste. Die menschliche Note macht sie zu etwas ganz Besonderem. Aber eine Mail ist auch in Ordnung, denn am wichtigsten ist es, überhaupt eine Nachricht zu schicken.

Wie man Augenkontakt herstellt

Viele Leute wissen meines Erachtens nicht mehr, wie man Augenkontakt herstellt. Hat das vielleicht damit zu tun, dass sie so viel Zeit im Internet verbringen? Oder nur noch Nachrichten schreiben? Was auch immer dahinter steckt, es fällt richtig schwer, jemanden ernst zu nehmen, der einem nicht in die Augen schauen kann. Wenn ich mit jemandem spreche, möchte ich, dass er mich wahrnimmt. Ich muss spüren, dass er mir zuhört und meinen Aussagen Aufmerksamkeit schenkt. Das ist besonders im Arbeitsumfeld wichtig. Wenn ihr mit eurem Chef oder Kollegen redet, dann starrt nicht die ganze Zeit auf den Boden oder die Wand.

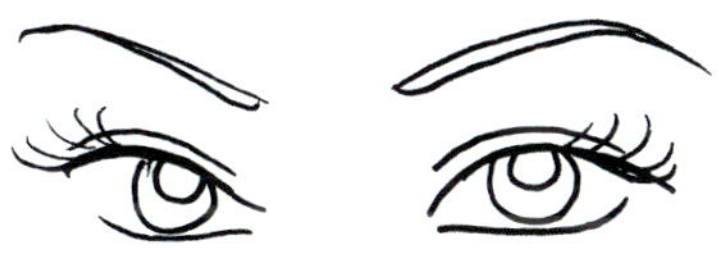

Wie ich schon in dem Kapitel darüber, wie man einen Job findet und behält, erklärt habe, solltet ihr während einer Unterhaltung in der Lage sein, eurem Gegenüber in die Augen zu schauen. Es ist absolut in Ordnung, den Augenkontakt ab und an zu unterbrechen. So ergibt sich eine kleine mentale Pause oder Gesprächspause. Ihr haltet kurz inne, denkt nach und wendet euren Blick dann wieder auf die Person vor euch. Übermäßig starren solltet ihr nämlich auch nicht, denn dadurch fühlt sich euer Gegenüber unwohl.

Wie man Hände schüttelt

Wie ich schon im Job-Kapitel erklärt habe, ist ein ordentlicher Händedruck im Leben essentiell. Wenn ich jemandem, den ich gerade getroffen habe, die Hand schüttele, möchte ich, dass er oder sie das Treffen nett findet. Wenn er oder sie also von dannen zieht und denkt: »Wow, der hat mir fast die Hand gebrochen« oder »Die hatte ja den laschesten Händedruck, der mir je untergekommen ist«, dann habt ihr keinen guten Eindruck hinterlassen.

Ein Händedruck lässt sich ganz einfach mit einer Freundin oder jemandem aus der Familie üben. Schüttelt ihm oder ihr die Hand und fragt, was er oder sie davon hält. Nehmt die Hand des anderen sanft und schüttelt sie ein bisschen (darum heißt es Händeschütteln!), aber auf eine kontrollierte Art. Legt eure Hand nicht in die des anderen wie einen toten Fisch und lasst ihn dann die ganze Arbeit leisten. Aber drückt ihm auch nicht die Hand, als wärt ihr der unglaubliche Hulk.

Vielleicht denkt ihr ja: »Michelle, du musst mir nicht sagen, wie ich jemand die Hand zu schütteln habe!« Aber vertraut mir. Eine ganze Menge Menschen haben einen grauenvollen Händedruck, und sie wissen es gar nicht. Es ist leicht zu ändern, also findet heraus, wie es bei euch steht.

Wie man sich unterhält

Und zu guter Letzt möchte ich in diesem Kapitel darüber reden, wie man gute Konversation betreibt. Was hat das mit gutem Benehmen zu tun? Alles! Wenn es euch schwer fällt, euch mit anderen zu unterhalten, könntet ihr als unhöflich eingeschätzt werden. Vielleicht stimmt das aber gar nicht, und ihr seid einfach nur schüchtern. Oder ihr habt einen Knoten in der Zunge, wenn ihr die Leute noch nicht kennt. Das ist in Ordnung. Ich weiß, wie es ist, schüchtern zu sein. Ich war jahrelang richtig introvertiert. Aber ein Teil des Lebens besteht darin, zu begreifen, was einem in solchen Situationen zurückhält und sich entsprechend vorzubereiten.

Glaubt mir: Es ist nicht schwer, Gespräche zu führen. Und ein paar Fragen könnt ihr ja schon mal im Hinterkopf speichern, damit ihr sie jederzeit hervorzaubern könnt.

- Woher kommen Sie?
- Was führt Sie hierher?
- Woher kennen Sie [Name eines gemeinsamen Freundes]?
- Was haben Sie studiert?
- Wo arbeiten Sie?

Sich daran zu erinnern, dass man Fragen mit Fragewörtern – also »wer«, »was«, »wo«, »warum«, »wann« oder »wie« – stellt, kann helfen. Wenn ihr Fragen stellt, die nur mit Ja oder Nein beantwortet werden können, verläuft das Gespräch möglicherweise schon früh im Sande. Denkt an »Wie lange leben Sie schon hier?« oder »Wie gefällt Ihnen das Leben hier?« im Gegensatz zu »Leben Sie hier?«. Wenn ihr euer Gegenüber bereits kennt, dann könnt ihr ihn auch nach Urlaubsplänen fragen oder einfach »Was hast du so gemacht?«

Darüber hinaus solltet ihr darauf achten, mit wem ihr sprecht. Wenn jemand älter oder erfahrener als ihr ist, dann seid respektvoll. Sprecht nicht so, wie ihr mit euren Freunden reden würdet. Das mag euch ja lustig erscheinen, aber es kann als Respektlosigkeit interpretiert werden. Also kein »Yo Bro«, »Alter« oder »Wassislos?«

Auf gutes Benehmen setzen

Gutes Benehmen? Kein Problem! Jetzt könnt ihr mit unglaublich vielen gesellschaftlichen Konstellationen und Situationen umgehen. Letzten Endes dreht sich so viel im Leben um Respekt. Respekt vor anderen und vor sich selbst. Gutes Benehmen soll euch nicht zu anderen Menschen machen, eure Persönlichkeit verändern oder verbergen, wer ihr wirklich seid. Es ist vielmehr ein Mittel, ähnlich wie Laptop oder Lippenstift: Richtig eingesetzt, kann gutes Benehmen euer Leben erheblich verbessern.

FRAGT MICHELLE

Manchmal verraten die kleinen Dinge eine Menge über jemanden. Hier findet ihr ein paar Fakten über mich, die vielleicht interessant sein könnten. Wie würdet ihr diese Fragen beantworten? Und wisst ihr, wie eure Freunde oder Verwandten sie beantworten würden? Vielleicht macht es ja Spaß, sie zu befragen!

Welche Farbe macht dich am glücklichsten?

Sonnengelb

Welchen Film könntest du dir immer wieder anschauen?

»Chihiros Reise ins Zauberland«

Wer inspiriert dich?

Meine Mutter, Lehrer, Krankenschwestern, Kinder, Prinzessin Diana, Bruce Lee, Bansky und Bob Marley

Welches Buch liebst du?

Die Bibel und *Der Baum, der sich nicht lumpen ließ*

Welche Musik hörst du am häufigsten?

Bob Marley, Journey, Whitney Houston, Nat King Cole, klassische Musik und Soundtracks zu Filmen, Fernsehserien und Videospielen

Was ist deine liebste Märchenfigur?

Alice aus Alice im Wunderland

Ohne welches Essen könntest du nicht leben?

Vietnamesisches Essen, besonders Chicken Pho

Was ist der beeindruckendste Ort, den du je besucht hast?

Neuseeland. Das hat mir den Atem verschlagen.

Was ist dein Lieblingsmuseum?

Das Musée Rodin in Paris

Wie kommst du runter?

Ich schlüpfe in meinen Schlafanzug. Das ist der Augenblick, in dem ich alles loslasse.

Bist du auch mal gestresst?

Ja, aber es ist guter Stress!

Was ist deine liebste Jahreszeit?

Sommer. Früher war es Winter. So können sich Menschen ändern ;-)

Bist du ein Frühaufsteher oder eine Nachteule?

Eigentlich bin ich eine Nachteule, aber ich habe mich darauf trainiert, früh aufzustehen.

Wenn du eine Superkraft hättest, was wäre sie?

Die Fähigkeit zu heilen

Was ist dein Lieblings-Superheld?

Batman. Er war meine erste Spielzeugfigur, noch vor einer Puppe.

Kochst du?

Nur zu besonderen Anlässen

Naschst du gerne?

Nicht wirklich, aber wenn etwas süß und salzig zugleich ist, ja! Göttliche Kombination.

Was ist deine Lieblingsblume?

Lotus

Hast du ein Lebensmotto?

Lebe und liebe frei.

Magst du Tiere?

Ja, je knuddeliger und flauschiger umso besser.

Was machst du, wenn du einen Tag frei hast?

Videospiele spielen, Filme schauen und Fernsehserien aufholen, in Museen gehen

Was ist deine Lieblingseissorte?

Vanille. Einfach und schlicht ist immer das Beste.

Welches Fähigkeit besitzt du nicht, hättest sie aber gerne?

Ich wäre gern richtig gut in einer Kampfsportart.

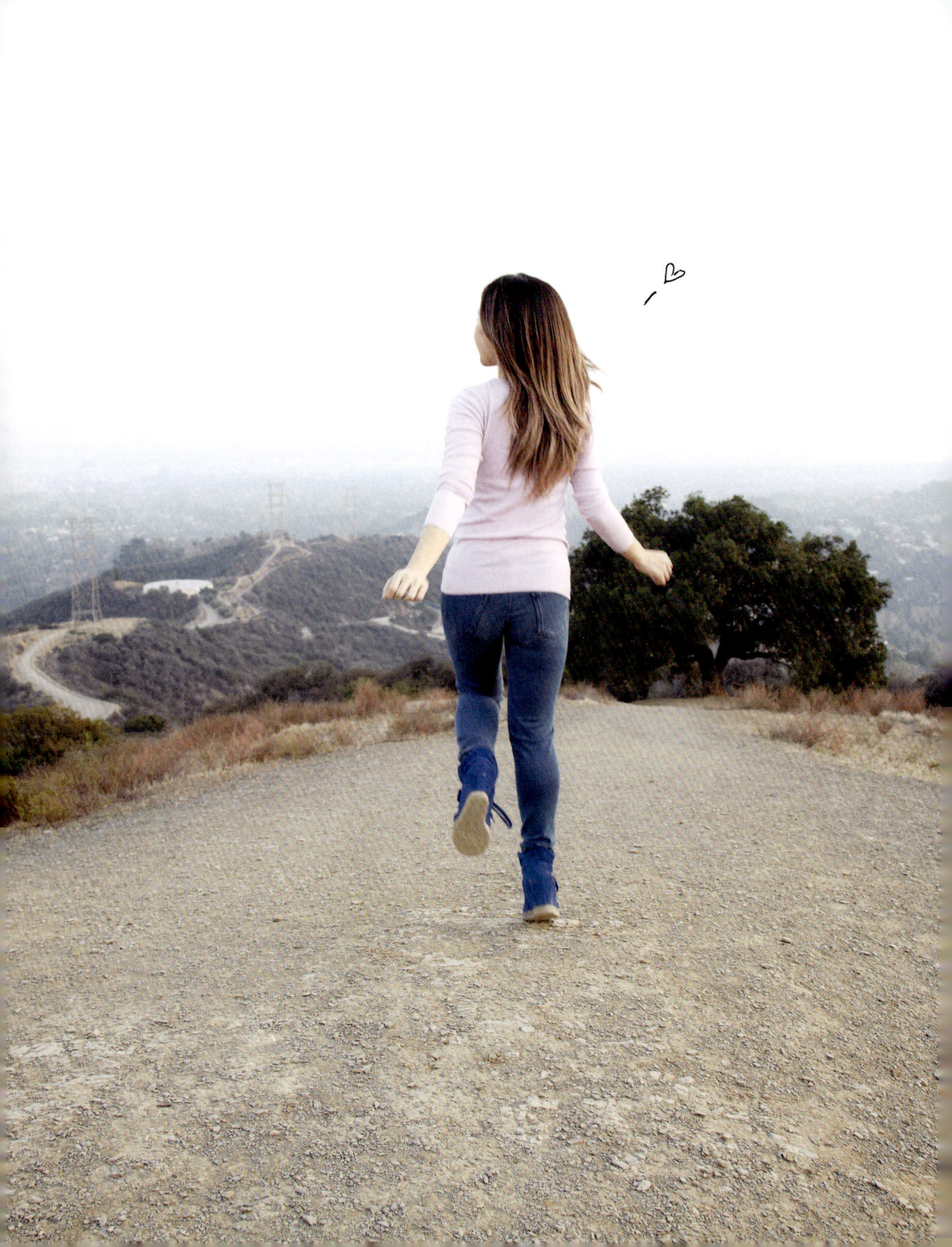

Good luck!

Wir sind tatsächlich am Ende angelangt. Wir haben's geschafft! Vielen Dank fürs Lesen und für den Ausflug, den ihr mit mir unternommen habt. Ich hoffe, ein paar der weisen Worte haben euch geholfen und ihr habt etwas mitgenommen, was euch auf eurer Reise weiterbringt, denn das Leben ist eine Reise. Aber den Weg gestaltet ihr selbst. Wir brauchen nicht den Landkarten folgen, die wir ausgehändigt bekommen; wir können unsere eigenen zeichnen.

Ich habe nie an Schicksal geglaubt, stattdessen glaube ich an Möglichkeiten. Nur weil man in eine bestimmte Situation hineingeboren wird, braucht man nicht darin stecken zu bleiben. Ich bin der lebende Beweis dafür. Ganz sicher. Jeder ist zu Weiterentwicklung, zu Veränderungen und zu Größe fähig.

Vielleicht bedeutet das für einige von euch, ein bescheidenes, ehrliches Leben zu leben – und darin liegt eine Größe! Für andere mag es bedeuten, der nächste Einstein oder Steve Jobs zu werden. Was auch immer euer Ziel ist, ich hoffe, ihr wisst, wie wertvoll das Leben ist. Und das hat nichts damit zu tun, sich das neueste technische Spielzeug, ein Paar Jeans oder eine Handtasche anzuschaffen, obwohl das natürlich Spaß machen kann. Lasst euch nicht ablenken! Wichtig ist, wie ihr jeden Tag angeht und andere behandelt.

Wir haben ganz schön viel in diesem Buch abgedeckt, von meinen Eltern über gute Manieren, Mobbing bis hin zu Jobs und Praktika. Seid ihr nun bereit, die Welt zu erobern? Das hoffe ich doch! Wenn ich alles aus den vorangegangenen Kapiteln zusammenfassen müsste und euch einen Schlachtplan an die Hand geben sollte, dann würde ich folgende drei Dinge sagen:

Seid freundlich

Seid dankbar

Seid mutig

Wenn ihr meine YouTube-Tutorials kennt, wisst ihr, dass ich am Schluss immer »Good luck« wünsche. Weil ich meine Rolle als Lehrerin ernst nehme, sage ich das, um jeden zu ermutigen. Aber Glück ist nichts, was ich euch auf magische Weise aushändigen oder herbeizaubern kann. Jeder erschafft sein eigenes Glück. Und das funktioniert nicht, wenn man im Bett liegen bleibt und darauf wartet, dass auf wundersame Weise etwas passiert und sich euer Leben verändert. Vielmehr müsst ihr aufstehen und erkunden, was das Universum zu bieten hat – und was ihr ihm im Gegenzug anbieten könnt.

Wenn ihr dieses Buch zuklappt, es ins Regal zurückstellt oder es an eine Freundin weitergebt, dann möchte ich, dass ihr vorwärts marschiert und mutig seid. Egal, was auch kommt, es wird alles gut. Wie meine Mutter mir einmal gesagt hat: Das Leben legt euch niemals etwas in den Weg, das ihr nicht überwinden könnt. Gute Reise!

♡Mish

Danksagung

Folgenden Leuten, die mich bei der Arbeit zu diesem Buch inspiriert haben, möchte ich danken …

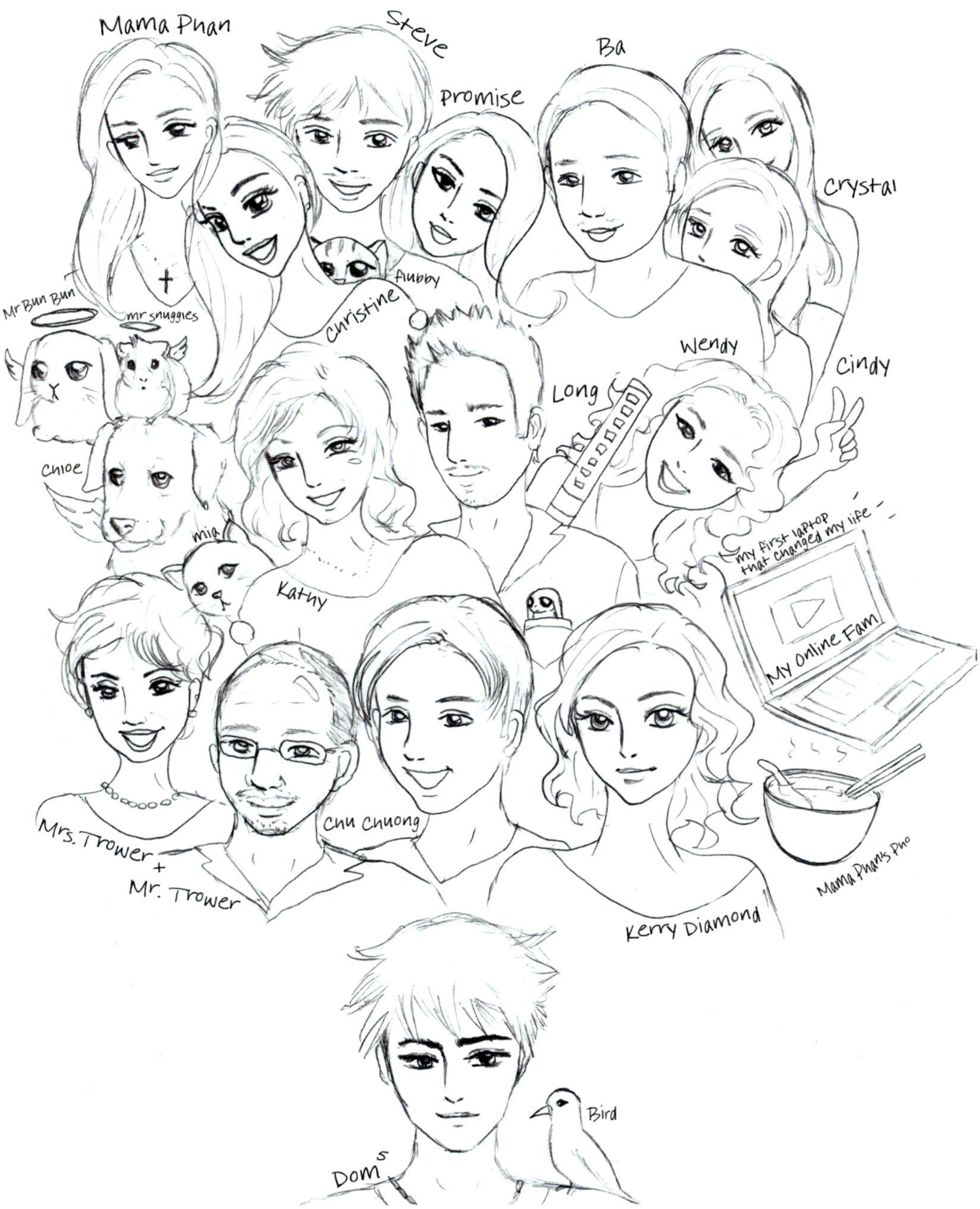

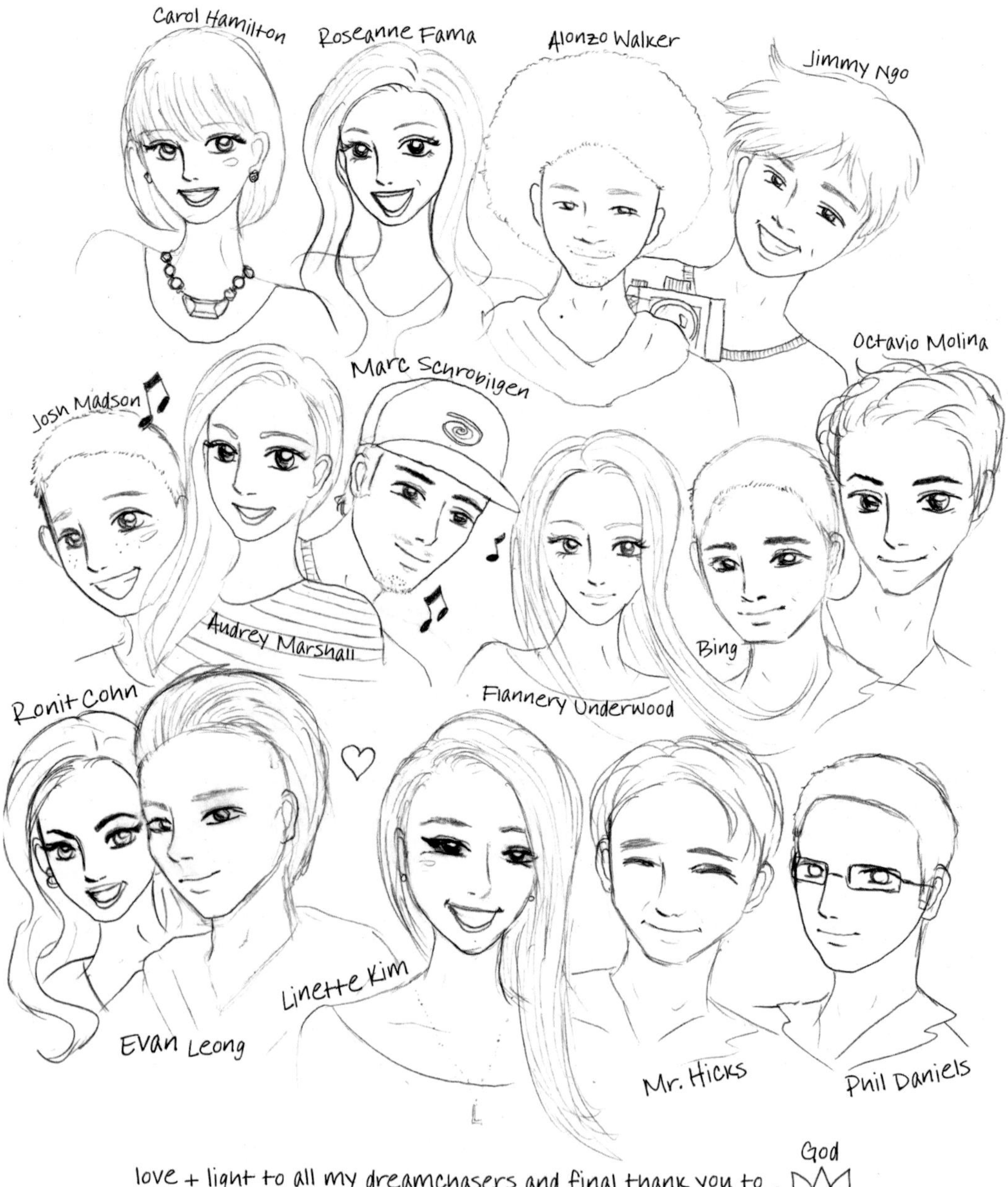

love + light to all my dreamchasers and final thank you to God

Stichwortverzeichnis